U0216948

厦门大学南强丛书【第七辑】

公共卫生史

范 春 赵 苒 郭东北 李红卫◎编著

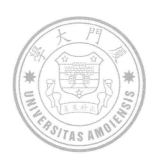

厦门大学出版社
XIAMEN UNIVERSITY PRESS

国家一级出版社
全国百佳图书出版单位

图书在版编目(CIP)数据

公共卫生史/范春等编著.—厦门:厦门大学出版社,2021.1
(厦门大学南强丛书.第7辑)
ISBN 978-7-5615-8023-3

Ⅰ.①公…　Ⅱ.①范…　Ⅲ.①公共卫生—医学史—中国　Ⅳ.①R126.4-092

中国版本图书馆 CIP 数据核字(2020)第 252511 号

出 版 人	郑文礼
责任编辑	睢　蔚
封面设计	李夏凌
技术编辑	许克华

出版发行 厦门大学出版社

社　　址	厦门市软件园二期望海路 39 号
邮政编码	361008
总　　机	0592-2181111　0592-2181406(传真)
营销中心	0592-2184458　0592-2181365
网　　址	http://www.xmupress.com
邮　　箱	xmup@xmupress.com
印　　刷	厦门集大印刷厂

开本	720 mm×1 000 mm　1/16
印张	23.25
插页	4
字数	406 千字
版次	2021 年 1 月第 1 版
印次	2021 年 1 月第 1 次印刷
定价	72.00 元

本书如有印装质量问题请直接寄承印厂调换

厦门大学出版社
微信二维码

厦门大学出版社
微博二维码

总　序

在人类发展史上，大学作为相对稳定的社会组织存在了数百年并延续至今，一个很重要的原因在于大学不断孕育新思想、新文化，产出新科技、新成果，推动人类文明和社会进步。毋庸置疑，为人类保存知识、传承知识、创造知识是中外大学的重要使命之一。

1921 年，爱国华侨领袖陈嘉庚先生于民族危难之际，怀抱"教育为立国之本"的信念，倾资创办厦门大学。回顾百年发展历程，厦门大学始终坚持"博集东西各国之学术及其精神，以研究一切现象之底蕴与功用"，产出了一大批在海内外具有重大影响的精品力作。早在 20 世纪 20 年代，生物系美籍教授莱德对厦门文昌鱼的研究，揭示了无脊椎动物向脊椎动物进化的奥秘，相关成果于 1923 年发表在美国《科学》(Science) 杂志上，在国际学术界引起轰动。20 世纪 30 年代，郭大力校友与王亚南教授合译的《资本论》中文全译本首次在中国出版，有力地促进了马克思主义在中国的传播。1945 年，萨本栋教授整理了在厦门大学教学的讲义，用英文撰写 Fundamentals of Alternating-Current Machines (《交流电机》) 一书，引起世界工程学界强烈反响，开了中国科学家编写的自然科学著作被外国高校用为专门教材的先例。20 世纪 70 年代，陈景润校友发表了"1＋2"的详细证明，被国际学术界公认为对哥德巴赫猜想研究做出了重大贡献。1987 年，潘懋元教授编写的我国第一部高等教育学教材《高等教育学》，获国家教委高等学校优秀教材一等奖。2006 年胡锦涛总书记访问美国时，将陈支平教授主编的《台湾文献汇刊》作为礼品之一赠送给耶鲁大学。近年来，厦门大学在能源材料化学、生物医学、分子疫苗学、海洋科学、环境生态学等理工医领域,在经济学、管理学、统计学、法学、历史学、中国语言文学、教育学、国际关系及区域问题研究等人文社科领域不断探索,取得了丰硕的成果,出版和发表了一大批有重要影响力的专著和论文。

书籍是人类进步的阶梯,是创新知识和传承文化的重要载体。为了更好地展示和传播研究成果,在 1991 年厦门大学建校 70 周年之际,厦门大学出版了首辑"南强丛书",从申报的 50 多部书稿中遴选出 15 部优秀学术专著出版。选题涉及自然科学和社会科学,其中既有久负盛名的老一辈学者专家呕心沥血的力作,也有后起之秀富有开拓性的佳作,还有已故著名教授的遗作。首辑"南强丛书"在一定程度上体现了厦门大学的科研特色和学术水平,出版之后广受赞誉。此后,逢五、逢十校庆,"南强丛书"又相继出版了五辑。其中万惠霖院士领衔主编、多位院士参与编写的《固体表面物理化学若干研究前沿》一书,入选"三个一百"原创图书出版工程;赵玉芬院士所著的《前生源化学条件下磷对生命物质的催化与调控》一书,获 2018 年度输出版优秀图书奖;曹春平副教授所著的《闽南传统建筑》一书,获第七届中华优秀出版物奖图书奖。此外,还有多部学术著作获得国家出版基金资助。"南强丛书"已成为厦门大学的重要学术阵地和学术品牌。

2021 年,厦门大学将迎来建校 100 周年,也是首辑"南强丛书"出版 30 周年。为此,厦门大学再次遴选一批优秀学术著作作为第七辑"南强丛书"出版。本次入选的学术著作,多为厦门大学优势学科、特色学科经过长期学术积淀的前沿研究成果。丛书作者中既有中科院院士和文科资深教授,也有全国重点学科的学术带头人,还有在学界崭露头角的青年新秀,他们在各自学术领域皆有不俗建树,且备受瞩目。我们相信,这批学术著作的出版,将为厦门大学百年华诞献上一份沉甸甸的厚礼,为学术繁荣添上浓墨重彩的一笔。

"自强!自强!学海何洋洋!"赓两个世纪跨越,逐两个百年梦想,面对世界百年未有之大变局,面对全人类共同面临的问题,面对科学研究的前沿领域,面对国家战略需求和区域经济社会发展需要,厦门大学将乘着新时代的浩荡东风,秉承"养成专门人才、研究高深学术、阐扬世界文化、促进人类进步"的办学宗旨,劈波斩浪,扬帆远航,努力产出更好更多的学术成果,为国家富强、民族复兴和人类文明进步做出新的更大贡献。我们也期待更多学者的高质量高水平研究成果通过"南强丛书"面世,为学校"双一流"建设做出更大的贡献。

是为序。

厦门大学校长　张荣

2020 年 10 月

作者简介

范春，医学博士，环境科学博士后出站，厦门大学公共卫生学院教授。中国环境诱变剂学会致癌专业委员会常委，中华预防医学会农村改水改厕专业委员会委员，中国卫生监督协会团体标准委员会卫生产品标准委员会委员。主要从事环境重金属污染与微生物处理技术以及公共卫生发展战略研究，主持多项国际合作课题及省部级课题，获发明专利授权3项，发表学术论文40多篇。主编教材4部，副主编3部，参编12部。主编的《公共卫生学》（普通高等教育"十一五"国家级规划教材，2009年）为我国第一部"公共卫生学"教材。主讲的"公共卫生学"被确定为2019年福建省省级线下一流本科课程，并分别在教育部和学校立项建设在线开放课程。曾获霍英东教育基金会第八届青年教师奖（教学类）二等奖（2002年），福建省抗震救灾先进个人（2008年），卫生部抗洪抢险、救灾防病先进个人（1998年）。

赵苒，医学博士，厦门大学公共卫生学院副教授，硕士生导师，预防医学系副主任。中国环境诱变剂学会致癌专业委员会委员、福建省预防医学会科学普及专业委员会委员、厦门市医学会会员、厦门市预防医学会会员。2006年毕业于浙江大学，获医学博士学位。主要从事环境污染物的人群健康效应、健康教育与健康促进、环境健康风险与微生物修复技术研究。主持、参与国家、省部级课题研究10余项，参与编写中英文规划教材10余部，出版专著1部，发表论文30余篇，授权专利5项。荣获首届全国高校微课教学比赛优秀奖、厦门大学第六届青年教师教学技能比赛一等奖、厦门大学邓子基奖教金、厦门大学国际银行奖教金、厦门大学建设银行奖教金等荣誉。

作者简介

　　郭东北，医学硕士，厦门大学公共卫生学院实验教学中心工程师，中心副主任。一直从事实验教学工作，系统地参与了预防医学系和实验医学系多门实验课程的教学，参与福建省一流本科课程"公共卫生学"、地震灾后重点病媒生物监测与评估省级虚拟仿真实验教学项目的研发等多项教学改革工程。发表各类论文 10 余篇，其中 SCI 收录论文 9 篇。

　　李红卫，医学博士，厦门大学公共卫生学院副教授，硕士生导师，预防医学系副主任。中国营养学会会员，中国营养学会营养与保健食品分会委员会委员，中华预防医学会公共卫生教育分会委员，福建省营养学会副理事长。研究方向集中于营养与脑发育、食品保健功能研究、膳食因素与慢性非传染性疾病的关系及防控措施研究。

内容提要

　　本书从我国古代、近代和现代三个历史阶段来阐述公共卫生的发展历程。第一章着重记述古代中国的疫病防治历史以及中国传统医学的防疫理念，提炼了中医以"治未病"为理念的传统公共卫生观。中医学对传染性疾病的认识、防治及其对社会发展所起的作用，对我国公共卫生传承"治未病"理念做出了历史性贡献。第二章至第四章是以"西医东渐"对近代中国公共卫生的影响为突破口，阐明西方传教士、医学社团以及洛克菲勒基金会对我国近代公共卫生所产生的深刻影响。西方医学在近代对中国公共卫生发展的影响和渗透，促成了近现代我国公共卫生的基本框架和模式。第二章至第四章的内容重在揭示近代中国公共卫生事业的形成是自身发展和西方影响共同作用的产物。第五章论述晚清和民国时期的传染病防治（以鼠疫防治为例）以及近代中国的卫生防疫体系。第六章概述了新中国成立后的公共卫生事业。本书没有采用编年史的形式来记述我国公共卫生的发展历程，而是站在现在的角度去回望和挖掘那些对我国公共卫生事业影响至深的历史史实，经归纳、总结，揭示我国公共卫生形成与发展的基本规律，以期帮助读者深化对公共卫生客观历史进程的理解和认识，把握公共卫生历史发展的规律和未来，自觉地进行现实公共卫生历史的创造活动。

　　本书可供公共卫生与预防医学工作者参考，也可供史学界的有识之士共谋。

前　言

　　人类对于疾病(尤其是瘟疫)的恐惧和抵御,催生了公共卫生的早期实践。而人类早期公共卫生实践又是从饮食卫生、饮水卫生、个人卫生、居住卫生、养生保健以及传染病的预防治疗开始的,人类对自身健康的认识和需求,就成为公共卫生起源的内在动力。

　　中国传统医学对公共卫生的贡献,主要体现在"治未病"思想、养生保健理论以及由此产生的中医防病实践。《黄帝内经·素问·四气调神大论》记载:"是故圣人不治已病治未病,不治已乱治未乱,此之谓也。"孙思邈所著《千金要方·论诊候第四》提出:"古人善为医者,上医医未病之病,中医医欲病之病,下医医已病之病。"古人的防病养生谋略,是"预防为主"战略的早期思想,包括未病先防、已病防变、已变防渐等理念,古人对疾病预防重要性的认识仍具有现实意义。

　　在古希腊时期(公元前800年—公元前146年,相当于我国的春秋、战国、秦汉时期),已有关于白喉、流行性腮腺炎等传染病以及铅中毒作为职业病的记载,初步建立起了供水、排水等市政系统,人们已经开始认识到环境卫生、生活习惯与疾病发生的关系,并提出了维护健康比治疗疾病更为重要的思想。在这一历史时期,古希腊与中国古人各自在医学和公共卫生方面的探索和理念有着惊人的相似。

　　在中世纪时期(500—1500年,相当于我国的隋、唐、五代十国、宋、元时期),黑死病(鼠疫)导致了当时欧洲1/3的人口死亡,摧毁了中世纪的封建制度,也迫使欧洲认识到公共卫生的重要性,以政府为主导的公共卫生萌芽开始出现。基督教的兴起改变了人们的思维习惯和价值观念,伴随着医院和大学的诞生,具有宗教色彩的公共卫生服务已具雏形,公共卫生事业开始有了起色。而处于同一时期的古代中国,公共卫生基本上处于徘徊不前状态。

　　在文艺复兴时期(14—16 世纪,相当于我国的元末、明时期),科学与艺术的进步对公共卫生的发展产生了巨大且深远的影响,量化地研究健康问题推动了近代公共卫生的形成,以满足群体卫生健康需求的疾病防治方法也应运而生。这一时期的中国,国力强盛,堪称亚洲最强大的帝国,但公共卫生事业似乎成了被边缘化的角落。

　　在启蒙运动时期(1750—1830 年,相当于我国清朝的乾隆、嘉庆、道光年间),自由平等的观念开始深刻影响着人们的日常生活,社会福利被逐渐提上日程,人们越来越多地开始关注特定人群的健康问题,公共卫生进入了关键的发展时期,卫生与保健的重要性开始成为社会共识。这一时期的中国,朝廷和地方衙门忙于应对瘟疫的流行,但并没有建立起系统的公共卫生体制。

　　在晚清时期(1840—1912 年),基督新教取得了在华传教的权利,传教士大批涌入中国。他们借医传教,在华开设教会医院,开展卫生防疫、慈幼卫生、卫生检疫以及社会病的防治工作;传教士还成立中华博医会、中华卫生教育会等医学社团,开启了近代中国公共卫生教育的先河;传教士还多方呼吁中国注意公共卫生问题,广泛发行关于种牛痘预防天花、预防霍乱和鼠疫的知识读物,不断向中国有关官员提出改善公共卫生的建议。事实上,医学传教士的一系列医疗性传教对促进国民健康起到了积极作用。此外,洛克菲勒基金会投入大量的资金,资助中国的医学教育和医学研究事业,并在华推行公共卫生项目,促成了近代中国公共卫生学科的形成与发展。

　　本书以中国传统医学的防疫理念及其对公共卫生的影响为起点,以"西学东渐"对近代中国公共卫生的影响为突破口,提炼了中医学以"治未病"为理念的传统公共卫生观。从西方传教士、医学社团乃至洛克菲勒基金会对我国公共卫生的渗透入手,阐述西方医学对我国近代公共卫生所产生的深刻影响,揭示近代中国公共卫生事业的形成是自身发展和西方影响共同作用的产物。

　　近代中国公共卫生事业及其体系的形成与发展历程,一直伴随着中西医博弈的过程,并有其独特的内在动力和外在影响。中医学对传染性疾病的认识、防治及其对社会发展所起的作用,对我国公共卫生传承"治未病"理念做出了历史性贡献。西方医学在近代对中国公共卫生发展的影响和渗透,促成了近现代我国公共卫生的基本框架和模式,是中西方融合的产物。新中国公共卫生事业的建立与发展,又体现了我国独立自主地开展公共卫生事业的艰辛努力。公共卫生的发展历史证明,我国的公共卫生事业不仅是中国的,也是世界公共卫生体系的一个重要组成部分。

　　本书没有按照编年史的形式来记述我国公共卫生的发展历程，而是站在现在的角度去回望和挖掘那些对我国公共卫生事业影响至深的历史史实，经归纳、总结，从理论上揭示我国公共卫生发展的基本规律，以帮助读者深化对公共卫生客观历史进程的理解和认识，把握公共卫生历史发展的规律和未来，从而更加自觉地进行现实公共卫生历史的创造活动。

　　公共卫生史学文献浩如烟海，但是直接或间接影响公共卫生事业发展方向与道路的，往往是那些容易被后人忽略的"关键少数"，紧紧抓住这些"关键少数"的作用，重点阐述这些历史史实对我国公共卫生发展所起到的关键作用，是我们撰写本书的指导思想。本书以中医"治未病"和"西医东渐"为起点，以 2003 年"非典"暴发前为终点，重点阐述中国传统医学的防疫理念及其对我国公共卫生思想与实践的指导作用，探讨西方医学对近代中国公共卫生兴起与发展的多方面影响。在此基础上，阐明晚清及民国时期的卫生防疫事业及其体系的发展历程，以及中华人民共和国成立后具有中国特色的公共卫生事业的建立与发展历史。

　　由于史料收集的难度较大，本书没有涉及港澳台地区的公共卫生历史，也没有阐述国外公共卫生发展史，而是把重点放在近现代发生在中国大陆的重要公共卫生史实对我国公共卫生的影响方面。历史能看多远，未来就能看多远。系统地总结"公共卫生"所走过的路，能提示我们看清"公共卫生"的未来之路。

　　在本书出版之际，感谢厦门大学公共卫生学院林忠宁教授的鼎力支持；感谢厦门大学翔安校区图书馆高雅，她为本书的撰写提供了大量的历史资料。感谢厦门大学研究生李佳瑶、安秋颖、徐浩为本书资料收集和文字校对所付出的努力。

　　鉴于作者水平有限，书中难免存在不当或纰漏之处，敬请读者批评指正，以便日后进一步修改、补充和完善。

范春

2020 年 9 月 17 日于厦门大学

目　录

第一章　古代中国的疫病防治及中医的防疫理念

避免伤病，维护健康，延长生命，是人类的本能。我国云南元谋猿人、陕西蓝田猿人和北京猿人遗址中发现了有"火"的证据，火的出现改变了原始人"茹毛饮血"的生活方式。据《礼纬·含文嘉》记载："炮生为熟，令人无腹疾。"人们开始吃熟食、饮开水，可以有效地减少消化道疾病的发生，火的使用是人类保健活动的一大进步。

在中国古代医巫分离的过程中，医学具有更显明的科学性、实用性和理性，临床医学的分科已现端倪，趋于专业化。古人已认识到凡能预防、治疗于未病之前，方是良医，由此产生了许多预防疾病的论述和成就。在中国古代医学中，限于历史条件，公共卫生与预防医学虽然未能形成独立的学科，但在疾病预防和卫生保健方面已积累了十分丰富的知识和经验。

第一节　古代中国对疫病的认识和记载

一、夏商周春秋战国时期对疫病的认识和记载

夏商周春秋战国时期纪元见表1.1。

表 1.1　夏商周春秋战国时期

朝　代		起讫年代
夏		约公元前 2070 年—公元前 1600 年
商		公元前 1600 年—公元前 1046 年
周	西周①	公元前 1046 年—公元前 771 年
	东周	公元前 770 年—公元前 256 年
春秋		公元前 770 年—公元前 476 年
战国		公元前 475 年—公元前 221 年

①公元前 841 年是中国历史有确切纪年的开始。在这之前，所发生事件的年代都是推测的，历史事件是凭借甲骨文、金鼎文和人们的传说来叙说的，断断续续，无从查考，而甲骨文记载的也不全面，只是很少的一部分。

周代最早记载了疫病的发生。在《周礼·夏官司马》中,就有了"时疾"一词,《周礼·地官司徒》载有"大札"一词,意为"大疫病也"。《尚书》中出现的"疠"也是疫病的意思。这些词语都是早期人们对传染性疾病的命名。

"预防"一词,最早见于《周易·既济》:"君子以思患而豫防之。"豫,通"预",意思是:君子总是想着可能发生的祸害,预先做出防范。

《周礼·天官冢宰》记载了疫病与季节的关系:"疾医,掌养万民之疾病,四时皆有疠疾。春时有痟首疾,夏时有痒疥疾,秋时有疟寒疾,冬时有嗽上气疾,以五味、五谷、五药养其病。"春天易发生的"痟首疾",主要是指流行性感冒或者其他表现为头痛的疫病;夏天易发生的"痒疥疾",包括各种癣、湿疹等皮肤病;秋天易发生的"疟寒疾",是指各种寒热之证;冬天易发生的"嗽上气疾",是指咳嗽、喘息等呼吸道疾病。

《左传·昭公十九年》记载:"郑国不天,寡国之二三臣,札瘥夭昏……"这里的"札""瘥""昏"都指疫病,其中,"札"指疫病大流行,"瘥"指散发性疫病,"昏"指儿童所患疫病。

《论语·雍也》记载:"伯牛有疾,子问之,自牖执其手,曰:亡之,命矣夫!斯人也而有斯疾也,斯人也而有斯疾也。"意思是孔子去看望得了疫病的学生,只是在室外"自牖执其手"(孔子从窗户伸手握住伯牛的手)。历代注释《论语》的学者都认为,孔子的学生伯牛所患的"疾",就是"麻风病",故被隔离。

《庄子·外篇·天地》记述:"厉之人夜半生其子,遽取火而视之,汲汲然唯恐其似己也。"文中的"厉之人"是指麻风病患者。

二、秦汉三国时期对疫病的认识和记载

秦汉三国时期纪元见表 1.2。

表 1.2　秦汉三国时期

朝　代		起讫年代
秦		公元前 221 年—公元前 206 年
汉	西汉	公元前 206 年—公元 25 年
	新①	9—23 年
	东汉	25—220 年

续表

朝　代		起讫年代
三国	魏	220—265 年
	蜀汉	221—263 年
	吴	222—280 年

①王莽建立的"新"王朝（9—23 年）。王莽时期，爆发大规模的农民起义，建立了农民政权。23 年，新王莽政权灭亡。25 年，东汉王朝建立。

东汉从光武建武元年（25 年）到献帝建安二十五年（220 年），是我国历史上非常罕见的瘟疫频发时期。对建安二十二年（217 年）发生的瘟疫，曹植在《说疫气》中载道："疠气流行，家家有僵尸之痛，室室有号泣之哀。或阖门而殪，或覆族而丧。"在建安二十二年（217 年）的瘟疫中，建安七子中就有多人殒命。

《史记》《汉书》和《后汉书》等都有对疫病流行情况的记载，但只记载有"疫"，不记症状。只有那些对政治、军事影响较大的疫情，才详细记载。秦汉三国时期疫病流行概况见表 1.3。

表 1.3　秦汉三国时期疫病流行概况

年　代	地　点	疫情概况	出　处
秦王政四年（公元前 243 年）	陕西等	十月庚寅，蝗虫从东方来，蔽天，天下疫	《史记·秦始皇本纪》
汉高后七年（公元前 181 年）	广东	会暑湿，士卒大疫	《汉书·南粤传》
汉后元元年（公元前 143 年）		地大动，铃铃然，民大疫死，棺贵，至秋止	《汉书·天文志第六》
汉后元二年（公元前 142 年）	山西、内蒙古、安徽等	十月……大旱，衡山国、河东、云中郡民疫	《史记·孝景帝本纪》
汉元康二年（公元前 64 年）		五月诏云："今天下颇被疾疫之灾。"	《汉书·宣帝纪》
汉元帝初	河南、山西等	是岁关东大水，郡国十一饥，疫尤甚	《汉书·眭两夏侯京翼李传》
汉元始二年（2 年）	山东	郡国大旱，蝗，青州尤甚，民流亡……民疾疫者，舍空邸第，为置医药	《汉书·平帝纪》

续表

年 代	地 点	疫情概况	出 处
新莽地皇三年（22 年）	湖北	荆州绿林山……大疾疫，死者且半	《后汉书·刘玄传》
新莽年间	四川	士卒饥疫，三岁余死者数万	《汉书·西南夷两粤朝鲜传》
汉建武十三年（37 年）	江苏、浙江	扬、徐部大疾疫，会稽、江左甚	《后汉书·五行志》
汉建武十四年（38 年）	浙江	会稽大疫，死者万数	《后汉书·钟离意传》
汉建武二十五年（49 年）	湖南、贵州	武陵五溪大疫，人多死	《后汉书·五行志》
汉建武二十六年（50 年）		郡国七，大疫	《后汉书·五行志》
汉元初六年（119 年）	浙江	夏四月，会稽大疫	《后汉书·五行志》
汉延光四年（125 年）	河南	冬，京都大疫	《后汉书·五行志》
汉永建四年（129 年）		六州大蝗，疫气流行	《后汉书·杨厚志》
汉元嘉元年（151 年）	河南、江西	正月，京都大疫。二月，九江、庐江大疫	《后汉书·五行志》
汉延熹四年（161 年）		正月，大疫	《后汉书·五行志》
汉建宁四年（171 年）		三月，大疫	《后汉书·五行志》
汉熹平二年（173 年）		正月，大疫	《后汉书·五行志》
汉光和二年（179 年）		春，大疫	《后汉书·五行志》
汉光和五年（182 年）		二月，大疫	《后汉书·五行志》

续表

年　代	地　点	疫情概况	出　处
汉中平二年（185年）		正月，大疫	《后汉书·五行志》
汉建安九年（204年）	河南	（南阳）余宗族素多，向余二百，建安纪年以来，犹未十稔，其死亡者，三分有二，伤寒十居其七	《伤寒论·原序》
汉建安十三年（208年）	湖北	公至赤壁，与备战不利，于是大疫，吏士多死者	《三国志·魏志·武帝纪》
汉建安二十二年（217年）		大疫	《后汉书·五行志》
汉建安二十四年（219年）	湖北	是岁大疫，尽除荆州民租税	《三国志·吴志·孙权传》
魏黄初四年（223年）	河南	三月，宛、许大疫，死者万数	《三国志·魏志·文帝纪》
魏青龙二年（234年）	河南	四月，大疫	《三国志·魏志·明帝纪》
魏青龙三年（235年）	河南	正月，京都大疫	《三国志·魏志·明帝纪》
吴赤乌五年（242年）		是岁大疫	《三国志·吴志·孙权传》
吴建兴二年（253年）	湖北	四月，诸葛恪围新城，大疫，兵卒死者大半	《三国志·吴志·孙亮传》

邓铁涛.中国防疫史［M］.南宁：广西科学技术出版社，2006：21-23.

（一）汉朝讨伐南越因瘟疫受阻

公元前181年，吕后派兵讨伐赵佗，当军队到达南越后，出现瘟疫大流行，军队战斗力大为减弱。据《史记·南越列传》记载："高后遣将军隆虑侯灶往击之。会暑湿，士卒大疫，兵不能逾岭。岁余，高后崩，即罢兵。佗因此以兵威边，财物赂遗闽越、西瓯、骆，役属焉，东西万余里。"（注：高后，是指汉高祖刘邦的皇后吕雉；南越，汉高祖刘邦曾封赵佗为南越王；隆虑，县名；灶，人名，姓周）南越凭借瘟疫的力量，成功地拒汉军于岭外。由于瘟疫无法控制，汉朝对南越无法用兵讨伐，不得不对南越进行抚慰。

（二）马援征交阯因瘴疫损兵

东汉光武帝建武十七年（41年），光武帝刘秀封马援为伏波将军（古代对将军个人能力的一种封号），带兵赴交阯郡（今越南北部红河流域）讨伐叛军。虽然平息了叛乱，但是士兵却因感染瘴疫（疟疾）死亡过半。交阯郡是疟疾流行区，对疟疾没有免疫力的北方部队进入，导致士兵大量染疫而损兵折将。马援在出征之前，已经知道南方瘴气（疟疾）的危害，他利用当地所产薏苡仁来抵御瘴气，避免了更多士兵病亡。清代张宗法在《三农纪》中对此有这样的记载："马援征交阯，众士卒皆病，甚忧之。游于山间，遇一老，示一草而归，卒士病者，服之顿愈，深奇之，询其土人，名薏苡。"从中医中药的理论来看，薏苡仁具有清热渗湿健脾的功效，正适合岭南湿热气候，可以起到预防保健的作用。

（三）瘟疫使道教兴起

自古以来，民间就有瘟疫起源于厉鬼作祟的说法，瘟疫的流行更加深了这种信仰，加剧了人们对厉鬼作祟的恐惧心理。于是，民间很自然地把瘟疫与厉鬼联系到一起，认为瘟疫流行是厉鬼作祟的结果。

在东汉末年，因战乱和瘟疫流行，百姓多信奉鬼神，且加入宗教团体，以互助互救。东汉末年疫病大流行，是促使道教兴起的重要因素之一。汉灵帝时期出现了太平道和五斗米道两次大规模的民间运动。当打着"神"的旗号声称可以帮助消灭疫鬼妖魔之时，就会得到众多的信徒。道教大肆宣传降魔除妖之法，且以"长生"和"医道"辅佐，在瘟疫流行的乡村，这些方士们以符水方术给百姓治病，也推动了道教在民间的传播。百姓将瘟疫的原因归结于妖魔鬼怪作祟，寄希望于道教的"降魔"、"医道"和"长身"之术，使道教得以快速发展，并且形成了自己的体系，太平道、天师道、五斗米道等遂成为最早的道教组织。

三、两晋南北朝隋唐五代时期对疫病的认识和记载

两晋南北朝隋唐五代纪元见表1.4。

表1.4　两晋南北朝隋唐五代时期

朝　　代		起讫年代
晋	西晋	265—317年
	东晋	317—420年
五胡十六国[①]		304—439年

续表

朝 代		起讫年代
南朝	宋	420—479 年
	齐	479—502 年
	梁	502—557 年
	陈	557—589 年
北朝	北魏	386—534 年
	东魏	534—550 年
	西魏	535—556 年
	北齐	550—577 年
	北周	557—581 年
隋朝		581—618 年
唐朝②		618—907 年
五代十国③	后梁	907—923 年
	后唐	923—936 年
	后晋	936—947 年
	后汉	947—950 年
	后周	951—960 年
	十国	902—979 年

①"五胡十六国"是指自西晋末年到北魏统一北方期间,曾在中国北部境内建立政权的五个北方民族及其所建立的政权。五胡指匈奴、鲜卑、羯、氐、羌。十六国指前凉、后凉、南凉、西凉、北凉、汉(前赵)、后赵(魏)、前秦、后秦、西秦、前燕、后燕、南燕、北燕、夏、成(成汉)。此外,还有代国、冉魏、西燕、吐谷浑等,共有二十国。

②武则天(624—705)于690年称帝,国号"周",改元天授,史称"武周"或"南周"。

③"五代十国"是指朱温灭唐后建立的后梁及继起的后唐、后晋、后汉、后周,合称为五代。除五代外,当时中国南方境内还有许多其他的割据势力,其中有吴、前蜀、吴越、楚、闽、南汉、荆南(南平)、后蜀、南唐、北汉等国,历史上叫作"十国"。史称五代十国,但实际的国却不止十个。其他中华王国有吐蕃、西域各国、渤海国、高句丽、琉球王国、窝阔台汗国、察合台汗国、回鹘、古代越南王国、吐谷浑等。

　　疫病的流行似乎与国势相呼应,总是在战乱年月频繁发生,而安定时期则相对较弱。汉末三国时期疫病流行的情况,在两晋南北朝时期并未得到明显改善。到了隋唐之后,社会趋于安定,经济得到发展,疫病的发生及其对社会的危害才有所减轻。两晋南北朝隋唐五代时期疫病流行概况见表1.5。

表1.5 两晋南北朝隋唐五代时期疫病流行概况

年　代	地　点	疫情概况	出　处
晋泰始十年(274年)	江苏等	大疫,吴土亦同	《宋书·五行志》
晋咸宁元年(275年)	河南	十一月,大疫,京都死者十万人	《宋书·五行志》
晋元康元年(291年)	陕西	七月,雍州大旱,陨霜,疾疫	《宋书·五行志》
晋元康二年(292年)		十一月,大疫	《宋书·五行志》
晋元康七年(297年)	陕西、甘肃	七月,秦、雍二州疾疫	《晋书·五行志》
晋永嘉四年(310年)	陕西、甘肃	五月,秦、雍州饥疫至秋	《宋书·五行志》
晋永嘉五年(311年)		(石)勒军粮不接,死疫大半	《晋书·石勒载记》
晋永嘉六年(312年)		是岁大疫	《晋书·怀帝纪》
晋建兴四年(316年)		军旅在外,饥疫相仍	《晋书·刘聪载记》
晋大兴三年(320年)	河南	三军疫甚,(刘)岳遂屯渑池	《晋书·刘曜载记》
晋永昌元年(322年)		十一月,大疫,死者十二三。河、朔亦同	《宋书·五行志》
晋太宁元年(323年)	山东	(青州曹嶷军中)疾疫甚	《晋书·石勒载记》
晋咸和五年(330年)		夏五月,旱,且饥疫	《晋书·成帝纪》
晋咸康元年(335年)	湖北	(石遇围襄阳)攻守二旬,军中饥疫而还	《晋书·石季龙载记》
晋咸康四年(338年)	四川	八月,蜀中久雨,百姓饥疫	《资治通鉴》卷96
晋永和六年(350年)		是岁,大疫	《晋书·穆帝纪》
晋永和九年(353年)		五月,大疫	《宋书·五行志》
晋太和四年(369年)		时征役既频,加之疫疠,死者十四五	《资治通鉴》卷102
		晋海西太和四年冬,大疫	《宋书·五行志》

续表

年　代	地　点	疫情概况	出　处
晋太元三年(378年)	湖北	(苻)坚遣慕容垂、毛当寇邓城,苻熙、石越寇新野。(桓)冲既惮坚众,又以疾疫,还镇上明	《晋书·桓冲传》
晋太元四年(379年)		三月,大疫	《晋书·孝武帝纪》
晋太元五年(380年)		五月,自冬大疫,至于此夏,多绝户者	《宋书·五行志》
晋隆安元年,北魏皇始二年(397年)	河北	八月……时大疫,人马牛多死。帝问疫于诸将,对曰:"在者才十四五。"	《魏书·太祖纪》
晋隆安五年(401年)		(孙)恩自是饥馑疫疾,死者大半	《宋书·武帝本纪》
晋义熙元年(405年)		十月,大疫,发赤斑乃愈	《宋书·五行志》
晋义熙四年(408年)	四川	(刘敏宜)军中多疾疫,死者大半	《宋书·刘敏宜传》
晋义熙七年(411年)		春,大疫	《宋书·五行志》
北魏泰常五年(420年)	河南	时官军陷武牢,会军大疫,死者十二三	《魏书·天象志》
北魏泰常八年(423年)		士众大疫,死者十二三	《魏书·太宗纪》
南朝宋元嘉四年(427年)	江苏	五月,都下疾疫,遣使存问,给医药;死无家属者,赐以棺器	《南史·宋本纪》
南朝宋元嘉七年(430年)		七年,遣彦之……北侵……时河冰将合,粮食又罄,彦之先有目疾,至是大动,将士疾疫	《南史·到彦之传》
南朝宋元嘉二十四年(447年)	江苏	六月,都下疫疠,使巡省给医药	《南史·宋本纪》
南朝宋元嘉二十八年(451年)	江苏	是月,都下疾疫,使巡视给医药	《南史·宋本纪》
南朝宋大明元年(457年)	江苏	夏四月,都下疾疫,丙申,遣使巡,赐给医药,死而无收殓者,官瘗埋	《南史·宋本纪》

续表

年　代	地　点	疫情概况	出　处
北魏太安五年（459年）		会军大疫，乃还	《魏书·天象志》
南朝宋大明四年（460年）	江苏	辛酉，诏以都下大疫，遣使存问，并给医药，其亡者随宜赈恤	《南史·宋本纪》
北魏天安元年（466年）		（九月）寻又天下大疫	《魏书·天象志》
北魏皇兴二年（468年），南朝宋泰始四年（468年）	河南等	十月，豫州疫，民死十四五万	《魏书·灵征志》
		普天大疫	《宋书·天文志》
南朝梁天监九年（510年），北魏永平三年（510年）	山西	夏四月，平阳郡之禽昌、襄陵二县大疫，自正月至此月，死者二千七百三十人	《魏书·世宗本纪》
南朝梁大通元年（527年）	江苏	六月……都下疫甚	《南史·梁武帝纪》
南朝梁太清二年（548年）	江苏	贼又置毒于水窦，于是稍行肿满之疾，城中疫死者大半	《南史·侯景传》
北齐天统元年（565年）	河南	（十二月）河南大疫	《北齐书·后主纪》
隋开皇十年（590年）	陕西	长安疾疫，隋文帝闻其名行，召令于尚书都堂讲《金刚般若经》，寻授国子博士	《陈书·徐孝克传》
隋开皇十八年（598年）		九月己丑，汉王谅师遇疾疫而旋，死者十二三	《北史·隋本纪·文帝》
隋大业八年（612年）	山东等	是岁大旱疫，人多死，山东尤甚	《北史·隋本纪·炀帝》
唐贞观十年（636年）	陕西、山西等	关内、河东大疫	《新唐书·五行志》

续表

年　代	地　点	疫情概况	出　处
唐贞观十五年（641年）	山西	三月,泽州疫	《新唐书·五行志》
唐贞观十六年（642年）	河南、甘肃等	夏,谷、泾、徐、戴、虢五州疫	《新唐书·五行志》
唐贞观十七年（643年）	山西、安徽	夏,泽、濠、庐三州疫	《新唐书·五行志》
唐贞观十八年（644年）	安徽、四川、湖南	庐、濠、巴、普、郴五州疫	《新唐书·五行志》
唐贞观二十二年（648年）	四川	卿州大疫	《新唐书·五行志》
唐永徽六年（655年）	江苏	三月,楚州大疫	《新唐书·五行志》
唐永淳元年（682年）	陕西、河南	冬,大疫,两京死者相枕于路	《新唐书·五行志》
唐景龙元年（707年）	陕西、山东等	夏,京师至山东、河北疫,死者千数	《新唐书·五行志》
唐乾元元年（758年）	浙江	浙江水旱重困,民多疫死	光绪《杭州府志》卷82
唐宝应元年（762年）	江苏等	江东大疫,死者相枕于路,人相食	雍正《乾州新志》卷2
唐贞元六年（790年）	福建	福建旱、疫。人暍,疫死者甚众。福州井泉竭。沙县疫。漳州旱	同治《福建通志》卷271
唐元和元年（806年）	浙江	夏,浙东大疫,死者大半	《新唐书·五行志》
唐大和元年（827年）	浙江	春,浙西大疫	光绪《杭州府志》卷82
唐大和六年（832年）	四川、浙江等	春,自剑南至浙西大疫	《新唐书·五行志》
		二月,太湖溢,大水,大疫	光绪《乌程县志》卷27
		五月,杭州八县灾疫	光绪《杭州府志》卷82

续表

年 代	地 点	疫情概况	出 处
唐开成五年（840年）	福建、浙江	夏,福、建、台、明四州疫	《新唐书·五行志》
唐咸通十年（869年）	安徽、浙江	宜、歙、两浙疫	《新唐书·五行志》
唐中和四年（884年）	浙江	浙东疫。(瑞龙)璋于温、台、明三郡收瘗遗骸数千,时谓悲增大士	宋·释惠洪《僧宝传》卷10《瑞龙璋禅师》
唐大顺二年（891年）	安徽	春,淮南疫死者十三四	《新唐书·五行志》
五代后梁太祖期间（907—912年）		已而兵大疫,叔琮班师,令曰:"病不能行者焚之!"病者惧,皆言无恙	《新五代史·杂传》
五代后梁贞明四年（918年）	江苏	民多病疟	《新五代史·杂传》
五代后唐天成二年（927年）	湖北	荆南高季兴叛,诏(刘)训为南面行营招讨使……荆渚地气卑湿,渐及霖潦,粮运不继,人多疾疫	《旧五代史·唐书·刘训传》
南唐保大十二年（954年）		自十一年六月不雨,至于今年三月,大饥疫	《十国春秋·南唐纪》

邓铁涛.中国防疫史[M].南宁:广西科学技术出版社,2006:40-43.

西晋是疫情大暴发时期,危害大、波及地区广的疫病大规模流行,如《晋书·武帝纪》记载:晋武帝咸宁元年(275年)十二月,"是月大疫,洛阳死者大半";第二年元月,晋武帝"以疾疫废朝",朝臣甚至以为他可能不治,有人试图篡位了。这次疫病流行在民间为害甚烈。《晋书·食货志》云:"至于永嘉,丧乱弥甚。雍州以东,人多饥乏,更相鬻卖,奔进流移,不可胜数。幽、并、司、冀、秦、雍六州大蝗,草木及牛马毛皆尽。又大疾疫,兼以饥馑,百姓又为寇贼所杀,流尸满河,白骨蔽野。刘曜之逼,朝廷议欲迁都仓垣,人多相食,饥疫总至,百官流亡者十八九。"可见,永嘉年间的疫病流行既有旱灾方面的原因,又有战争造成民众大量死亡的因素。

十六国时期疫病流行也时有发生,刘聪末年大兴土木与疾疫流行相伴,使民众大量死亡。廷尉陈元达劝谏说："陛下龙兴已来,外殄二京不世之寇,内兴殿观四十余所,重之以饥馑疾疫,死亡相属,兵疲于外,人怨于内,为之父母固若是乎!"(《刘聪载记》)

北魏道武帝拓跋珪(北魏开国皇帝)于皇始元年(396年)率大军南下讨伐慕容宝(后燕第二位皇帝),第二年军中暴发疫病致大量士兵死亡,但是为了继续战争,拓跋珪却宣称这是天命,认为只要征服了敌人,自然有的是人。

如果在战乱中围城,再遇到疫病流行,百姓则无处可逃。据《北史·陆俟传·陆俟》记载:北齐武平年间,秦州被敌军包围百余日,刺史陆杳率军民守城,"城中多疫疠,死者过半,人无异心,遇疾卒"。陆杳有可能是感染疫病而死亡。

疫病流行大多发生在人口稠密的地区,一旦发生疫病,往往人口大量死亡。疫病流行与天灾人祸密不可分。在水旱灾害或战争之后,常常发生大规模的疫病流行,这可以说是魏晋南北朝时期战争之后的必然结果。

隋朝前期的隋文帝时期,疫病较少发生。隋炀帝继位后,穷兵黩武,疫病广泛流行,且隋朝的疫病有多次与战争相关。开皇二年(582年),突厥发生旱灾,带动了疫病流行,"又多灾疫,死者甚众"(《隋书·突厥传》)。开皇十年(590年),京城长安发生疾疫。开皇十八年(598年),隋文帝派遣大军远征高丽至辽水,部队出现疫病,"不利而还","死者十二三"(《北史·隋本纪》)。

大业六年(610年),隋炀帝派虎贲郎将陈棱和朝请大夫张镇周自义安(今广东潮州)出海讨伐琉球。尽管战争取得了胜利,但部队进入潮湿的山区后,"蒙犯瘴疠,馁疾而死者十八九"(《隋书·食货志》),说明隋军染上了严重的疟疾,伤亡惨重。大业八年(612年),山东、河南大水,淹没四十余郡,不久出现疾疫,"人多死"(《北史·隋本纪上》)。

根据《旧唐书》《新唐书》《资治通鉴》《太平广记》《唐国史补》等资料的记载,唐代共发生瘟疫49次。从疫病流行次数来看,唐代有三个时期比较集中,即唐太宗时期(6次)、唐代宗和唐德宗时期(7次)、唐僖宗和唐昭宗时期(7次)。

在唐太宗李世民统治时期,疫病流行比较频繁。如贞观十年(636年)关内河东大疫;贞观十五年(641年)三月,泽州疫;贞观十六年(642年)夏,谷、泾、徐、戴、虢五州疫;贞观十七年(643年)夏,潭、濠、庐三州疫;贞观十八年(644年),庐、濠、巴、普、郴五州疫;贞观二十二年(648年),卿州大疫。但是由于这一时期社会比较安定,疫情一般仅在局部发生,没有出现大范围的流行,疫病对社会的影响并不是很大。

据《旧唐书·五行志》记载:武则天掌权的永淳元年(682年),京师地区连降暴雨,引发洪水,大雨过后,旱灾紧接而来,两京、蒲、同等州出现了较为严重的疫情,"自陕至洛,死者不可胜纪"。另据《旧唐书·中宗本纪》记载:景龙元年(707年)春天,自京师至山东、河北,疫病流行,"民死者众";至当年夏天,山东、河北、河南二十余州大旱,"饥馑疾疫死者数千计"。

安史之乱爆发后,藩镇割据,社会动荡,疫病在混乱下越来越多地出现,且危害更加突出。《新唐书·刘晏传》曰:"开元、天宝间,天下户千万。至德后残于兵火,饥疫相仍,十耗其九。"

广德元年(763年),江东大疫,"死者过半"。大和六年(832年)春天,自剑南至浙西普遍大疫。大和九年(835年),令狐楚感慨道:"伏以江淮数年已来,水旱疾疫,凋伤颇甚,愁叹未平。"(《旧唐书·令狐楚传》)

唐代末期,藩镇之间混战不断,灾疫也频繁发生。如僖宗乾符六年(879年),黄巢农民起义军在广州发生大疫,广明元年(880年),起义军被迫撤回北方,至信州时,受到高骈军队的包围,并发生大疫。

五代十国时期,仍然是藩镇割据,军阀混战,致使疫病流行。例如,吴国于贞明四年(918年)进攻虔州的谭全播(谭全播,江西宁都石上镇斫柴岗村人,唐末时据有虔州,称镇南节度使),在攻城时发生大疫,主将王祺病亡。后唐明宗天成二年(927年),唐明宗在派兵攻打叛唐的荆南时,恰逢雨季,唐兵大疫,被迫撤军。

四、宋金元时期对疫病的认识和记载

宋金元时期纪元见表1.6。

表 1.6　宋金元时期

朝　　代		起讫年代
宋朝	北宋	960—1127 年
	南宋	1127—1279 年
辽国		907—1125 年
大理		937—1253 年
西夏		1038—1227 年
金		1115—1234 年
元朝		1206—1368 年

在宋金元时期,社会相对稳定,两宋年代又很重视文教,疫病有了一个相对平稳时期。但是,由于战乱不断,疫病仍然接连不断。宋金元时期疫病流行概况见表1.7。

表1.7　宋金元时期疫病流行概况

年　代	地　点	疫情概况	出　处
宋淳化三年 (992年)	河南	六月丁丑,黑风自西北起,天地晦暝,雷震,有顷乃止,先是,京师大热,疫死者众,乃此风至,疫疾遂止	《宋史·五行志》
宋至道三年 (997年)		江南频年多疾疫	《宋史·五行志》
宋康定年间 (1040—1041年)	河南	大疫。寿安县太君王氏家婢疫染相枕藉,他婢畏不敢近	《东斋记事》卷1
宋治平二年 (1065年)		今夏疠疾大作,弥漫数千里,病者比屋,丧车交路	司马光《传家集》卷36
宋熙宁三年 (1070年)	湖北	谪居黄州,连岁大疫,所全活者,不可胜数	《苏沈良方》卷3
宋熙宁九年 (1076年)		十一月,安南行营将士疾疫	《宋史·神宗纪二》
宋元丰四年 (1081年)	四川	(征泸南军)万众暴露,瘴疠大起,相枕藉而死者十凡八九。或强而归,则疫及其家,血属皆亡,又不知几千人耳	吕陶《净德集》卷24
宋元祐二年 (1087年)	浙江	两浙疟疾盛作	《苏沈良方》卷3
宋绍圣元年 (1094年)	河南	是岁,京师大疫	《宋史·哲宗纪二》
宋大观三年 (1109年)	江苏	江东疫	《宋史·五行志》
宋靖康二年 (1127年)	河南	春,京师大疫	《名医类聚》卷1

续表

年 代	地 点	疫情概况	出 处
宋绍兴元年 (1131 年)	浙江	六月,浙西大疫,平江府以北,流尸无算,秋冬,绍兴府连年大疫,官募能人服粥药之劳者,活及百人者度为僧	《宋史·五行志》
宋绍兴三年 (1133 年)	湖南	春二月,大疫	民国《零陵县志》卷 12
宋绍兴六年 (1136 年)		四月疫	《宋史·五行志》
宋绍兴十六年 (1146 年)	浙江	行都疫	《宋史·五行志》
宋绍兴十九年 (1149 年)	广东	己巳岁,岭南瘴疫大作,日色昼昏,官于连(州)者自太守而下死凡数人,郡人无不被疾,哭声连巷,乡落至有绝爨者	朱熹《晦庵集》卷 95
宋绍兴二十六年(1156 年)	浙江	夏,行都又疫	《宋史·五行志》
宋隆兴二年 (1164 年)	浙江等	冬,淮甸流民二三十万避乱江南,结草舍遍山谷,暴露冻馁,疫死者半,仅有还者亦死,是岁,浙之饥民疫者尤众	《宋史·五行志》
宋乾道元年 (1165 年)	浙江	行都及绍兴府饥,民大疫,浙东西亦如之	《宋史·五行志》
宋乾道六年 (1170 年)		春,民以冬燠,疫作	《宋史·五行志》
宋乾道八年 (1172 年)	浙江、江西	夏,行都民疫,及秋未息,江西饥民大疫,隆兴府民疫,遭水患,多死	《宋史·五行志》
宋淳熙四年 (1177 年)	江苏	真州大疫	《宋史·五行志》
宋淳熙八年 (1181 年)	浙江	行都大疫,禁旅多死,宁国府民疫死者尤众	《宋史·五行志》

续表

年　代	地　点	疫情概况	出　处
宋淳熙十四年 （1187 年）	浙江	春,都民、禁旅大疫,浙西郡国亦疫	《宋史·五行志》
宋绍熙二年 （1191 年）	四川	春,洛州疫死数千人	《宋史·五行志》
宋绍熙三年 （1192 年）	四川	资、荣二州大疫	《宋史·五行志》
宋庆元元年 （1195 年）	浙江、安徽	夏,淮浙疫疠大作,嘉兴城内,至浃日毙百余人	《夷坚志·志补》卷 25
宋庆元二年 （1196 年）	浙江	五月,行都疫	《宋史·五行志》
金泰和二年 （1202 年）	河北	四月,民多疫疠。初觉憎寒壮热,体重,次传头面肿盛,目不能开,上喘,咽喉不利,舌干口燥,俗云"大头伤寒"。诸药杂治,莫能愈,渐至危笃	《名医类案》卷 1
宋嘉定元年 （1208 年）	安徽、浙江	夏,淮甸大疫,官募掩骼及二百人者度为僧。是岁,浙民亦疫	《宋史·五行志》
宋嘉定二年 （1209 年）	浙江	夏,都民疫死者甚众,淮民流江南者,饥与暑并,多疫死	《宋史·五行志》
宋嘉定三至四年（1210—1211年）	浙江	三年四月,都民多疫死。四年三月,亦如之	《宋史·五行志》
金贞祐元年（约1213 年）	河南、山东	贞祐初,人争南渡,而隔于河,河阳三城至于淮泗,上下千余里,积流民数百万,饥疫荐至,死者十七八	郝经《陵川集》卷 30
宋嘉定十五年 （1222 年）	湖南、四川	汀、邵、剑三州疫,死者各以万计	真德秀《西山文集》卷 35
宋嘉定十六年 （1223 年）	湖南	夏,永、道二州疫	《宋史·五行志》

续表

年 代	地 点	疫情概况	出 处
金正大九年 （1232 年）	河南	汴京大疫，凡五十日，诸门出死者九十余万人，贫不能葬者不在是数	《金史·哀宗纪》
		解围之后，都人之不受病者，万无一二……每日各门所送，多者两千，少者不下一千，似此者儿三月	李杲《内外伤辨惑论》
宋开庆元年 （1259 年）	四川	己未夏，驻合州之钓鱼山，军中大疫，方议班师	《元史·史天泽传》
元至元三年 （1266 年）	河北	六月，时雨霖霆，人多病瘟疫	《卫生宝鉴》卷 23
宋德祐元年 （1275 年）	浙江	六月庚子，是日四城迁徙，流民患疫而死者不可胜计，天宁寺死者尤多	《宋史·五行志》
宋德祐二年 （1276 年）	浙江	闰三月，数月间城中疫气熏蒸，人之病死者不可以数计	《宋史·五行志》
宋祥兴元年 （1278 年）	湖南	四月大饥，民以疫死者无算	光绪《湘潭县志》卷 9
元至大元年 （1308 年）	浙江等	江浙饥荒之余，疫疠大作，死者相枕藉	《元史·武宗纪一》
		春，绍兴、庆元、台州疫，死者二万六千余人	《元史·五行志》
元皇庆二年 （1313 年）	河北	冬京师大疫	《元史·五行志》
元天历二年 （1329 年）	陕西	今三辅之民，自春徂夏，由病疫而死者，殆数万计，巷哭里哀，月无虚日	张养浩《归田类稿》卷 8

续表

年　代	地　点	疫情概况	出　处
元 至 正 四 年 （1344 年）	福建	福州、邵武、延平、汀州四郡夏秋大疫	《元史·五行志》
	江西	黄秋关诗《至正四年秋，疫疾大作书所见（时广昌县官俱死）》： "吾州之人疫大作，八月九月死如麻。野田多稼昼不获，山县无官晨废衙……"	《永乐大典》卷 20310
元 至 正 五 年 （1345 年）	山东	春、夏，济南大疫	《元史·五行志》
元 至 正 十 年 （1350 年）	浙江	会稽大疫	乾隆《绍兴府志》卷 80
元 至 正 十 二 年 （1352 年）	山西	正月，冀宁、保德州大疫；夏，龙兴大疫	《元史·五行志》
元 至 正 十 三 年 （1353 年）	湖北、山西、江西	黄州、饶州大疫，十二月，大同路大疫	《元史·五行志》
元 至 正 十 四 年 （1354 年）	湖南等	大旱。此岁，潮广尽饥，疫疠，死者无算	道光《永州府志》卷 17
元 至 正 十 六 年 （1356 年）	河南	春，河南大疫	《元史·五行志》
元 至 正 十 七 年 （1357 年）	山东	六月，莒州蒙阴县大疫	《元史·五行志》
元 至 正 十 八 年 （1358 年）	山西	夏，汾州大疫	《元史·五行志》
	河北等	京师大饥疫，时河南北、山东郡县皆被兵，民之老幼男女，避居聚京师，以故死者相枕藉	《元史·朴不花传》
元 至 正 十 九 年 （1359 年）	陕西、山东、广东	春、夏，鄜州并原县，莒州沂水、日照二县及广东南雄路大疫	《元史·五行志》

续表

年　　代	地　点	疫情概况	出　　处
元至正二十年至二十二年（1360—1362年）	浙江	二十年夏,绍兴山阴、会稽二县大疫;二十二年,又大疫	《元史·五行志》
元朝（1206—1368年）	江西	元时,江西泰和县瘟疫大作	《续名医类案》卷5

邓铁涛.中国防疫史[M].南宁:广西科学技术出版社,2006:83-86.

（一）宋代对疫病的认识和记载

在北宋、南宋时期,疫病暴发的次数较多,从现有的资料统计来看,至少达49次,平均每6年发生1次。

在宋代初期,宋太祖至仁宗时期（960—1063年）的104年间,共发生疫病9次,平均11.56年发生1次,记载为大疫的有3次。其中,有5次疫病是发生在从太宗淳化五年（994年）到真宗大中祥符三年（1010年）的17年间,平均3.4年就发生1次疫病流行,属于高发阶段。总的来说,宋代初期可以看作宋代疫病的低发期,其两次瘟疫的平均间隔时间最长。

在宋代中期,英宗至高宗时期（1064—1162年）的99年间,共发生疫病11次,平均9年发生1次,记载为大疫的有4次。其中,有7次疫病是发生在从高宗建炎元年（1127年）到高宗绍兴二十六年（1156年）的30年间,平均4.3年就发生1次疫病流行,属于高发阶段。总体上,宋代中期仍然应当看作宋代疫病的低发期。

在宋代晚期,孝宗时期到宋亡（1163—1279年）的117年间,共发生疫病29次,平均4年发生1次,记载为大疫的有13次。其中,有27次疫病是发生在1164—1223年的60年间,为宋代疫病的多发期、频发期。令人难以置信的是,宁宗嘉定十六年（1223年）至恭宗德祐元年（1275年）的53年间,竟没有发生过一次疫情的记载,这一阶段也被认为是宋代疫病的低发期。

两宋时期瘟疫的暴发流行,既有自然原因,也有社会原因。导致疫病形成的自然因素是气候反常,如严重的旱灾、水灾、震灾、火灾、蝗灾等,故文献中经常使用"震疫""旱疫""水疫""火疫""饥疫"来描述瘟疫;社会因素包括军事战争、滥砍滥伐森林、破坏草原和人为污染水源等,均可引起大规模疫病的形成和流行。

从宋代官修医学方书《太平圣惠方》《政和圣济总录》《太平惠民和剂局方》等分类来看,两宋时期的瘟疫主要包括疾疫、伤寒病、时气病、天行瘟疫、斑疹伤寒、痢疾、痘疮病(即天花病)、大风癞疾(即麻风病)、麻疹、瘴疫、痄腮病(即流行性腮腺炎)、黄肿病(即钩虫病)、劳瘵病(即肺结核病)、时疫疙瘩肿毒病(即大头瘟或鼠疫)等。瘟疫具有强烈的传染性和流行性,病亡率较高,严重危害公众生命和健康。

（二）元代对疫病的认识和记载

元代疫灾至少有66次,另外还有许多无考的疫灾不计算在内。1226—1368年的143年间,平均约2年就发生一次疫病。其中,在1279年到1368年的90年间,有43年发生疫病流行,严重的疫灾有30次之多,约占这段时间总疫灾的60%。

元代初期的疫灾,多数与战争以及战争带来的人口迁徙有关。几次大的战争,如征西夏、征金和两次征宋,都发生了疫灾;进攻安南、缅甸和日本的战争也产生了疫灾;顺帝时期的内乱时期疫灾也多发。元代中期的疫灾,很多与水灾、旱灾和饥荒相伴。疫病直接的结果是导致大量人口的死亡,几次大疫流行,使疫区人口死"大半""十六七",甚至"死者十九"。

元朝大德年间,是疫病发生并流行最多的时期,疫灾多达43次,约占总疫灾次数的70%。1237年发生的疫灾,实际上是1234年灭金战争带来的疫灾的延续,持续时间达4年之久,这也是蒙金大战后北方人口锐减的重要原因之一。1354年的疫灾,很可能从江西湖广扩展到现在的北京地区;而1359年的疫灾,则从现在的陕西扩展到山东的日照。

1234年到1237年的疫灾,使汴梁城的人几乎死光。1268年,元军围攻襄阳,"以十万众顿坚城之下……暑天炎瘴,攻守暴露,不战而疫死者,无日无之"（《秘涧集》卷89）,结果元军历经5年才攻陷襄阳城。1297年的疫灾,总人口只有1.4万人的乐寿、交河两县的死亡人数达6500人,死亡近一半。

五、明至清中期对疫病的认识和记载

记载明朝（1368—1644年）至清朝中期（1840年鸦片战争前）疫病资料比较多,也较为详细,从《明史·五行志》《清史稿·灾异志》中,可以了解明清两代疫情的大致情况。由于明清时期发生疫病的次数和年份非常多,难以全部被记载,据估计《明史·五行志》和《清史稿·灾异志》所记载的疫情仅占疫病总数的22%。

据不完全统计,在明代的 277 年间,有疫情发生的年份竟多达 118 年,平均 2 年多就发生 1 次疫情;特大疫情发生 70 多次,平均 4 年左右就发生 1 次。在清代的 268 年间,有瘟疫记载的年份多达 134 年,平均 2 年就发生 1 次疫情;特大疫情发生 60 多次,平均 4.5 年就发生 1 次。特大疫情发生的间隔年限只有 4 年左右,有些特大疫情持续时间还很长。明至清中期大疫流行概况见表 1.8。

表 1.8　明至清中期大疫流行概况

年　代	地　点	大疫概况	出　处
明永乐五年至六年（1407—1408 年）	江西	六年正月,自去年至是月,疫死者万余人	道光《南城县志》卷 27
明永乐六年（1408 年）	江西、福建	正月,江西建昌、抚州,福建建宁、邵武,自去年至是月,疫死者七万八千四百余人	《明史·五行志》
明永乐八年（1410 年）	山东、福建	登州、宁海诸州县自正月至六月,疫,死者六千余人;邵武比岁大疫,至是年冬,死绝者万二千户	《明史·五行志》
明永乐九年（1411 年）	河北	(磁州、武安等州县)县民疫死者三千零五十余户	《明太宗实录》卷 116
明永乐十七年（1419 年）	福建	戊辰,福建建安县知县张隼言:建宁、邵武、延平三府自永乐五年以来屡大疫,民死亡十七万四千六百余口	《明太宗实录》卷 212
明正统九年（1444 年）	浙江	冬,绍兴、宁波、台州瘟疫大作,及明年,死者三万余人	《明史·五行志》
明景泰五年（1454 年）	江西、湖北、湖南	江西建昌大疫,死八千余人;武昌、汉阳大疫,死万余人;衡州疫,死一万八千七百四十七人	《明英宗实录》卷 238、卷 242
	江苏	苏松大饥、大疫,死者枕藉,贫民牵扶入城市乞食,旦人而夕鬼	郑文康《平桥藁》卷 16

续表

年　　代	地　点	大疫概况	出　　处
明景泰七年 （1456 年）	广西	五月，桂林疫，死者二万余人	《明史·五行志》
明成化六年 （1470 年）	辽宁	八月，辽东大疫。八月己丑，辽东定辽左等二十五卫大疫，死者八千一百余人	民国《奉天通志·大事》
明正德元年 （1506 年）	湖南等	六月，湖广平溪、清凉、镇远、偏桥四卫大疫，死者甚众。靖州诸处自七月至十二月大疫，建宁、邵武自八月始亦大疫	《明史·五行志》
明正德五年 （1510 年）	江苏	沴气流行，蒸为大疫，询诸父老，皆谓百余年来所未尝见	邵宝《荣春堂集》卷 14
明嘉靖三年 （1524 年）	江苏	二月，南京大疫。先是大旱，南北流民来就食者数百万。有司设粥，随食随毙，至春蒸为疾疫，比屋死亡，百无一存。墙倾屋塌，如无人境，人鬼纵横，可骇可怖。支粮正军已减五万，而流民还者百无一二，至秋始定	徐学聚《国朝汇典》卷 99
明嘉靖四年 （1525 年）	山东	九月，山东疫死者四千一百二十八人	《明史·五行志》
明嘉靖二十四年（1545 年）	福建	十月十七日夜，有星自西流，大如斗，坠地声闻百里，是岁大疫，死者万计	民国《南平县志·大事记》
明嘉靖四十年 （1561 年）	湖北	三月……荆州大疫，死万余人	民国《湖北通志》卷 75
明嘉靖四十一年（1562 年）	福建	（泉州）郡城瘟疫，人死十之七，市肆寺观，尸相枕藉，有阖户无一人存者。薰蒿凄怆，不可忍闻，市门俱闭，至无敢出	乾隆《晋江县志》卷 15

续表

年　代	地　点	大疫概况	出　处
明万历十年（1582 年）	河北、山东	霸州、文安、大城、保定患大头瘟症，死者枕藉，苦传染，虽至亲不敢问吊	光绪《顺天府志·祥异》
明万历十四至十五年（1586—1587 年）	河南	汴梁大旱且疫，诸门出死亦且数万，即宗室男妇，死几五百，此亦近世一大阳九也	《谷山笔麈》卷15
明万历十七年（1589 年）	江西	大饥……复大疫，死者十之五	同治《崇仁县志》卷10
明崇祯九年（1636 年）	贵州	大疫，十丧其九，禁门启迟，聚棺不计其数	康熙《天柱县志》卷1
明崇祯十四年（1641 年）	江苏	延至初夏……而疾疫大作，几于比户死亡相继。此予有生以来所见第一凶岁也	《阅世编》卷1
明崇祯十四年（1641 年）	山东等地	春二月，瘟疫大作，有一家而死数口者，有一家而全殁者，白骨山积，遗骸遍野	乾隆《东明县志》卷7
		疫气流行，山东、浙省、南北两直隶感者尤多，至五六月益甚，或至阖门传染	《瘟疫论》序
明崇祯十七年（1644 年）	湖南	沅江大疫，民死十之八九	光绪《湖南通志》卷23
清康熙二年（1663 年）	江苏	六月至十月终，疾疫遍地，自郡及邑，以达于乡，家至户到，一村数百家，求一家无病者不可得；一家数十人中，有一人不病者，亦为仅见；就一人则有连病几次，淹滞二三月而始愈者。若病不复发，或病而无害，则各就一方互异耳。此亦吾生之后所仅见者	《阅世编》卷1

续表

年 代	地 点	大疫概况	出 处
清雍正十年（1732年）	江苏	昆山瘟疫大行。因上年海啸，近海流民数万皆死于昆，埋之城下，至夏暑蒸尸气，触之成病，死者数千人	《洄溪医案》卷上
清乾隆五十八年(1793年)	北京	春夏间，京都疫气流行，沿门阖境，传染相似。亲戚不相访问，染者难救	《临证医案笔记》卷1
清嘉庆十年（1805年）	四川	立夏后，民间疫病大作，四五月尤甚。成都省城各门，每日计出棺木八百四五十具，亦有千余具者	《履园丛话》卷14
清道光元年（1821年）	山东、江苏、北京、安徽	时疫流行，起自大河以北，流行齐、鲁、吴、越，蔓延皖城。其症皆腹痛吐泻，手足麻木，约至一周即至不治	《救生集》卷1
		病吐泻转筋者数省，都中尤甚，伤人过多，贫者不能葬者，国境发帑施棺，月余间，费数十万金	《随息居重订霍乱论·病情篇》
清道光四年（1824年）	北京	平谷自春徂秋，瘟疫大行，又兼三年秋禾不登，人多无食，死者不可胜计，甚有全家病殁无人埋葬者，有因年荒无资棺殓而藁葬者	光绪《顺天府志·祥异》
清道光十四年（1834年）	江西	大疫，死者枕藉，日暮，路无行人	民国《南丰县志》卷36
清道光十五年（1835年）	浙江	杭城大疫，死者甚众，市中棺槽为之一空	《右台仙馆笔记》卷7

邓铁涛.中国防疫史[M].南宁：广西科学技术出版社,2006:129-131.

明清两代频发的疫情，不仅造成了大量人口死亡，而且给当时的经济、文化等方面带来了无法估量的重大损失，有的甚至深刻影响了历史发展进程。

（一）明至清中期的三次疫病大流行

1. 明万历年间（1573—1619 年）大疫流行

（1）万历八年（1580 年）至万历十六年（1588 年）的大疫流行

①万历八年（1580 年），大同疫，波及太原

万历八年（1580 年），山西"大同瘟疫大作，十室九病，传染者接踵而亡，数口之家，一染此疫，十有一二甚至阖门不起者"（万历《山西通志》卷 26《祥异》）。疫情同时波及太原附近，"万历八年，太原太谷县、忻州、苛岚州大疫"（《古今图书集成·职方典》卷 306《太原府部》）。疫情造成的死亡人口众多，"明万历八年大疫流行，灵枢出城者踵相接"（康熙《保德州志》卷 3《风土》）。

②万历九年（1581 年），疫情从大同扩散至朔州、威远、辽州、潞安府以及河北、河南

万历九年（1581 年），大同府疫情向西部扩散，"九年，朔州、威远大疫，吊送者绝迹"（雍正《朔平府志》卷 11《祥异》）。同年，疫情扩散至山西辽州及潞安府境内（今山西省长治市内西南），河北宣府镇一带也出现了疫情。据康熙《怀来县志》卷 2《灾异》记载："万历九年九月，大雪，山中积二尺，及春始消。人肿颈，一二日即死，名大头瘟。起自西城，秋至本城，巷染户绝。冬传至北京，明年传南方。"文中所述的"大头瘟""肿颈"，很多学者认为是鼠疫。另据乾隆《彰德府志》卷 31《灾祥》记载："万历九年，林县人皆肿项。涉县旱，大饥。十年，林县蝗，肿项，人见病及，哭者即死。"疫情已经波及河南林县。

③万历十年（1582 年），疫情继续扩散至山西、北京、河北、河南

万历十年（1582 年），鼠疫有继续扩散的趋势，山西沁州出现了疫情，"万历十年，天疫流行，俗名大头风，有一家全没者"（《沁州志》卷 1《灾祥》）。所谓的"大头风"，实际上就是腺鼠疫患者因颈部或耳后淋巴肿大的别称。当年，疫情已在河北和北京地区流行，据光绪《顺天府志》卷 69 记载："万历十年四月，京师疫。通州、东安亦疫。霸州、文安、大城、保定患大头瘟症，死者枕藉，苦传染，虽至亲不敢问吊。"

北平府通州大疫，"万历十年春，大疫，比屋传染，虽至亲不敢问吊"（康熙《通州志》卷 11《灾祥》）。

河北定兴县（今隶属河北省保定市）大疫，"万历十年，瘟疫大作，人民多死"（康熙《定兴县志》卷 1《灾祥》）。

河北新乐县大疫，"万历十年春夏，大头瘟疫，民死者十分之四"（顺治《新乐县志》卷 10《灾祥》）。

河北武强县大疫，"万历十年春，亢旱，瘟疫大作，人有肿脖者，三日即死，亲友不敢吊，吊遂传染。甚至有死绝其门者，远近大骇，号为大头瘟"（康熙《武强县志》卷2《灾祥》）。

河北广平府成安县大疫，万历"十年，成安疫，死者甚众，一人有病，传染及于亲邻，遂至吊问俱绝"（《古今图书集成·职方典》卷132《广平府部纪事》）。

河南栗城县大疫，万历"十年春三月，亢旱，人有肿脖者，三日即死，亲友不敢吊，吊遂传染，有灭绝其门者，号为大头瘟"（《古今图书集成·职方典》卷18《真定府部纪事（二）》）。

河南洛阳大疫，"万历十年，洛阳疫，死者枕藉于街市"（《古今图书集成·职方典》卷444《河南府部纪事》）。

④万历十四年（1586年）至十六年（1588年），疫情扩散至泽州、平阳以及河南卫辉

万历十四年（1586年），潞安府南邻的泽州出现疫情。据雍正《泽州府志》卷57《祥异》记载："万历十四年，泽之州县春不雨，夏六月大旱，民间老稚剥树皮以食，疠疫大兴，死者相枕藉。""十五年，泽州县复大旱，民大饥，疠疫死之如故。""十六年春，泽州地震，大疫流行，民户有全家殒没者。"

山西平阳府、河南卫辉也发生了类似疫情。"万历十六年荒，人相食，大疫。死者枕藉，至不能殓，填弃沟壑。"（康熙《新乡县续志》卷2《灾异》）

万历十七年（1589年）至万历三十七年（1609年），未见有大疫的记载。

（2）万历三十八年（1610年）至三十九年（1611年）大疫流行

万历三十八年（1610年），山西大同府再次暴发大疫。"三十八年四月，大同属县旱饥，九月疠疫，多喉痹，一二日辄死。"（乾隆《大同府志》卷25《祥异》）所谓的"喉痹"，临床表现为气管及支气管黏膜极度充血，造成血管与淋巴管内皮细胞的损害及急性出血性、坏死性变化，并导致患者迅速死亡，这可能是肺鼠疫的临床症状。

太原府随即受到波及，据万历《山西通志》卷26《灾祥》记载：万历三十八年"九月，太原府人家瘟疫大作，多生喉痹，一二日辄死，死者无数。即治疗得生者，俱发斑疮退皮，十家而八九，十人而六七，历正、二月犹不止。晋府瘟疫尤甚。十九日夜二更，晋王以瘟疫薨"。

（3）"大头瘟"究竟是哪种疫病呢

需要指出的是，对于万历年间的大疫，很多学者认为是鼠疫，但也有学者对此质疑。万历年间的疫病，当时文献记载为"大头瘟"。对于大头瘟，是哪种

疫病,古今学者多有论述,目前学界并没有取得一致认识。

由于中国传统医学对疾病的认识、症候的描述乃至治疗方法,都与西医有着较大的不同,以至于很难从现代医学的角度来判定古代疫病的类型。

明代吴昆的《医方考》(1584年)卷1《大头瘟门》记载:"大头瘟,前古未之论也,东垣始论之。今上壬午,北方病此者甚众,死者不啻数万人。昆居南土,未尝见其证,乡人自北方来者,皆言患者头大如斗,跻头而还自若也。"文中的"壬午"年即万历十年。"大头瘟"症状为"头大如斗,跻头而还"。

据文献记载,万历十年(1582年),河北地区发生的瘟疫为大头瘟;万历十四年(1586年),河南地区发生的瘟疫也为大头瘟。明代万历年间华北地区发生瘟疫,时称大头瘟,其症状主要为"头疼身痛,憎寒壮热,头面颈项赤肿,咽喉肿痛,昏愦"等,且传染性极强。

自宋元以来,记述的"大头瘟"的名称有"大头天行""大头病""大头风""大头伤寒""时毒"等,其症状较为一致,主要为"发于鼻面耳项咽喉间,皆赤肿无头,或结核有根,初则憎寒壮热,肢体重,头而俱痛,目不能开,上喘,咽喉不利,甚则堵塞不能食饮,舌干口燥,或恍惚不宁"。对于"大头瘟"究竟是哪种疫病,主要有以下四种观点:

①"大头瘟"为丹毒

1935年中央国医馆编审委员会编撰的《中央国医馆统一病名录》记载:"大头瘟,颜面丹毒。"

姜春华的《姜春华论医集》(福建科学技术出版社,1986年)认为,《温疫论》和《温病条辨》中所述的大头瘟是"颜面丹毒"。邓铁涛的《中医学新编》、陈佑邦的《中医急诊学》、王沛的《中医外科治疗大成》、袁钟的《中医辞海》等都持此观点。

②"大头瘟"是腮腺炎

四川省中医学会基础理论专业委员会原主任委员陈潮祖先生在《中医治法与方剂》(人民卫生出版社,1975年第3版)对清代吴瑭(鞠通)所著《温病条辨·温毒》论道:"本病多见于小儿,西医称为腮腺炎。有发病速、传染快两个特点,主证又是头面肿大,故中医称为大头瘟。"

耿贯一在《流行病学》(第二卷)(人民卫生出版社,1998年)指出:"在我国各地民间对流行性腮腺炎所惯用的名称不同,如痄腮、大嘴巴、猪头风、蛤蟆瘟、大头瘟、搭腮肿等。"

③"大头瘟"为丹毒及腮腺炎等疾病

《简明中医辞典》(1979年)记载:大头瘟"实包括颜面丹毒、流行性腮腺炎等病"。朱文锋在《实用中医辞典》中指出:大头瘟"包括痄腮(注:流行性腮腺炎)、颜面丹毒等病"。石学敏的《中医纲目》、李湘云的《温病学辞典》都认为,"大头瘟"相当于现代医学的"颜面丹毒、流行性腮腺炎"等疾病。

④"大头瘟"是鼠疫

持这种观点主要是以范行准为代表的学者。范行准在《中国医学史略》(中医古籍出版社,1986年)提到:"过去有不少学者都把大头瘟、疙瘩瘟等看作丹毒,这是错误的。"他同时指出,李杲在《东垣试效方》中提及的"大头天行",吴绶在《伤寒蕴要》中提到的"大头伤寒"以及吴有性在《温疫论》中描述的"大头瘟"都是"鼠疫",主要为腺鼠疫或皮肤鼠疫。此外,甄志亚、梁永宣、符友丰和曹树基等学者也认为"大头瘟"就是"鼠疫"。

2. 明崇祯时期(1628—1644年)鼠疫大流行

崇祯时期疫病盛行(部分疫情见表1.8),最大的一次鼠疫疫情始于崇祯六年(1633年),一直持续到崇祯十七年(1644年)。

崇祯六年(1633年),山西局部地区开始有疫情发生。"崇祯六年,高平、阳城、沁水夏大疫。"(雍正《泽州府志》卷57)同年,"临汾、太平、蒲县、临晋、安邑、隰州、汾西、蒲州、永和大旱,垣曲大疫,道馑相望"(《古今图书集成·职方典》卷330《平阳府部纪事》)。从次年开始,兴县(位于山西省西北部,今属山西省吕梁市)百姓逃避瘟疫,使这场鼠疫疫情开始向周围地区快速扩散。

崇祯"七年、八年,兴县盗贼杀伤人民,岁馑日甚。天行瘟疫,朝发夕死。至一夜之内,一家尽死孑遗。百姓惊逃,城为之空"(《古今图书集成·职方典》卷306《太原府部纪事》)。

崇祯十年(1637年),山西大同府"瘟疫流行,右卫牛亦疫"(雍正《朔平府志》卷11)。与兴县隔河相望的榆林府(位于今陕西省东北部)、延安府(今陕西延安市)开始相继暴发瘟疫。

崇祯十三年(1640年),鼠疫开始蔓延至河北顺德府、河间府和大名府,"瘟疫传染,人死八九"。

崇祯十四年(1641年),大同"瘟疫大作,吊问绝迹,岁大饥"(雍正《朔平府志》卷11)。河北大名府"春无雨,蝗蛹食麦尽,瘟疫大行,人死十之五六,岁大凶"。广平府、顺德府、真定府也开始暴发瘟疫,"至一夜之内,百姓惊逃,城为之空"(顺治《滑县志》卷10《纪事》)。同时,鼠疫从河北地区开始传染至北京。

崇祯十五年(1642年),瘟疫开始蔓延至天津,每日受感染死者不下数百人,逐门逐户而过,无人能够幸免。

崇祯十六年(1643年),大同"浑源大疫,甚有死灭门者"(《古今图书集成·职方典》卷350《大同府部纪事》)。"京师大疫,自二月至九月。"(《明史·五行志》)

崇祯十七年(1644年),大同"十七年,瘟疫又作"(雍正《朔平府志》卷11)。灵丘"瘟疫盛作,死者过半"(康熙《灵丘县志》卷1)。"京师大疫,死亡日以万计","病者吐血如西瓜水立死。死亡枕藉,十室九空,甚至户丁尽绝,无人收敛者"(《崇祯实录》)。当年,天津暴发肺鼠疫,发生在李自成部队经过之后,因此有学者将天津的鼠疫流行归结为李自成部队的活动。有学者认为,李自成之所以能够从陕西一路轻松杀入京城,灭亡明朝,便与此次瘟疫直接相关,而李自成大军败于清军,可能同样与这场瘟疫有关。

3. 清道光元年(1821年)前后的霍乱大流行

1821年前后,霍乱在大清帝国流行。从1820年至1825年,江南地区和河北平原地区霍乱流行最广,对社会危害最深。通过海上交通与贸易,霍乱在东南沿海传播;通过大运河水运,霍乱由苏南、浙北向周边地区传播,由江南传至华北;而在华北各省,鼠疫又开始通过运河和陆路交通要道开始蔓延,传至北京、天津等地。

很多学者认为,清道光元年(1821年)前后的这次霍乱大流行是真性霍乱流行,是此疫病正式传入中国的标志,而之前史料记载的"霍乱"均为假霍乱。多数文献资料显示,真性霍乱是由海路传入中国的。由于1820年正处于全球霍乱大流行时期,因此由广东沿海贸易率先传入中国是有可能的。

有些学者认为,真性霍乱传入中国的年代可能更早些,但由于1821年的霍乱疫情最为严重、影响最为广泛,故史学界倾向于将清道光元年(1821年)作为真性霍乱传入中国的标志性年份。

(二)明清时期疫病的主要种类

1. 霍乱

据《黄帝内经》记载:"土郁之发,民病霍乱","太阴所至为中满,霍乱吐下"。在古代,霍乱一般是指夏秋两季的急性肠胃炎或细菌性食物中毒,跟现代医学所说的"霍乱"不是一个概念。现代医学所说的霍乱,是指由霍乱弧菌引起的烈性传染病虎列拉(cholera)。

古人将"霍乱"称为"转筋霍乱"、"吊脚痧"(亦作钓脚痧)、"瘪螺痧"、"子午痧"、"鬼偷肉"等,其症状是"吐泻,脚筋顿缩,朝发夕毙,名吊脚痧"(光绪《慈溪县志》卷 55）。"患者吐泻,肌肉立消,俗称鬼偷肉。"（民国八年《芜湖县志》卷57）"嘉庆二十五年,疫疠大行,转筋霍乱证自此始。"（光绪《南汇县志》卷 22）"嘉庆二十五年,秋大疫,石浦尤甚,其症脚筋抽搐即死。"（民国《象山县志》卷29）"道光元年,秋收七月至八月大疫,霍乱暴死者众,福建全省皆然。"（民国十六年《连江县志》卷 3）"道光元年七月八月,全省霍乱流行。"（民国《莆田县志》卷 3）这种记载,与现代医学所说的霍乱特征完全一致,说明明清时期东南地区的疫病中已经有霍乱的存在。

2. 鼠疫

史上最早记载鼠疫的是《黄帝内经》的恶核病:"恶核者内里忽有核累累如梅李,小如豆粒,皮肉燥痛,左右走身中,卒然而起","不即治,毒人腹,烦闷恶寒,即杀人"。

"光绪二十年,（金门）后浦头、后水头、沙尾等乡,忽发生鼠疫,传染甚速,死数百人,为金门前所未有。二十一年鼠疫传染各乡,后浦为最。"（民国《金门县志》卷 12）此后,鼠疫开始在福建境内传播。"光绪二十一年,（福建同安）大疫,鼠先死,染者或肿项,或结核,吐血,流行甚盛。"（民国《同安县志》）鼠疫不仅传入福建同安,也传到了莆田。"光绪二十一年,鼠疫起。初由梨园子弟在枫亭传染,载归已死,船泊河滨,数日之内,河滨人染疫者十余人,蔓延全城,死百余人,以次传染乡村。"（民国《莆田县志》卷 3）光绪二十三至二十六年（1897—1900 年）,鼠疫传播至厦门、德化。光绪二十九年（1903 年）传至长泰,光绪三十年（1904 年）传至龙岩。

3. 天花

天花古称虏疮、痘疮、痘疫、痘疹,简称痘。

明清时期至少在 22 个县流行过天花,主要流行在浙江、江西、福建等地区。"乾隆五十年,（浙江象山）痘疫,稚幼十伤其七。"（民国《象山县志》卷 29）"乾隆二十九年,（江西丰城）十月痘疫,小儿伤者无算。"（同治《丰城县志》卷 28）"嘉靖元年,（福宁）痘疹大作,殇者千人。二年亦然。万历二十八年,秋冬,痘疹灾。乾隆二十二年,霞浦、福安、宁德痘疹大作。"（民国《福建台湾/福宁府志》卷 43）

清兵入主中原后,立即面对天花的威胁。据《清史稿·锡良传》记载:"满洲兵初入关,畏痘,有染辄死。"为此,清廷制定并实施了避痘制度,设置了用于隔离的"避痘所",还实行了严格的查痘制度,以防止有痘不报。此外,出于防痘的需要,清廷规定有痘的外藩不必来京觐见。例如,顺治在位时,为避免传染,连续多年不接见来朝的蒙古王公。

宋代已发明了种痘法来预防天花。据《医宗金鉴》记载:"尝考种痘之法,有谓取痘粒之浆而种之者,有谓穿痘儿之衣而种之者,有谓以痘痂屑吸入鼻孔中而种之者,谓之旱苗,有谓以痘痂湿屑吸入鼻孔而种之者,谓之水苗。以上四者相较,水苗为上,旱苗次之,痘衣不验,痘浆太残忍。故古法独用水苗,盖取其和平稳当也。"人痘接种术的发明,是中国古人对防治天花的重要贡献。最早的种痘记载见于明万历年间,盛行于清代中期,并传播到其他国家。

英国人爱德华·詹纳(Edward Jenner,琴纳)于1796年发明了牛痘接种术,并很快传入中国。1805年,英国东印度公司外科医生皮尔逊(Alexander Pearson)首次在澳门、广州接种牛痘。邱熺所著《引痘略》,对牛痘接种术在中国的推广起到了很大的作用,至此,原有的人痘接种渐渐式微。

邱熺

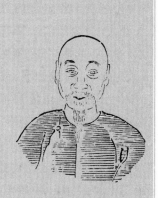

邱熺(1773—1851),字浩川,广东南海人。早年,邱熺在澳门一洋行谋生。当1805年牛痘接种法传到澳门时,邱熺正好未出天花,遂让皮尔逊为其种牛痘,经过亲身验证成功之后,邱熺才肯定了牛痘接种术"其事不劳,而效甚大也",于是便跟随皮尔逊(Alexander Pearson)医生学习牛痘接种术。1805—1810年,邱熺开馆专业种痘,开始了专门种痘的生涯。

嘉庆二十二年(1817年),"素不知医"的邱熺撰写了《引痘略》,以《医宗金鉴》为蓝本,从中国传统医学的角度对牛痘接种术进行了解释,是最早介绍牛痘接种法的一部著作。邱熺通过本人的大量实践,对于种痘的部位、要求、调摄及治疗方药等都作了简要叙述,并附插图。邱熺从中医的"引毒原理"出发,证明牛痘接种法优于人痘接种术。加上当时种痘的实际效果,牛痘接种法很快就被国人所接受。

4. 疟疾

疟疾之名始见于先秦典籍《礼记·月令》,其记载:"寒热不节,民多疟疾。"明清时期,江南称疟疾为"疟",江西称为"瘴"。

明嘉靖四十年(1561年)初次记载了疟疾,"嘉靖四十年秋,永宁瘴作,疫死千人"(光绪《吉安府志》卷53)。万历年间,疟疾在东南地区有过大范围的流行。万历五年(1577年),江西永新、永宁、福安等地出现大范围的疟疾流行,造成永宁、福宁"死者无算",永新"死者不可胜计"(光绪《吉安府志》卷53、同治《福安县志》卷1、同治《永新县志》卷26)。万历三十年(1602年),疟疾在浙江嘉兴地区流行,"疟疾盛行,腹肿则死"(光绪《嘉兴府志》卷35)。

金鸡纳霜(奎宁)是茜草科植物金鸡纳树及其同属植物树皮中的主要生物碱。1655年,欧洲人首次采用金鸡纳霜治疗疟疾,效果显著,遂逐渐推广。清康熙年间,由西方传教士带入中国。据传,1693年,医学传教士曾用金鸡纳霜治好了康熙的疟疾。金鸡纳霜治疗疟疾的疗效得到承认后,康熙还将它赐予亲信的大臣。随着中外往来逐渐增多,金鸡纳霜也开始出现在民间。但是,由于此药只能从国外进口,实际用于治疗疟疾者极少。

(三)导致明至清中期疫病暴发的因素

1. 导致疫病暴发流行的自然因素

(1)水灾

大水成灾不仅造成民众的生命、财产损失,而且是导致疫病暴发流行的重要原因之一。例如,永乐十四年(1416年),"五月,金华大水,湮屋,疫疠大作"(光绪《兰溪县志》卷8)。正德五年(1510年),江苏震泽"春雨连注,至夏四月湖水横涨,官塘市路弥漫,浮尸蔽川,凡船户悉流淮扬通泰间,是岁复大疫,死者居半"(乾隆《震泽县志》卷27)。嘉靖十八年(1539年),浙江兰溪县水灾,"五六月,人雨浃旬,城中水涨丈余,居民皆乘屋泛舟,湮溺者甚众,寻大疫,多死"(光绪《兰溪县志》卷8)。

(2)旱灾

旱灾在明清时期频繁,也是造成疫病暴发流行的一个重要原因之一。例如,嘉靖二十四年(1545年),江苏震泽"秋亢旱,高原苗槁,斗米千钱,大疫,饿殍载道"(乾隆《震泽县志》卷27)。万历十七年(1589年),"南昌府属自春三月不雨,至秋七月疫。进贤不雨,至秋大疫"(同治《南昌府志》卷65)。崇祯十三年至十四年(1640—1641年),江苏盐城"大旱,蝗蔽天,疫疠大行,石麦二两,民饥死无算"(光绪《盐城县志》卷17)。

2. 导致疫病暴发流行的社会因素

(1)饥荒

明清时期的疫病暴发流行,与饥荒有着密切的关系。饥荒不仅使民众因缺少食物饥饿致死,而且也因抵抗力减弱得疫病而死。例如,万历十六年(1588年),浙江宁波"五县大饥,瘟疫继之"(雍正《宁波府志》卷36)。万历二十一年(1593年),江苏徐州、萧县发生饥荒,"徐、萧大饥,人相食,疫盛行,死者载道"(同治《徐州府志》卷5上)。

再如,明清时期安徽怀远县的几次疫病暴发流行都与饥荒有关。据嘉庆《怀远县志》卷9记载:"万历三十二年,岁饥且疫,死者甚众。崇祯十三、十四年,大荒大疫,人相食。康熙四十九年,春荒疫作,人死无数。乾隆二十一年,春荒大疫,人乏食,斗米八百,夏大热,民病不能收麦,斗麦钱五十。五十一年春荒,人乏食,大疫更甚。"

(2)战争

战争不仅造成人员伤亡、生活失常,而且也是诱发疫病暴发流行的一个主要因素。例如,同治元年(1862年),浙江临安"夏秋疫,时大兵之后,继以大疫,死亡枕藉,邑民几无孑遗"(民国《杭州府志》卷84,引《临安县志》)同治二年(1863年),七月,江西饶州(今鄱阳县)"被寇灾,各村大疫"(同治《饶州府志》卷31)。同治三年(1864年),七月,江西崇仁"发逆退后,瘟疫盛行,比户无间,其病吐泻交作,十死七八"(同治《崇仁县志》卷10)。同治四年(1865年),福建上杭"四乡自乱后,继以大疫,稻熟无人收获"(民国《上杭县志》卷1)。

第二节 古代中国的医事制度与卫生防疫

一、夏商周春秋战国时期的医事制度

早在西周时期,朝廷就设置了专门管理清洁卫生的官员,负责宫廷内外的除草、除虫、清洁水源等工作。

在长期的实践中,古人逐渐认识到自然环境的变化对人类健康的影响,以及饮食起居的失节都会引起疾病,于是人们开始探索能够克服和纠正的方法。周代已有医政的设置和医疗的分科。

据《周礼·天官冢宰》记载:"医师掌医之政令,聚毒药以共医事。凡邦之有疾病者、疮疡者造焉,则使医分而治之。岁终则稽其医事,以制其食,十全为上,十失一次之,十失二次之,十失三次之,十失四为下。"医师是众医之长,隶天官冢宰,掌管医政和医疗,又设府、史、徒辅佐其工作。

宫廷医生被分为"食医"、"疾医"、"疡医"和"兽医"。"食医"是专门检查宫中饮食和卫生的官吏,"疾医"相当于现在的内科医生,"疡医"相当于现在的外

科医生。职官中设有"凌人",掌管藏冰之事,负责掌握凿冰、藏冰、用冰制度;职官中设立的"宫人",负责宫廷中污水排放的管理;职官中设立的"内饔",职责之一是"辨腥臊膻香之不可食者",行使食品卫生检查监督的职责。

《周礼·地官司徒》载明,"司救"的职责之一是"凡岁时有天患民病,则以节巡国中及郊野,而以王命施惠",即当发生天灾疫病时,"司救"进行巡诊、施药救助,这被视为是中国古代巡诊制度的滥觞。

《周礼·秋官司寇》记载的庶氏、翦氏、赤犮氏、蝈氏、壶涿氏、蜡氏、野庐氏等职官,执掌各类除害灭虫工作。

二、秦汉三国时期的医事制度与防疫举措

(一)秦代的医官制度

秦代的医学水平在诸侯之中最为先进,当时最著名的医生(如医和、医缓和医㬎)都是秦国人。秦代逐步形成了较为系统、完整的医事制度,并对后世产生了深远影响。

秦国有掌管医药的医官,设有太医令。《史记·扁鹊仓公列传》有云:"秦太医令李醯自知技不如扁鹊,使人刺杀之。"这是"太医令"一职最早的文献记载,太医令也成为秦代以后历代王朝负责医政事务的最高长官之衔名。据唐代杜佑《通典·职官七》记载:"秦有太医令丞,亦主医药,属少府。"太医令不但负责王室成员的疾病诊治,而且掌管地方郡县的医疗事宜,下设六尚、侍医以及地方医官。

在秦代,还设有"疠迁所",是对麻风病患者进行强制收容甚至处死的场所。当时官府已经认识到麻风病的传染性极强,不但要处死麻风病病人,还要采取水溺或活埋的方式对待麻风病病人,以防疫病传播,史称秦律严酷。

(二)汉代的医官制度

汉代的医官制度较秦代更趋完善。《汉书·百官公卿表第七》载:"奉常,奉官,掌宗庙礼仪,有丞。景帝中六年更名太常。属官有太乐、太祝、太宰、太史、太卜、太医六令丞……"在掌管医药的医官中,职位最高者仍然是太医令丞,隶属于太常系统。太医中又分为两个职责:典领方药和本草待诏。其中,典领方药侧重于方剂的研制,以供宫廷方药之需;本草待诏则主要为皇室采集各种药材。汉代的侍医(相当于后世的侍御医)主要为皇室和诸侯们诊治疾病;女侍医、女医、乳医则为皇后、公主等诊治妇产科疾病。汉代的医官受政府的差遣,也参与民间疫病的救治。

《汉书·平帝纪》载:"元始二年……郡国大旱蝗。……诏民疾疫者,舍空邸第,为置医药。"这一记载表明,汉代已经出现了专门收容患疫病平民的机构,为疫病的隔离治疗提供了条件。

(三)秦汉时期的防疫举措

1. 皇帝下"罪己诏"自省修政

从殷商时期开始,人们就将灾祸、瘟疫的产生归之于天命。统治者要向上天祷告以求禳解,皇帝必须将瘟疫视为上天对其执政不满的惩戒,并采取相应的举措,皇帝最常采用的做法就是下"罪己诏"(帝王引咎自责的诏书)。例如,由于灾疫,汉文帝于后元元年(公元前163年)下"罪己诏",反省了政事中的多个方面,自问是不是因为这些政事处置不当才招致神灵的降罪;由于灾祸频发,汉成帝于鸿嘉二年(公元前19年)下"罪己诏",反省自己是不是为政无方才致灾祸横生,为此决定招选贤能,以匡扶政事。

2. 遣医送药救济

对于遭受灾疫的百姓,汉代官府会给予一定的医药和财务方面的救济,不少官员也会主动参与救济。救济措施主要包括设立收容病坊、发放救济款、安置贫民、改善生活条件等。当军队中出现疫病时,将领也会积极采取必要的措施。

《汉书·平帝纪》记载了汉元始二年(2年)对一次灾疫的救济:"民疾疫者,舍空邸第,为置医药。赐死者一家六尸以上葬钱五千,四尸以上三千,二尸以上二千。罢安定呼、池苑,以为安民县,起官寺市里,募徙贫民,县次给食。至徙所,赐田宅什器,假与犁、牛、种、食。又起五里于长安城中,宅二百区,以居贫民。"

战争之后,由于人员的大量流动,常常会出现疫病的流行。例如《后汉书·徐登传》载:"时遭兵乱,疫疠大起。"朝廷派官员巡察疫情,及时遣医送药,控制疫病的蔓延,《后汉书卷八·孝灵帝纪第八》载:"二年春正月,大疫,使使者巡行,致医药。"《后汉书·曹褒传》亦载:"时有疾疫,褒巡行病徒,为致医药,经理馈粥,多蒙济活。"

3. 大傩驱疫

早在战国前,民间就有驱疫的风俗,只是形式不一。秦汉时期,于腊日前一日,民间击鼓驱除疫鬼,称为"逐除"。宫禁之中,则集童子百余人为"侲子"(在迷信传说中,被老虎咬死的人变成的鬼,这种鬼引导老虎咬别的人),以中黄门装扮"方相"(驱疫辟邪之神)及十二兽,张大声势以驱除之,称为"大傩",又称"逐疫"。"大傩"通常是皇帝亲临主持的一项宫廷祭礼,以"恶鬼"为疫灾的元凶,通过仪式将虚拟的"恶鬼"杀死丢弃,以达到驱疫的目的,并祈福民众平安幸福。

4. 佩带或焚烧香药

佩带或焚烧香药以预防传染病古已有之。先秦重要古籍《山海经》记载有熏草等 7 种药物,"佩之,可以已厉(疠)"。

秦汉时期,帝王身旁常置有香药。马王堆一号汉墓出土一批香囊、香枕,其内容多由茅香、桂皮、花椒、高良姜、杜衡、辛夷、藁本、佩兰、干姜等香药制成,含有挥发油的香药气味芳香。除佩带外,还在室内焚烧香药。

三、两晋南北朝隋唐五代时期的医事制度与防疫举措

(一)两晋南北朝隋唐五代时期的医事制度

两晋南北朝均承袭了汉魏官制,设有太医令等职,属太常系统。刘宋元嘉二十年(443 年),奏置医学教育,这是官府创办医学教育最早的史料记载。

晋代太医令铜印墨绶,统属于宗正,又有尚药监、药长寺人监。东晋时,省宗正合并于太常,原隶属于宗正的太医官属,后改隶于门下省。南朝医官,刘宋有"太医令一人,丞一人,隶侍中"(《宋书·百官志》)。齐有"太医令一人,丞一人,属起部,亦属领军"(《南齐书·百官志》),《资治通鉴》记载齐有御师。

隋唐时期,设立了为帝王服务的尚药局和食医、为太子服务的药藏局和掌医、为百官医疗的太医署及地方医疗机构。其中,太医署是国家医疗机关,兼做医学教育,是中国历史上最早的医学教育机构,也是世界文明史上最早记载的规模宏大的官办医学教育机构。隋王朝还组织海内学者广泛搜集历代民间方剂、验方单方,编撰了大型方剂学著作《四海类聚方》2600 卷。由朝廷下诏,命巢元方主持编纂了中国第一部病因证候学专著《诸病源候论》。

隋朝的太医署属太常寺统领,设有太医令、丞、主药、医师、医生、药园师、医博士、助教、按摩博士、咒禁博士等。隋炀帝时,又增设医监、医正。太医令掌诸医疗之法,丞为其助理,医师、医正等主要为人诊疗疾病。

唐朝承袭了太医署的设置,加强了医政管理和医学教育的职责。除了设有令、丞、医监、医正之外,还增设了府、史。太医署下设医、针、按摩、咒禁四科,各科均有博士、助教从事医学教育工作,而医工、医师则辅助教学。

隋唐时期,还有佛教徒举办的疠人坊,专门收容麻风病患者,唐朝的寺院还设立悲田坊以收养病人。唐代设有平民医院性质的济病坊。据《通鉴正误》载:"至德二载,两京市各置济病坊,嗣后各州普遍之,多设于庙宇。"

(二)两晋南北朝隋唐五代时期的防疫举措

1. 星占预测与皇帝"罪己诏"

通过星占预测疫病古已有之,自有星占的理论基础。据《晋书·天文志》记载:"凡五星色,皆圆,白为丧,为旱;赤中不平,为兵;青为忧,为水;黑为疾疫,为多死;黄为吉。"另据《新唐书·五行志》记载:"永淳元年冬,大疫,两京死者相枕于路。占曰:国将有恤,则邪乱之气先被于民,故疫。"

朝廷设立天文观象机构,以期体察天意。但是,对于天象所警示的灾疫,却未见朝廷采取过任何预防措施,只是在灾疫后用来解脱责任的遁词而已。皇帝为此下"罪己诏",进行道德上的自责而已。

《宋书·文帝本纪》记载了宋文帝元嘉五年(428年)以疾疫下"罪己诏":"朕恭承洪业,临飨四海,风化未弘,治道多昧,求之人事,鉴寐惟忧。加顷阴违序,旱疫成患,仰惟灾戒,责深在予。思所以侧身克念,议狱详刑,上答天谴,下恤民瘼。群后百司,其各献谠言,指陈得失,勿有所讳。"这类政治方面的检讨,显然对于疫病防治是没有什么帮助的。

2. 大傩及节日礼俗驱疫

作为岁末的一种风俗,大傩已经成为每个王朝都要常规举行的仪式。一般来说,朝廷是在季冬晦日(除夕)举行大傩,隋朝时规定在春、秋举行大傩。在唐代,不仅朝廷要举行大傩,各州县也有较大规模的傩仪式。

在民间的节日礼俗中,也有一些防疫内容。例如,农历正月初一,民间用椒柏酒和屠苏酒"驱瘟气"。南朝宗懔的《荆楚岁时记》记载:端午节,人们"采艾以为人形,悬于门户上,以禳毒气";腊日,"焚辟瘟丹,或苍术、皂角、枫、芸诸香,以辟邪祛湿,宜邪气,助阳德"。另据《酉阳杂俎》所载,皇帝颁赐臣下三样东西:岁旦酒以贺新年,辟恶散以防疾疫,却鬼丸以挡恶鬼。

3. 宗教祈禳

每当灾疫发生时,祈禳(祈祷以求福除灾)这种宗教仪式就成为皇帝关心民瘼(民众的疾苦)的一种姿态。据《南史·梁武帝本纪》记载:大通元年(527年),笃信佛教的梁武帝在"都下疫甚"之时,"于重云殿为百姓设救苦斋,以身祈(禳)"。另据《陈书·徐孝克传》记载:开皇十年(590年),"长安疾疫,隋文帝闻其名行,召令于尚书都堂讲《金刚般若经》。寻授国子博士"。

佛教除了诵经设斋之外,也有专门针对疫病的术数,如各种咒语等。佛教人士还通过各种神异方式来救疫。对于佛教的"神水""神咒"等,传统儒家是十分反感的。

道教人士也不遑多让。《历世真仙体道通鉴》记载：西晋末道士王纂，"金坛人，居马迹山，常以阴功救物。值西晋末中原乱离，饥馑疠疫交作，民多毙无救，纂悯之，遂于静室飞章告天而泣涕不已"，于是感动神人，授予《神化》《神咒》二经。王纂"按经品斋科行世，江表自是疾疠不复作矣"。

《唐鸿胪卿越国公灵虚见素真人传》记载了唐朝著名道人叶法善的奇术：叶法善"潜行阴德，济度死生。及会稽理病，屡曾起死"。高宗时应诏，多留内庭，问以道法，穷尽源奥，诛狐除祟，屡显灵异。"帝及皇后诸王公主朝士以下，亲受道法，百官子弟、京城及诸州道士，从真人受经法者，前后计数千余人。王公布施塞道盈衢，随其所得，入观宇，修饰尊像及救困穷。每日炊米十余硕，以供贫病来者，悉无选择。真人常怀直谏匡保社稷之心。高宗欲登封告成，驾幸中岳，忽疫疾流行，扈从者多病死。奉敕命令治，真人一诵咒诀，疫疠消殄，垂死者并皆得更生。"其祈晴祷雨，运雷呼风，驱龙摄魅，事迹灵显。

4. "解注"风俗

在两晋南北朝时期，民间普遍流传着"解注"的风俗。"注"是对传染病的一种称呼。所谓"解注"，就是"解除"的转语。东汉王充所著的《论衡》中就有《解除》篇："解逐之法，缘古逐疫之礼也。……岁终事毕，驱逐疫鬼，因以送陈迎新内吉也，世相仿效，故有解除。"

两晋南北朝时期的墓葬中出土的许多镇墓文就反映了"解注"的风俗。有的"解注文"就记述了死者是因注而死，更多的是禳祝死者平安离去，勿复令生人得病。对染疫病而死者，用文字解注厌镇的形式，来祈求疫病不再传染给活着的人，反映了当时人们的生死观和对疫病的认识。

5. 医药救助

随着两晋南北朝隋唐五代时期医事机构的不断完善以及医药学理论与实践的突破，朝廷利用医药学手段救助灾疫成为可能。张鹏一编撰的《晋令辑存》（三秦出版社，1989 年）记录了晋代朝廷派医生救疫的情况："疾疫者，以医驰车马救疗。"

《晋书·王彪之传》记载了晋代宫廷对疫病流行期间采取的隔离制度："永和末，多疾疫。旧制朝臣家有时疫，染有三人以上者，身虽无病，百日不得入宫；至是百官多列家疾不入。"这种隔离措施，可以把疫病控制在最小范围之内。

从南北朝开始，对疫病的医药救助得到加强。据《宋书·文帝本纪》记载：元嘉四年（427 年），建康发生疫病，宋文帝刘义隆"遣使存问，给医药，死者若无亲属,赐以棺器"。元嘉二十四年(447年),建康再次发生疫病,宋文帝"使郡县及营署部司,普加履行,给以医药"。要求从朝廷到地方各级官员都要分发医药。另据《宋书·孝武帝纪》记载:宋孝武帝大明元年(457年)四月,建康发生疫病,"遣使按行,赐给医药。死而无收殓者,官为殡理";大明四年(460年)四月,"疫疠犹众",孝武帝"遣使存问,并给医药。其死亡者,随宜恤瞻"。

唐代开始注重医药知识的普及,加强医学教育。唐玄宗在开元十一年(723年)颁布《诸州置医学博士敕》,要求各地设医学博士,贮备医书,以备有疫病时可以提供医药救助。

天宝五年(746年)八月,唐玄宗又颁敕,称《广济方》"救人疾患,颁行已久,计传习亦多",但仍不够普及,因此下令各郡县长官,"就《广济方》中逐要者,于大板上件录,当村坊要路榜示。仍委采访使勾当,无令脱错"。就是说,为了使医方广为人知,唐玄宗不仅令各地张榜,供人抄录,还派专人校对,以免出错。

《旧五代史·太祖纪》载明:五代时,后梁朱温乾化二年(912年)五月下诏,"凡有疫之处,委长吏检寻医方,于要路晓示。如有家无骨肉兼困穷不济者,即仰长吏差医给药救疗之"。

(三)唐代的治疫机制

1. "三教融合"的治疫理念

"三教"是指儒教、道教、佛教。唐代社会发展具有很大的包容性与多元性,其治疫活动在很大程度上依托唐代儒、道、佛三教的相互融合来展开。"三教融合"形成了强有力的医学救助力量,为控制疫情提供了多元有效的医疗救助资源。

在唐代,以政府为权威的儒家思想作为已经"三教融合"的"教主",在道教、佛教的刺激下,摆脱了魏晋以来的虚空玄学之风,强调"人以君为天,君以人为本;人安则政理,本固则邦宁"的济世需要,使唐代儒学积极参与民间生活,为治疫提供了参与的条件。佛教积极吸纳儒教、道教的思想观念,与它们共同构成了忠君孝亲、普度众生的世俗观念,为治疫也做出了突出贡献。道教则依仗"皇亲宗教"的优势,其炼丹、咒禁、斋醮等内容已被唐代医事制度、佛教仪式所借鉴,以道医、道学为代表的道教服务,也为当时的治疫活动提供了一定的保障。

2. 唐朝官府主导的治疫机制

在以个体小生产农业为基础的古代社会,民间的抗疫力量是十分有限的,只有唐朝官府才能够集中有限的人力与物力应对疫病危机。

当疫情暴发时，为了防止社会秩序混乱、政局动荡，唐朝历代统治者曾多次颁布治疫安抚诏书，以求平息事态。例如代宗年间，颁布《恤民敕》，提出救灾举措；文宗时期，颁布《赈恤诸道百姓德音》；宣宗年间，颁布《禁岭南货卖男女敕》，禁止人口买卖。

为有效控制疫病流行，唐朝主导开展医药诊疗，积极处置疫疾病患。唐朝官府曾屡次命令地方各州誊抄药方、方剂，控制疫病传播，抵制巫医误诊。例如玄宗时，下令抄写陶弘景的《神农百草经》，不久又颁布《广济方》，以示推广，后世皇帝大多效仿。

此外，唐代医学很好地继承了汉魏晋南北朝以来的医学遗产，整体医事水平得到了大幅提升，为唐代主流治疫工作的开展创造了前所未有的基础与条件。

四、宋金元时期的医事制度与防疫举措

(一)两宋时期的医政系统与医学普及

两宋时期，历朝皇帝都视医学为仁政之一。宋徽宗曾亲自撰写医著《圣济经》，它是一部亦道亦医、以阴阳五行之理论论述生命过程的专著。朝臣也以懂医学为时尚，名臣中不乏精通医学或养生学之人，如苏颂、林亿、文彦博、范仲淹、苏轼、沈括等。由于朝廷重医、明医，医学界名医辈出，还出现了"儒医"的称谓。

官府设置了各种不同职能的医政机构，大力兴办医学教育，创办官营药局，设立校正书局等，建立起了一个从朝廷到地方的全国性医疗卫生系统。

1. 设立翰林医官院（局）

朝廷设置了主管医官行政的翰林医官院，掌"供奉医药及承诏视疗众疾之事"。1078年之后，改称翰林医官局，负责考选和管理医官。

宋徽宗政和四年(1114年)，针对当时翰林医官局医官近1000人，远远超过300人的编制数，遂决定把700多名医官分派到各地，充实地方医学力量。这些由朝廷排除的翰林医官，多数是经过太医局培训考试合格的医学人才，对提高地方医疗水平具有非常重要的作用。

2. 医博士带徒式教育

北宋太宗淳化三年(992年)，诏令各地州府设立医博士，开展带徒式的医学教育，并颁布御纂《太平圣惠方》："应诸道州府各赐二本，仍本州选医术优长

治疾有效者一人,给牒补充医博士,令专掌之,吏民愿传写者并听,先已有医博士即掌之,勿更收补。"(《宋大诏令集》卷 219,中华书局,1962 年)

3. 设立太医局

庆历四年(1044 年),范仲淹奏请设立太医局,专掌医学教育。招收京师子弟入学学习医学,毕业经考核合格者,补选为翰林医官。嘉祐六年(1061年),宋仁宗下诏,令各地比照太医局例,开展医学教育培训。诏令曰:"召习医生徒,以本州军投纳家状,召命官或医学博士助教一员保明,亦三人已上结为保,逐处选官管勾,令医学博士教习医书,后及一年,委官比试经义,及五道者,本州给贴,补充学生,与充州县医。"(《宋会要辑稿》职官二二之三六,中华书局,1957 年)

4. 设立官办成药局

熙宁九年(1076 年),宋神宗诏令设置太医局熟药所,又称修合卖药所、通常药局。宋徽宗崇宁二年(1103 年),京城的熟药所增加至五所。政和四年(1114 年),熟药所改称"医药惠民局"。官办的成药局主管药材经营,在医药救济中负责提供药物。

太医署等医疗机构从隋唐时期主要为皇室和政府服务,到了宋代时期政府的医疗人员已经深入寻常人家,开始为普通百姓治病。

5. 设立医药救济专门机构

(1)居养院

居养院是宋徽宗时期设立的综合性的慈善机构,医疗救助仅仅是其职责之一。据《宋会要辑稿》记载:"居养院始于唐之悲田、福田院。元符元年诏:鳏寡孤独贫乏不能自存者,以官屋居之,月给米豆。疾病者仍给医药。"宋徽宗崇宁五年(1106 年),宋徽宗赐名"居养院"。"十月九日,淮东提举司言,安济坊、漏泽园并已蒙朝廷赐名,其居养鳏寡孤独等亦乞特赐名称,以昭惠泽。户部契勘已降都省批状,京西北路提举司申请以居养院称呼。诏依所申,以居养院为名,诸路准此。"

(2)安济坊

安济坊是宋徽宗崇宁元年(1102 年)设立的专门的慈善医疗机构。《宋会要辑稿补编》记载:宋徽宗崇宁二年(1103 年),"诏自京师至外路皆行居养法及置安济坊"。安济坊主要收容那些孤独无依者、旅途无靠者。为防止疫病传染,安济坊内分室居住。

官府规定了安济坊的经费来源问题。据《宋会要辑稿》记载,(崇宁)二年

(1103年)四月六日,户部言:"怀州申:'诸路安济坊应于所须,并依鳏寡乞丐条例,一切支用常平钱斛看详。'欲应于安济坊所费钱物,依元符令,并以户绝财产给其费。若不足,即以常平息钱充,仍隶提举司管勾。从之。"文中的"户绝财产",是指疫灾中,有的家庭死至绝户,其财产由官府充公,用于安济坊等慈善机构。如有不足,则由官府的"常平息钱"支付。

（3）漏泽园

漏泽园是宋神宗元丰二年(1079年)设立的专门掩埋无人殓葬的尸骸的机构。漏泽园制度是宋徽宗崇宁三年(1104年)正式确定的,其管理制度包括登记人数、埋葬后子侄认领办法等,并对葬穴面积、深度规定了具体的标准。漏泽园的建立,改善了环境卫生状况,对防止疫病流行具有积极意义。

此外,宋代设立的慈善机构还有福田院、慈幼局、保寿粹和馆、病囚院等。

6. 设立太医学

崇宁三年(1104年),朝廷宣布以学校教育取代科举考试,设立太医学(隶属于国子监)作为中央医学教育机构。参照王安石"三舍法"学校教育模式,在崇宁三年至宣和二年(1104—1120年)建立了"太医学三舍法"教育制度,克服了科举制度"一考定终身"的弊端。

在教学制度上,采取分级、分科、分斋模式。所谓分级模式,就是将医学生分为"外舍、内舍、上舍"三级。在符合一定条件下,外舍生可升入内舍,内舍生可升入上舍,上舍生考试成绩优异者,可直接授予官职。所谓分科模式,是将医学教学内容进行专业化分类。据《宋会要辑稿·崇儒三》记载:"仿三学之制,欲置博士四员。分科教导,纠行规矩。今参酌修定,设三科,通十三事,教诸生一十人。风科,通习大小方、脉;针科,通习大针灸、口齿、咽喉、眼耳;疡科,通习疮肿、伤折、金疮书禁。"据此可知,"太医学"将医学分为十三科,分科教导。这种细化分科使得医学分工越来越精细,并趋向于专业化,客观上促进了医学的发展。所谓分斋模式,就是指分班学习。在太医学内,设置有若干不同的校舍,分别构成独立的学习和管理单位。《宋史》记载:"太学凡八十斋,置斋长、谕各一人,掌表率斋生,凡戾规矩者,纠以斋规五等之罚,仍月考斋生行艺,著于籍。"据此可知,太学分为八十斋,每斋的斋长、助教负责监督,对违反斋规者予以处罚。

"太医学三舍法"比较注重考察医学生的基础知识和诊疗水平,通过考试检验医学生的学习效果,并作为入学、升降、授官的依据。在考试制度上,采取补试、私试、公试等多层级的考试来检验学生学习成绩,并把学生日常纪律和品德列入考察范围,将学生分为上、中、下三个等级,规定了外舍升内舍、内舍升上舍的条件,对不合格的学生予以降舍。说明"太医学三舍法"教育注重理论与实践的结合,能够从两方面完善医学生的知识结构。

宋徽宗的崇宁改革为时不长,不久太医学被废止,又改回由太医局负责医学教育。

(二)两宋时期的防疫举措

在北宋初期,朝廷就把疫病流行引起的灾害与仁政统治联系在一起。宋真宗时期,朝廷将"疫灾"、"畜灾"、"旱灾"和"水灾"一起列为宋代四大自然灾害,并采取优先防治的策略。宋代建立起了以各级官府为主导、社会民众力量为辅助的疫病防治体系,将朝廷与地方官吏、医学家和社会民众等紧密地联系在一起,采取了医学措施、经济措施和政治措施等加以应对,并加强对社会民众救助行为的管控、规范和指导。疫病的救治与否,俨然成为维护宋朝政权稳定的重要标志。

1. 朝廷和地方官府的防疫措施

宋代官府非常重视疫情信息的上报与处理,并逐步建立完善了国家赈济措施。此外,官府也重视医学知识在瘟疫防治中的应用,重视防疫方法的创新与应用,并采取了加强社会管控等措施。

宋代各级官府是防治瘟疫的核心力量。朝廷所采取的措施主要以翰林医官院(局)或太医局"派医诊治,施散药物"为主。

在疫情高发季节,官府进行预防性散药,称为"散夏药",既赐给朝廷臣僚,也惠及军队和民间。对于民间百姓,虽然不能每户散药,但有夏季定时义诊施医的制度。

当有疫病疫情发生时,临时派医施药救济是官府的基本防疫措施。疫时救济,多由医官奉命执行。选派有水平的医生赴疫病发生地开展临床诊治,并且对医生的救治经过进行登记("上历"),以备考核之用。宋哲宗元祐八年(1093年)五月,京城疫疾,朝廷派出太医局的学生(有一定基础,经正式考试录入太医局的人)帮助散药救治。

在疫病防治过程中,宋代官府不仅简化了医学方书《太平圣惠方》《外台秘要方》等,还组织编撰了大量的新方书,如《简要济众方》《治岚瘴方》《太平惠民和剂局方》等。在宋代医家撰写的方书中,还收载了大量防治瘟疫的验方、效方和医案病案,极大地促进了温病学、医药学、方剂学等知识的积累与发展。官修医学方书成为宋代官府、医家和民间防治疫病的重要工作,由此出现了许多著名的防疫方剂,如圣散子、小柴胡汤、人参败毒散、麻黄解肌汤、柴胡石膏散、黑豆汤等方剂,取得了较好的防治效果。例如,圣散子方原为眉州眉山医学家巢谷所有,后经苏轼多次乞求,巢谷传于苏轼。苏轼又将其传于医家庞安时,遂大行于天下。该方原收入《苏沈良方》,后被收入官修医学方书《太平惠民和剂局方》。在苏轼任职黄州、杭州期间,曾用此方防治疫病,效果甚为显著。苏轼又将其推介给其弟苏辙,治愈南京(治今河南商丘)、筠州(治今江西高安)一代流行的疫病。

官修医学方书的编纂、官府药局药品的生产、新药研制和免费赐药制度的实施,以及赈济钱粮、发放度牒、掩埋尸体、奖惩官吏等措施的实行,在一定范围内对控制瘟疫传播起到了积极作用。此外,地方官吏还采取了赈济灾民、医疗救治和加强社会管控等措施。

2. 民众与社会各阶层的防疫措施

宋代社会对疫病流行的态度发生了显著的变化,认识到医药知识是防治疫病的根本和关键,"按方剂以救民疾"和"依方用药"成为宋代社会防治疫病的主要方向。

宋代民间医家、僧人、道士、地方乡绅和普通民众等,是防治瘟疫的地方力量和辅助力量,弥补了朝廷官府疫病救治的薄弱环节。作为防治疫病的中坚力量,民间医家一方面赴疫病流行地区诊治病人、发放药物、公布医方、传播医学知识;另一方面又积累经验,亲撰医书,精选各家名方,简化官府医方,将医药知识应用于疫病的临床诊治。地方乡绅、僧人、道士等还采取了发放药物、施舍粥食、捐献家资、掩埋尸体等措施。普通民众对疫病的认识和态度则极为复杂,采取的防疫措施也是多种多样的。

3. 对疫病患者采取隔离治疗

为了积极有效地防治疫病,宋代注重采取隔离措施并建立隔离医院救治疫病患者。崇宁元年(1102年)八月,宋徽宗下诏在诸路建立"安济坊",规定"以病人轻重而异室处之,以防渐染",又建立独立的厨舍,"以为汤药饮食人宿舍,及病人分轻重异室",并要求居室、厨舍、汤药、饮食等分别置办,安济坊实际上成为官府隔离病人的医院。

宋代地方官吏认识到传统聚居于一处的救疫灾方法有一定的弊病,为了防止疫病传播,主张建立相应的医疗机构分散治疗患者。咸平四年(1001年),黄州知州王禹偁建立"病囚院";庆历八年(1048年),判大名府兼河北安抚使贾昌朝建立"病坊";元祐四年(1089年),杭州知州苏轼建立"病坊";宋宁宗庆元年间(1195—1200年),新淦县知县何洪建立"养济院";绍定四年(1231年),平江府知府吴渊建立"济民局"等。这些医疗机构在治疗患者和控制疫病流行方面发挥了一定的积极作用。

4. 注重环境卫生条件的改善

在宋代,官府和民众都比较重视对自然环境的治理和保护。宋代保护林木的最高机构是虞部,"掌山泽、苑囿、场冶之事"(《中华归主》),职能类似于现在的自然资源部。宋代官府比较重视保护林木,官府对于防止山林火灾有明确的规定,焚烧山中野草要在十月份之后二月份之前,因为"火田之禁,著在礼经,山林之间,合顺时令。其或昆虫未蛰、草木犹蕃,辄纵燎原,则伤生类"(《中华归主》)。

为了预防疫病的滋生和蔓延,宋代官府十分重视人员聚居地方的环境卫生状况,北宋京城开封的城市绿化首屈一指,当时城内街道旁边到处都种植有各色树木,城内的各种苑囿(如玉津园、寿山艮岳等)也星罗棋布。

掩埋无主尸体,断绝尸体传染病菌的可能,也是加强环境卫生、预防疫病的重要措施。当时,掩埋尸体不仅是疫病暴发时的权宜之计,而且也是地方官吏的一项日常工作,并在各地开设了专门收埋无主尸体的公共坟场"漏泽园"。

5. 赈灾防疫

疫病经常与水灾、旱灾、饥荒等自然灾害相伴,赈灾防疫成为宋代官府预防疫病的重要措施。例如,在饥荒时,官府施粥以救济灾民,由于会吸引大批饥民聚集,反而容易导致疫病的流行。

南宋乾道二年(1166年)二月,临安赈济饥民,监察御史程叔达上奏朝廷时指出:大灾之后必有大疫,施粥必定导致饥民聚集,历史上曾经发生过疫疠死亡50万人的惨痛教训。程叔达提出,为防止饥民聚集传播疫病,应该由赈灾机构发出证明,让有亲友投靠的饥民分散,凭证在所投靠之处领取赈济,实在无亲可投的饥民,则由病坊安置。

6. 监狱防疫

监狱是人群聚集且环境恶劣的地方,极易发生疫病流行,宋代对此制定了一系列预防救助措施。例如,为减少监狱关押的人数,官府规定,在夏天酷热来临之前要尽快结案;如果有犯人患病,要派医生诊视,并要求医生认真对待。再如,南宋还规定了病囚的"合药"(指调配药物)钱,可从缴获的赃款或罚款中支出。据《宋会要辑稿》记载,嘉泰三年(1203年)诏曰:"医人无钱合药,病囚无药可服,多致死亡,诚可怜悯。可自今赦到日……病囚药物并于赃罚钱内支破修合。"

7. 防疫方药

宋代医家认为"香能散疫气",因此在这一时期香药被广泛应用。由北宋太医局熟药所编制的《太平惠民和剂局方》是我国第一部成药典,颁行于南宋高宗绍兴二十一年(1151年)。书中记载了多种对疫病具有防治作用的成药,很多是由芳香药物组成的。例如,正气散(即藿香正气散),"常服顺气宽中,辟除瘟疫";香苏三可以"治四时瘟疫、伤寒"。此外,书中的名方如紫雪、至宝丹,均有治瘟疫毒疠的作用,也是后人治疗瘟疫危重症的主要药物。

北宋政和年间(1111—1117年),宋徽宗赵佶诏集海内名医编撰《圣济总录》(又名《政和圣剂总录》),内容系采辑历代医籍并征集民间验方和医家献方整理汇编而成。书中载有10首"辟瘟疫令不相传染"的方剂,基本上也都是芳香类药物。

民间医著中也有一些防疫方药。例如宋代医家王璆原所著《是斋百一选方》,就有百解散、圣僧散、保真汤、神术散、神授太乙散、救疫神方等,均有防治疫病的疗效,用药也多为苍术、白芷、川芎、紫苏、陈皮等香散之药。

(三)元代的医政系统及防疫举措

与北宋、南宋处于同一历史时期的辽国、大理、西夏以及金政权,对医政系统的重视程度远不如两宋朝廷。虽然也有相应的医政和医学教育机构,但其作用和影响不大。

1. 设立太医院等医事机构

元代朝廷设立太医院,是中央医政管理机构,既向皇帝负责,又领导所有医官。设有管理皇帝珍贵药品、修造汤煎的御药院,管理皇帝香料的御香局,掌管全国除首都外各地药材的行御药局。

受太医院节制的地方医事机构有管理两都医药市场和救济贫民的上都、大都惠民局,掌管上都药物的御药局,以及管理各地医药市场的地方惠民局。对于医疗人才的管理,医学提举司是管理全国医校和为国家选拔医生的;官医提举司"掌医户差役,司讼"。此外,还有专门为皇太子服务的医疗机构。

由于元朝各行省只是中书省的分出机构,所以医疗系统相对于行省是独立的。另外,元朝还特设了两个医院,主要为皇族和西征的将士服务。

在元代,医官的官位非常高。太医院主官位列二品,是历代王朝从来没有过的。中统元年(1260年)之后,主持太医院的许国祯官居荣禄大夫,为一品大员。元代太医院级别之高,是空前绝后的。元朝将医生纳入官僚体系的做法,虽然提高了医生的地位,使更多的社会智力投资于医术,但有国家保障的俸禄也吸引了很多无能之辈进入医疗系统。《通制条格》有关于治理假医生的条例,可见当时假医生不少。官府是依品级给医生医官发俸禄,医生看中品级而不看重技术,也不利于医术发展和推广。

2. 元代的医户制

分行业编籍,是元代人口管理的主要特点。例如医者编为医户,乐工编为乐户等,且实行世袭制。由于元代施行的医户制,就能够在人口统计中反映出医生的数目。大致上,医户数约占总人口数的2%~3%。

《通制条格》是元代朝廷颁行的法令文书汇编《大元通制》中的条格部分,是典制文献,有关于"医户析居"的记载:"至元八年十月初十日,太医院奏:本管的医人内,除户头作医户当差外,其余弟兄孩儿每省会医人的、不会医人的析居,收作协济民户。若这般,已后习学医人的都少了也。合无将本院但有析居户,令本院管领,据合着差拨,依民户例输纳,不致阙少,俺管呵。怎生?奉圣旨:这的是有体例,说的是也。与西相根底商量者,钦此。尚书户部呈准都省札付钦依施行。"太医院认为,如果医生的子弟纷纷转成普通民户,岂不是减少了学医的人数吗?因此,要求从医户中分家出去的,仍要纳入太医院管理,其子弟仍入医学校学习。

元朝统治者重视医术,每征战到一处,即使屠城,而医生和其他技术人员都被留下,被编为医户。

3. 元代的医学校

元朝不设立中央医学校,而是要求各地成立医学校,目标是培养当地的医户子弟。地方设立的医学校的学生,主要来源于医户子弟和自愿学医者。据《大元圣政国朝典四章》卷32《礼部五·讲究医学》记载:"附籍医户并应有开张药铺、行医货药之家子孙弟侄,选拣堪(其)中一名赴学;若有良家子弟,才性可以教诲,愿就学者听处医学生员。"

根据元代的医学教育制度,医学校是与当地三皇庙合一的。"三皇",是指伏羲、神农、皇帝,据传均为医学的始祖。三皇庙,每年春秋两季举行大祭,而平时作为医学教学的机构。这样,既有效地利用了庙宇作为医学教学场地,又增强了医学校的庄严感和使命感。此外,太医院还规定,各地所有医生应定期到医学校参加业务交流活动,使医学校成为医生进行学术交流并接受考察的场所。医学校兼具继续教育的功能,这是提高民间医疗水平和防疫治疫能力的根本措施。

元朝官员还想方设法使百姓信医,破除迷信。例如,江西湖广一带人历来信巫不信医,很多官员到任后,在辖地建立三皇庙,使人祭祀,借以宣传医学,教诲民众相信医学。

4.元代的防疫举措

(1)施医散药

在疫病流行期间,朝廷除了一般的救助灾害的措施外,还派遣医生积极治疗病患,即使回朝的大将染有瘴疠,皇帝也派人去治疗。

地方官也参与救治,在各地的惠民局也设有良医救治贫民,国家出资让这些地方医院正常运转。灾情严重时,官府则组织撤离疫区,或者建房隔离,深埋疫尸,以防疫病扩散传播。

(2)赈灾救助

当疫后出现饥荒时,官府赈济粮食,免除赋税,给粮种恢复生产。病死者,官府组织掩埋尸体,且有律法规定这是官员的职责所在;流溢四方的,官府组织给其路费送其回乡。官府修建三皇庙,让人祭祀,既有心理安慰的作用,也可以坚强人们对医学的信任,从而乐于从医,还可以鼓励医生在疫灾来时舍身救人。

(3)防疫方药

元代医学家危亦林所撰《世医得效方》是我国古代著名的中医方书。书中所载方剂,以苏合香丸和雄黄防治瘟疫,以"三豆饮"方剂预防"天行疹豆"。《世医得效方》卷11《小方科·疹疮·热证》记载:"三豆饮,治天行疹豆,活血解毒。或觉乡井有此证,预防之则不染。赤小豆、黑豆、绿豆(各一升),甘草(半两)。上药淘净,水煮熟,逐日空心任意服。已染则轻解,未染,服之七日不发。"

元世祖中统二年(1261年)夏天,中书左丞董彦明率领大军进攻济南时,因天气炎热,士兵常饮冷水,导致感染上痢疾、霍乱等疫病。随军医生配制了多种药物分发给士兵们服用,收到了明显的防治效果。这些药物包括治疗痢疾的大黄汤、芍药汤、白术黄芩汤、坚中丸、玉粉丹、桃花丸、阿胶黄连丸等,治疗霍乱的香薷散、半夏汤、桂苓甘露饮、桂苓白术散、宣明益元散等,以及治疗疟疾的草果饮子、常山饮子、温脾散、蜀漆散、牡蛎汤、柴胡桂姜汤等。

五、明至清中期的医事制度与防疫举措

(一)明代的医政与药政系统

1. 设立太医院等医事机构

明初基本上继承了元代的医政系统。明太祖时,最高的医政行政机关为"医药提举司",其医官及级别分别为提举(从五品)、同提举(从六品)、副提举(从七品)、医学教授(正九品)、学正(从九品)、官医(从九品)、提领(从九品)。

明代开国后不久,将"医药提举司"改为"太医监",其医官及级别分别为少监(正四品)、监丞(正六品)。之后,又将"太医监"改为"太医院",其医官及级别分别为院使(正三品)、同知(正四品)、院判(正五品)、典簿(正七品)。"太医院"的主要职能是供奉医药并负责宫廷医生的培训。

洪武十四年(1381年),太医院设太医令(洪武二十二年,1389年改称为院使)1人、丞(洪武二十二年,1389年改称为院判)1人、吏目1人,属官御医4人。

各府、州、县医事机构中的医官,惠民药局以及边关卫所的医官、医士、医生,均由太医院考核委派。但是,明代对医政系统的重视程度已远远不如元代,使很多地方的医学逐渐废弛,不少地方的医疗机构已名存实亡。例如,《淳安县志》记载:万历时期浙江淳安县,"今也学不存址,官不备员,即有习两家(医学与阴阳学)学者,皆无所统摄,而其藉空名以应上者,率市井庸流"。

洪武三年(1370年),明朝廷也曾仿照宋元时期的药政制度,令各地开设惠民药局,职责是贮备药材、调制成药,作为民众患病时诊病施药的机构。当遇到疫病流行时,惠民药局则免费供应某些防疫成药。但是,很多地方将医疗机构与惠民药局合并,其结果也是逐渐名存实亡了。

明代仅仅继承了元代的"医学"与"医户"的形式,却没有沿袭元代的管理制度,使得基层医生的医疗水平普遍不高,更缺乏学术交流,难以掌握新的医学知识。

2. 明代的医户制

明代继承了元代的医户管理制度。《大明会典》是明代记载明代典章制度的官修书,始纂于弘治十年(1497年),经正德时参校后刊行。嘉靖时经两次增补,万历时又加修订,撰成重修本228卷。《大明会典》规定:"(洪武二年令)凡军、民、医、匠、阴阳诸色户,许各以原报抄籍为定,不许妄行变乱。违者治罪,仍从原籍。"可见,明代的医户管理制度是非常严格的。

《大明会典》对医户、医丁的传承管理也很严格。如隆庆五年(1571年)规

定:"其实在医籍人户,各以正枝一人为户首,备查宗派立册,以后止据见在各户考实造报。"万历九年(1581年)又规定:"医丁如一户缺人,准令通晓医业嫡派子孙一人补役⋯⋯至于现在从役者,止许丁男一人习学,其余不得一概告收。"

3. 设立医学教育机构

洪武十七年(1384年),诏天下普遍设立医学教育机构。据《明太祖实录》卷162记载:"(洪武十七年六月甲申)置府州县医学、阴阳学。府置医学正科一人,阴阳正术一人,秩从九品。州置医学典科一人,阴阳典术一人。县置医学训科一人,阴阳训术一人。皆杂职。"

(二)清前中期的医政系统

清朝前中期(1616—1840年)的医政与药政系统几乎完全承袭了明代的制度。清代的最高医政管理机构也是太医院,设置有御医、吏目、医士、医员、医生等,负责供奉朝廷和各级衙门、科场等,掌管医学教育,当疫病发生时,奉旨为民众诊治疾病。

医学教育也是沿袭明代的做法,地方也设有医学教育机构。据《清史稿·职官三》记载:"医学:府正科,州典科,县训科,各一人。俱未入流。由所辖有司遴谙医理者,咨部给札。"

雍正时期,曾一度开始重视医学事务,令各省设立"医学官教习"。据《大清会典事例》卷1105所载:"行文直省巡抚,于所属医生,详加考试,果有精通《类经注释》《本草纲目》《伤寒论》三书者,题请为医学官教习,每省设立一人,准其食俸三年。"

在清前中期,没有设立惠民药局。医政管理和医学教育没有完全恢复元朝的制度,医院的建设也不健全。虽然中医学术取得了很大的进步,民间家传师授等教育形式也培养了一些医学人才,但并没有形成有效的医政管理制度。地方官府逐渐放弃了医政管理的职能。同时,医户世袭制的完全封闭性,使中医医生秘技自珍,难以学习到新的医学知识。清前中期的行医者良莠不齐的现象非常明显,也非常普遍。

(三)明至清中期的防疫举措

1. 朝廷和官府采取的防疫措施

(1)祝祷和修政

祝祷,即祝告神明以祈福消灾;修政,即修明政教,是朝廷面对各种严重灾害时必须要做的一种姿态。例如,万历十年(1582年)京师旱疫,万历皇帝率众臣祝祷,适逢降雨,即以为应验。明英宗正统九年(1444年),礼部右侍郎王英奉旨代皇帝为浙江疫灾致祭,结果有验。明崇祯十四年(1641 年),京师大疫,皇帝召道士设坛祝祷。明崇祯十六年(1643 年)大疫中,道士连续一个月在紫禁城内作法祝祷。

民间也纷纷效仿驱邪。据《列皇小识》卷 8 记载:崇祯时"令张真人建醮祈安,而终无验","民间终夜击铜铁器声,以驱疠祟,声达九重,上不能禁"。

朝廷在遇到灾疫时,会悚于天意而采取各种修政措施,如节俭用度,停止奢侈贡物,皇帝下罪己诏,大臣自劾等。虽然这类修政没有实质性的防疫作用,但在当时对民心还是有一定的抚慰作用的。

(2)医药救济

明清时期,有关疫病暴发流行时医药救济的记载较多。疫灾中的医药救济是卫生防疫工作的主要措施。在京师地区,明清两朝救疫不吝花费,且有太医院作为医疗技术支持,所以医药救济的面比较广。但是,地方官府的医药救济就很有限了,毕竟有些地方的医疗机构早已废弛。

(3)殓葬、释囚

每当疫病发生后,殓葬疫尸就成为一项非常重要的工作。例如,明成化七年(1471 年)大疫后,官府就忙于收埋尸体,以防疫病传播;明崇祯十六年(1643 年)大疫时,官府也专门安排人员收葬。

当有疫病发生或在容易发生疫病流行的季节,为防止监狱等人群密集处出现疫情,官府都会及时清理积案,以减少监狱在押人员。

需要指出的是,在明清官府防疫职能缺位的情况下,民间力量在救疫中发挥了重要作用。

2.明清医家预防疫病的理念

(1)简便适用的个人防疫方法

①蒸汽消毒法防止染疫的方法

明代胡正心在《简易备验方》中提出了蒸汽消毒法。明代李时珍在《本草纲目》中指出:"天行瘟疫,取出病人衣服,于甑上蒸过,则一家不染。"清代刘松峰在《松峰说疫》中说道:"将初病人贴身衣服,甑上蒸过,合家不染。"清代罗世瑶辑于咸丰二年(1852 年)的《行军方便便方》一书中提出:"将初病疫气人贴肉布衫,于蒸笼内蒸一炷香,久则全军不染。"

②个人卫生保健预防疫病的方法

明代李时珍在《本草纲目》中记载有常食大蒜可预防疫痢、霍乱等疫病。明代张景岳在《景岳全书》中记载了用"福建茶饼"进行口腔消毒,以防病从口而入。

明代瞿祐在《四时宜忌》中记载有"新年时饮屠苏酒""立春后庚子日宜温蔓菁汁，合家并服"等防疫习俗。他又在《居家宜忌》中提到："入疫病家，用雄黄涂鼻孔内，或香油涂鼻孔，或饮雄黄烧酒一杯，或食大蒜数瓣……则所至不染。"

清代田绵淮在《援生四书》中写道："凡天行时疫，传染邪气，多于鼻孔吸入，若往病家，须用烧酒涂鼻，或用人马平安散涂鼻，要必饱食之后，饮酒数杯，可出门。"清代刘松峰在《松峰说疫》则记载用屠苏酒方、麻豆投井方、苍术、贯众、赤小豆等进行饮用水消毒以防疫，书中还载有避瘟方65方，使用方法有内服、纳鼻、取嚏等，其中不少预防疫病的方剂为其自创，对现代传染病的预防有借鉴意义。

③预防麻疹、破伤风及天花的简易方法

明代李时珍《本草纲目》提到："用初生后脐带煅制后，以乳汁调服，可以预防麻疹。"明代蔡维谱也提出了麻疹的预防方法："初觉发热时，以黄檗膏敷于耳，白芥子敷于足，干胭脂涂其目，清香油润其脊，此皆思法预防之法。"明代薛铠的《保婴撮要》还提出了用烧灼脐带的方法预防新生儿破伤风。明代郭子章《博集稀痘方》、李时珍《本草纲目》还分别记载了用（白）水牛虱和粉作饼或烧灰存性和粥饭服下，可以预防天花的方法。

李时珍

李时珍（1518—1593），字东璧，晚年自号濒湖山人，湖北蕲春县蕲州镇东长街之瓦屑坝（今博士街）人，明代著名医药学家，被后世尊为"药圣"。

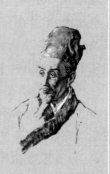

明世宗嘉靖三十年（1551年），李时珍被武昌的楚王朱英裣聘为王府的"奉祠正"，兼管良医所事务。明嘉靖三十五年（1556年），被推荐到太医院工作，授"太医院判"之职。任职一年，便辞职回乡。

明世宗嘉靖三十七年（1558年），从太医院返乡后的李时珍创立"东璧堂"坐堂行医，并致力于对药物的考察研究。

自1565年起，李时珍先后到武当山、庐山、茅山、牛首山及湖广、安徽、河南、河北等地收集药物标本和处方，参考925种历代医药书籍，记录上千万字札记，历经27个寒暑，三易其稿，于明万历十八年（1590年）完成了192万字的巨著《本草纲目》。万历二十五年（1597年），《本草纲目》在金陵（今南京）正式刊行。李时珍的著述还有《奇经八脉考》《濒湖脉学》传世。

（2）隔离是控制疫情进一步扩散的有效办法

在明清时期，隔离检疫医事制度的实施对预防疫病起到重要作用，这与历代疫病流行时官方或民间慈善机构均着力进行这一工作是一致的。

明代萧大亨在《夷俗记》中建议："凡患痘疮，无论父母兄弟妻子，俱一切避匿不相见。"明末著名医学家李中梓所著《医宗必读》对密切接触肺痨者提出了具体的预防措施："凡近视此病者，不宜饥饿，虚者需服补药，宜佩安息香及麝香，则虫鬼不敢侵也。"

清代乾隆嘉庆年间名医陈耕道，善治"疫痧"（相当于猩红热），在他所著的《疫痧草》中强调了隔离的重要性："家有疫痧人，吸收病人之毒而发病者，为传染，兄发痧而预使弟服药，若弟发痧而使兄他居之为妙乎？"要求医者在就诊病患时，"宜远座不宜近对，即诊病看喉，亦不宜与病者正对，宜存气少言，夜勿宿于病者之家。"清代著名温病学家熊立品在《治疫全书》中进一步提出了瘟疫流行时节的"四不要"原则："瘟疫盛行，递相传染之际……毋近病人床榻，染其秽污；毋凭死者尸棺，触其臭恶；毋食病家时菜；毋拾死人衣物。"

（3）重视环境卫生设施与措施以切断疫病传播途径

在明清时期，环境卫生设施得到了显著的发展。明代北京城已普遍铺设下水道，其中宫廷下水道用青铜管或用巨石砌成，一般街道下水道则用砖砌成。明代李时珍《本草纲目》记载了运用抹墙、堵洞以及采用酒石灰等几种草药杀灭老鼠及蚊蝇的方法。明代瞿祐《四时宜忌》记载了"塞鼠穴，可绝鼠"的灭鼠措施。这些卫生设施和措施均起到了切断传染源以及控制传染途径的作用。

清代刘松峰在《松峰说疫》中提到："凡瘟疫之流行，皆有秽恶之气……入瘟疫之乡，是处动有青蝇"，并针对传播疫病的媒介生物苍蝇提出了"逐蝇祛疫法"。清代江期莲的《瘟疫汇编》指出："瘟疫大行，有红头青蝇千百为群，凡入人家，必有患瘟而死者。"进一步提出注意饮食卫生，提倡使用防蝇食罩，灭蝇可以预防疫病传播。清初医家林起龙在《伤暑全书》所附刻的《瘟疫论》序言中记载：康熙十四年（1675年）前后，渔阳天花流行，有人设立坛厂，购求天花患儿尸体，置火中焚烧，借以减少传染。

此外，清代的民间慈善组织在战乱、灾害饥馑和疫病流行期间，经常组织义工收埋街头、郊野露尸，这也是一项重要的环境卫生预防措施，可以有效地避免或减少疫病的传播。

（4）种痘主动预防天花

明代名医万全以儿科驰名，对痘疹之诊治经验尤富。他在《痘疹世医心法》中说："至于疹子则与痘疹相似，彼此传染，但发过不再作耳。"后人受此启迪，尝试增强人体抵御外邪的能力，探索主动预防某种疫病的方法。清代医家叶霖在《痧疹辑要》中记载了人类主动染疫预邪的方法——麻疹种疹法，为现代的灭毒免疫奠定了基础。

清朝在北京建都，顺治继位不久遇京城天花流行，宫中也出现疫情。顺治作为清朝到北京的第一代皇帝，对预防天花传染是非常重视的，甚至专设有"查痘章京"的官职，专理旗人及内城民人痘疹事宜。清末民初唐邦治辑《清皇室四谱》记载：顺治皇帝"因病痘崩于养心殿，寿二十有四"。顺治突然驾崩后，在选择皇子继位时，孝庄文皇后考虑到玄烨儿时已出过痘，不会再染天花，所以由她做主由玄烨继任皇帝，成为后来执政 60 多年的康熙大帝。

由于清廷亲自体会到了天花为害之剧烈，所以极力推行种痘预防天花之法。康熙在《庭训格言》中大力称赞种痘的益处，故种痘法在清代得到普遍推广，并且不断改良且日益精善。

清代俞茂鲲所著《痘科金镜赋集解》记载有安徽太平县以接种人痘法来预防天花。清代吴谦等编著的《医宗金鉴·幼科种痘心法要旨》详细介绍了四种痘法：①痘衣法，即把疮患的内衣给接种者穿上，以引起感染，这是最原始的方法；②浆法，即采取疮的浆，用棉花蘸塞被接种者的鼻孔；③旱苗法，即把痘痂阴干研末，以银管吹入鼻孔；④水苗法，即把痘痂阴干研细并用水调匀，以棉花沾染塞入鼻孔。

第三节　古代中国的卫生与养生保健

一、个人卫生

春秋战国时期，就有了定期沐浴以清洁身体的记载。《礼记·内则》说："五日则燂汤请浴，三日具沐。其间面垢，燂潘请靧。足垢，燂汤请洗。"文中的"燂"是指烧热，"靧"指洗脸。《礼记·曲礼》则阐述了沐浴对治病有益："头有创则沐，身有疡则浴。"

汉代，在官吏中已经形成了每五日洗沐一次的制度。徐坚《初学记》载："汉律，吏五日得一休沐，言休息以洗沐也。"张衡《论衡·讥日篇》说："沐者去首垢也，洗去足垢，盥去手垢，浴去身垢，皆去一形之垢。"可见，汉代对讲究个人卫生的沐浴已相当重视。

在佛教盛行时,淋浴、刷牙、焚香等个人卫生习俗就更为普遍了。东汉佛教翻译家、佛教学者安世高所译《佛说温室洗浴众僧经》阐述了佛教重视洗浴的习惯:"佛告医王,善哉妙意,治众人病,皆蒙除愈,远近庆赖,莫不复欢喜。今请佛及诸众僧,入室洗浴,愿及十方众药疗疾,洗浴除垢,其福无量,一心听法,吾当为汝先说澡浴众僧及报之福,佛告耆域,澡浴之法,当用七物除去七病,得七福报。"

洗浴是佛事前必须做的,因而寺院一般建有"温室"(浴室)。在《阿含经》《僧祇律》等书中还劝说世人多造温室。唐代陕西扶风法门寺建有浴室,而且还对外开放,《法门寺浴室院暴雨冲注唯浴室镀器独不漂没灵异记》碑文载:"寺之东南隅有浴室院……淄侣云集,凡圣混同,日浴于数。"

在佛教的影响下,信佛的帝王为了虔诚事佛,便修建浴室,有的还非常豪华。如《邺中记》载:"石虎金华殿后有虎皇后浴室三间,徘徊及宇,栌櫨隐起,彤采刻镂,雕文餐丽",其浴室"上作石室,引外沟水注入室中,临池上有石床"。另据《王子年拾遗记》载:"石虎于太极殿前,又为四时浴室。用瑜石,珷玞为堤岸,或以琥珀为柄杓,夏则引渠水以为池。池中皆以纱为囊,盛百杂香于水中。严冰之时,作铜屈龙数十枚,各重数十斤,烧如火色,投于水中,则池水恒温,各曰'燋龙温池'。引凤文锦步障,萦蔽浴所……浴罢,泄水于宫外。"这里描述了与沐浴有关的过滤水、换水、温水器具、香药等。《南齐书》载有《沐浴经》三卷,说明当时对沐浴的重视。

宋代已建有商业性的公共浴室,浴室门上以"挂壶"为标志,并有专门替浴客擦背者。金代城市内也有浴室,据金代元好问的《续夷坚志》卷2记载:"城中有浴室,请已揩背钱相助。"在元代,"人们又勤于沐浴","每个人一星期至少洗三次热水澡。每逢冬季,只要是力所能及,甚至一日一浴"。"一些街道有冷浴澡堂,由男女服务员为您服务。这些澡堂的男女顾客从小时候起,就习惯于一年四季洗冷水浴,认为这对身体健康大有裨益。在这些澡堂中,也有供应温水的浴室,专门供给受不了冷水浴的外客。这里的所有人,都习惯于每日沐浴一次,特别是在吃饭之前。"(《马可·波罗游记》第2卷)

二、饮水卫生

中华民族凿井而饮的历史约有四五千年之久。古代井边设有持刀武士守卫,因此,可以认为古代卫井之法即我国最早的有关保护水源的公共卫生法。

古人在选择井址、凿井、建井、鉴别井水优劣、掏井、改善水质等方面,都积累了丰富的经验。

古人很注重井水的清洁卫生,强调要经常淘井泥,以保持井水的清洁。《周易》井卦中的"井渫不食"(水井被淤塞了,污泥使其不能饮用)、"井泥不食"(井水浑浊不能汲用),体现了先人对井水卫生的认识。到了汉代,不仅定居者凿井而饮,而且军队野外驻扎也是"穿井得水乃敢饮"(《汉书·蒯伍江息夫传》)。

宋代非常注重饮水卫生。庄绰《鸡肋编》说:"纵细民在道路,亦必饮煎水。"大意是,即使是平头百姓出门在外,喝水前也一定要烧开。

北宋卓越的科学家沈括在《梦溪忘怀录》之"药井"中,记载了井水消毒的做法:"道院中择好山地,凿一井,须至深而狭小,勿令大,大即费药。江南浙东以至远方山涧中多紫、白石英,洞中多钟乳、孔公蘗、殷蘗,一可令采掇各一、二石,捣如豆粒,杂投井中。磁石亦好。云母庐山尤多,欲用之,须拣成块者,勿击碎,皆完用之。仍须先下云母,乃以众石盖其上,挤数尺,盖防云母屑入水中,饮之有害故也。每日汲水饮,或供汤、茶,酿酒,作羹饮,皆用之。久极益人。唐李文胜家药井,仍用朱砂、硫黄、金纪玉,如此尤好。但山中不可致耳。其井须极深,深则容药多,多则力盛而堪久,乃此井难浚。须要一凿便深,乃可久用。井上设楹,常肩锁之,恐虫、鼠坠其间,或为庸人、孺子所衰。"

在宋代,军队饮水卫生也备受重视。对军队的饮水卫生问题,宋仁宗时,曾公亮、丁度等人编撰的《武经总要》规定:"死水不流"及"夏潦涨沾,自溪塘而出,其色黑,及滞沫如沸,或赤而味咸,或浊而味涩"的水都不能喝。北宋吴郡(今江苏吴县)人许洞所撰《虎钤经》也说:"顿军之地,水流而清澈者,食之上也;水流而黄朱有沙者,食之次也;流之黑者,食之下也。"

三、食品卫生

春秋战国时期,人们就知晓用冷藏的方法来保存食物以防变质。《吴越春秋·勾践归国外传》记载:"勾践之出游也,休息食宿于冰厨。"所谓"冰厨"是指用冰块贮藏食物的地方。在河南新郑韩都遗址、河北易县燕下都(战国时期燕国的都城遗址)、秦都咸阳,都发掘出了用于贮藏食物的冷藏井。

在汉代,有学者认为腐臭的食物、被老鼠或苍蝇污染过的食物是不能食用的。东汉张仲景所著《金匮要略》指出:"秽饭、馁肉、臭鱼,食之皆伤人","六畜自死,皆疫死,则有毒,不可食之"。东汉王充《论衡·累害篇》中说:"夫鼠涉饭中,捐而不食。捐饭之味,与彼不污者钧,以鼠为害,弃而不御。"《淮南子·要略》说："一杯酒,白蝇渍其中,匹夫勿尝"。王充《论衡·四讳篇》提出："且凡人所恶,莫有腐臭。腐臭之气,败伤人心。故鼻闻臭,口食腐,心损口恶,霍乱呕吐。"

晋代傅玄提出"病从口入"(《拟金人铭作口铭》),认为饮食不慎可致疾病,已成为流传千载的卫生谚语。

晋代发明了用于沸水蒸煮消毒的器具。江西省瑞昌晋墓中出土的"双耳镂孔器",据说是一种蒸煮器,即将耳杯置于双耳镂孔器中沉于沸水之中消毒清浴的器具,当提起双耳时,水便通过底部三孔全部流尽,用它清洁杯勺,既方便又卫生,能除去杯勺的油污,还能杀灭细菌。

宋代是非常重视饮食卫生的。陈直的《寿亲养老新书》曰："秽恶臭败,不可令食;黏硬毒物,不可令餐。"对于宫廷饮食卫生,宋代的律令《宋刑统》规定:"诸造御膳,误犯食禁者,主食绞;若秽恶之物在食饮中,徒二年;检择不精及进御不时,减二等;不口尝者杖一百。"对于民众饮食卫生,《宋刑统》规定:"脯肉有毒曾经病人,有余者速焚之,违者杖九十;若故与人食,并出卖令人病,徒一年;以故致死者,绞;即人自食致死者,从过失杀人法(盗而食者不坐)。"

元代胡思慧《饮膳正要》说:"面有臭气,不可食。生料色臭,不可食。浆老而饭馊,不可食。煮肉不变色,不可食。""诸肉臭败者,不可食。""猪羊疫死者,不可食。"

四、卫生设施

(一)凿井及供水设施

在河北省藁城台西村商代遗址,发现了商代的水井,结构坚固、完整,还在井内发现了提水的陶罐。

战国时期,还有了比较完备的供水设施。在战国阳城(今河南登封县境内)遗址内,发掘出了一整套供水设施,贮水池内发现了遗弃的陶制汲水器物,贮水池与陶制输水管道之间设有开关用的"阀门坑",其结构类似现代城市自来水设施。之后的历朝历代,都在凿井及供水设施方面有所建树。

到了清代,人们已经开始重视水源卫生问题。晚清南京著名文人甘熙(1798—1853)在《白下琐言》中提到:"沿河居民,日倾粪桶污水,荡涤无从,郁积日增,病症日作。"王孟英在《重订霍乱论》中指出:"人烟繁萃,地气愈热,室庐稠密,秽气愈盛,附郭河流,藏垢纳污,水皆恶浊不堪……臭毒二字,切中此地病因。"甘熙进一步提出改善环境有助于防疫的观点:"平日宜疏浚河道,毋使积污,或广凿井泉,毋使饮浊。"

（二）污水、雨水排水设施

在周原遗址(今陕西省宝鸡市扶风、岐山一带),发掘出了西周时期的陶制水管,据考证是西周早期宫殿地基下面的下水管道。陶制下水管与排水阴沟、排水明槽相连通,将院内的积水排放到院外的水池中,是一套非常合理的排水设施。

在战国时期燕国的燕下都遗址(今河北易县),出土了虎头形陶管,是排污水用的地下水管。秦汉时期,在建造和铺设下水道以排除污水方面较之前人已有了较大的改进。在秦都咸阳及汉都长安(今西安),均发现了大量圆筒形及五角形下水道,且坚固耐用。

在唐代的长安,出土的排除生活污水与雨水用的地下水道和铁闸门已较为先进,其中的铁闸门安置在下水道的入口处,作为过滤渣物之用。

在元代,元大都(其城址位于今北京市市区)南北主干大街两旁,建有排水渠,将城中的废水排出城外。

（三）粪便及污物处理

1.厕所

在汉代,已有"厕""都厕"的文献记载,处理粪便的厕所已普遍出现。《史记·汲郑列传》载:"大将军青侍中,上踞厕而视之。"文中的"踞厕",释义是坐在厕屋里或坐于床厕。三国魏伏义《与阮嗣宗书》说:"古人称窃简写律,踞厕读书,诵之可悼。"厕所的出现,使粪便有了集中管理。秦汉前宫廷设有专人和器物,处理统治者的粪便等排泄物。

唐代京城内设有公共厕所,朝廷有专门管理厕所的卫生官员,如《新唐书·百官志》所载:"宫中掌匽厕(排泄污秽的沟池),为校署令丞。"

清代的北京,已经出现了收费的公共厕所,但对粪便一直缺乏有效的管理措施。

2.唾壶

自汉代之后,收集痰涎的器皿"唾壶"(一种小口巨腹的吐痰器皿)就已出现。《汉官仪》曰:"武帝时,孔安国为侍中,以其儒者,特听掌御唾壶,朝廷荣之。"魏武帝《上杂物疏》说:"御杂物用有磋图唾壶一枚,漆圆油唾壶四枚。贵人有纯银参带唾壶三十枚。"可见,唾壶在汉代上层社会已较为普遍地使用。

（四）生活环境卫生

古人重视清扫街道,保持良好的生活环境卫生。据《南齐书·王敬则传》

记载:罚令盗贼充任清洁工,"长扫街路",过些时日,乃令"旧偷自代"。另据《南史·何佟之传》所载:"刘澄为性弥洁,在县,扫拂郭邑。路无横草,水剪虫秽。"

晋代张华所撰《博物志》认为:"土干则生蚤,地湿则生蚊",被认为是人们注意勤扫畜圈,以及采用药杀虫蛆的理论依据。贾思勰《齐民要术》所提出的"圈(畜)中作台开窦,勿令停水,二日一除,勿令粪秽",是基于上述理论认识的,有助于改善环境卫生。据《周书秘奥营造宅经》记载:"厕所蛆,以莼菜一把,投入厕所缸中,(蛆)即无";"沟渠通浚,屋宇洁净,无秽气,不生瘟疫病"。可见,古人已经深知环境卫生对预防疾病的重要意义。

北宋京城已用洒水车减少灰尘,南方城市多在地面铺砖。清理厕所、泔水等成为南宋临安的一种职业,清扫垃圾、淘浚沟渠也成为常规的环境卫生工作。清代更加重视城市尘土飞扬的治理问题,据《清史稿·世宗纪》记载:清雍正十一年(1733年)以前曾"沿道安设水缸,蓄水洒道",以防扬尘污染环境。

在宋代,社会上流行使用香料、香药来熏衣、焚香,有的用来配制药茶。熏香有助于净化空气,提神醒脑,有些芳香药物还被用来制成驱杀蚊虫药。

从宋代起,火葬得到了推行,尤其是对因疫病致死者,火化可以有效消灭病原体,防止疫病的传播。对于没有土地的贫民来说,因不能安葬在漏泽园内,只得采用火葬。对于客死他乡的人来说,常火化后将骨灰运回家乡。当时,已有专门的火化设备,如吴县(地处江苏省东南部,苏州、无锡之间)城外通济寺内,就设有"化人亭"。元大都城内,人死后也常常被送至城外的寺庙中火化。

五、养生保健

在秦汉时期,吐纳、导引、按摩、服食是常见的养生方法。《淮南子》中有熊经、鸟伸、凫浴、猿躩、鸱视、虎顾六种导引术式,或谓"六禽戏"。东汉末医学家华佗编创了一套"五禽戏",即虎、鹿、熊、猿、鸟戏,并提出导引健身理论:"人体欲得劳动,但不当使极耳,动摇则谷气得消,血脉流通,病不得生。"

嵇康(223—262,"竹林七贤"之一)著有《养生篇》三卷,已佚(丢失)。其传世之作《嵇康集》辑本中有《养生论》《答难养生论》《答难宅无吉凶摄生论》等篇专论养生,其养生主旨为"清虚静泰,少私寡欲",是嵇康清谈"玄学"思想在养生方面的反映。

葛洪(284—364年),东晋道教学者、著名炼丹家、医药学家。他在《抱朴子·内篇》中总结了前人养生经验和方法,指出养生应在无病、年轻之时就开始,并提出了"养生以不伤本"的观点,不伤即养,提出近 30 个"不"。例如,"冬不欲极温,夏不欲穷凉","不欲极饥而食,食不过饱","不欲多睡","目不久视"等,涉及四时寒热、饮食宜忌、坐卧行逸等多个方面,告诫人们在日常生活中注意预防,以不伤人体正气为养生根本出发点,所谓"养其气所以全其身"。葛洪的《抱朴子·内篇》还介绍了龙导、虎引等导引术以及"坚齿""明目""聪耳""胎息"等功法。其中,"胎息""坚齿"的论述在气功史上尚属首次,对后世影响很大。

东晋清谈玄学家张湛著有《养生要集》10 卷、《延年秘录》12 卷,均佚。《医心方》《太平御览》有其佚文(散失的文辞或篇什)。在后世著作《养性延命录》《千金要方》中有载录他提出的"养生十要":"一曰啬神,二曰爱气,三曰养形,四曰导引,五曰言语,六曰饮食,七曰房室,八曰反俗,九曰医药,十曰禁忌。"

陶弘景(456—536 年),南朝齐、梁时期的道教思想家、医药家、炼丹家、文学家,南朝南齐南梁时期的道教茅山派代表人物之一。他编撰而成的《养性延命录》,涉及饮食起居、精神摄养、服气疗病、导引按摩、药物补益等内容。他认为,人之寿夭不在天,善养生者长寿,提出"养生之法,但莫伤之"的养生之道。陶弘景所著的《真诰》,也有药物、导引、按摩等养生法,其中"协昌期"篇介绍了摩面、拭目、挽项、叩齿、咽津、栉发等头面按摩术,简便易行,一直为后世养生家所继承、沿用。

《黄庭经》又名《老子黄庭经》,是道教养生修仙专著。内容包括《黄庭外景玉经》和《黄庭内景玉经》,两晋年间,新增《中景经》。《黄庭经》以七言歌诀论述养生修炼的原理,是道教养生流派的重要著作。《外景经》提出"扶养性命守虚无,恬淡无为何思虑"之道;而《内景经》则介绍了守神存思等静功方法,颇受后世道家养生者的推崇。

在明清两代,中医养生学有了很大的发展。养生知识和理念主要包括防避六淫邪气、注意饮食卫生和环境卫生,着重以提升个体的体质来预防疾病。

明清时期的学者著有很多有关养生保健的著作。如明代王文禄的《医先》认为,养生应当在医药之先,并论述了多种养生方法;明代文学家胡文焕编写的《寿养丛书》,收录了前人养生著作以及自选、自编的《素问心得》《养生导引》《类修要诀》《养生食忌》等;明代著名养生学家高濂所撰《遵生八笺》,集养生学之大成,是一部内容广博又切实用的养生专著,也是我国古代养生学的主要文献之一。清代曹庭栋撰写的《老老恒言》,是一部老年养生专著,强调养生"唯以自然为宗","只就起居寝食琐屑求之"。

气功,被养生学者视为增强体质的有效方法。气功锻炼的诸多原则与医理是一致的。明代高濂《遵生八笺》中的"清修妙论"一笺,就是讲解调养神志的方法。明代著名医家万全的《养生四要》,把寡欲、慎动、法时、却疾视为养生的四大要义。明代医家龚居中的《五福万寿丹书》《红炉点雪》也强调了养生要坚持动静结合、综合调理的观念。

此外,古代具有卫生防疫意义的卫生习惯,早已成为社会民俗民风的一部分。例如,春节饮椒柏酒、屠苏酒,重阳饮菊花酒、插茱萸等。到了明代,民俗中的卫生观念与行为更为多样,如走百病、熏虫儿、避毒、曝衣、扫疥、收瘟鬼等。这些民俗,大多有利于祛病健身。

第四节 古代中医的疫病理论及其对公共卫生的影响

一、《黄帝内经》中的"公共卫生观"

《黄帝内经》是中国传统医学中现存最早的一部医学基础理论著作,集古代医学经验之大成,开创了中医理论体系的先河,是学习和研究中国古代医学必读的经典性著作。

有关《黄帝内经》的成书年代,历代医家和学者众说不一,是值得进一步研究的历史问题。多数学者比较一致的观点认为,《黄帝内经》既有战国时期的篇章,也有秦汉及后来医家补充的内容,但其主要思想和内容在战国时期已基本成书。

《黄帝内经》分《灵枢》《素问》两部分,是研究人体生理学、病理学、诊断学、治疗和药物学的医学巨著。《黄帝内经》建立了中医学上的"阴阳五行学说""脉象学说""藏象学说"等基本理论,主张不治已病而治未病、养生、摄生、益寿、延年。

《黄帝内经》重在有关疾病与健康问题的理论论述,并不涉及或基本上不涉及疾病治疗的具体方药与技术。《素问》偏重人体生理、病理、疾病治疗原则与原理、人与自然等基本理论的论述,而《灵枢》则偏重于人体解剖、脏腑经络、腧穴针灸等的阐述。

（一）"邪正论"的疾病观

"邪正论"的疾病观认为，疾病的原因是"邪气"压倒了"正气"，导致机体阴阳平衡受到了破坏，并提出"正气存内，邪不可干"（《素问·刺法论》），强调正气充足是疾病防疫的关键因素。正气是人体的内在因素，而邪气是致病的外在因素。不同体质的人，其正气有强有弱，因此即使同样感染了邪气，却不一定都患病。

《素问·刺法论》的"正气存内，邪不可干"强调了"正气"对于防病的重要作用。《素问·上古天真论》重视"邪气"对于致病的重要作用，认为"虚邪贼风，避之有时。恬淡虚无，真气从之，精神内守，病安从来？"强调要"恬淡虚无"以保持身心健康，并要避免"虚邪贼风"，以免邪气伤正。

《灵枢·百病始生篇》说："风雨寒热，不得虚，邪不能独伤人。卒然逢疾风暴雨而不病者，盖无虚，故邪不能独伤人。此必因虚邪之风，与其身形，两虚相得，乃客其形。"就是说，如果内有"正虚"，外有"虚邪"，内外因素相结合，就容易影响人的身体健康。

由于很难真正规避外在的"虚邪贼风"，因此中医的疾病防治方法，多求之于人体内部，从巩固、增强人体"正气"的角度来防治疾病。《素问·遗篇刺法论》还提到了以存想为主的气功防病方法："欲将入于疫室，先想青气自肝而出，左行于东，化作林木。次想白气自肺而出，右行于西，化作戈甲。次想赤气自心而出，南行于上，化作焰明。次想黑气自肾而出，北行于下，化作水。次想黄气自脾而出，存于中央，化作土。五气护身之毕，以想头上如北斗之煌煌，然后可入于疫室。"这是《黄帝内经》利用意念导引使五脏之气充实，并使之各归其位，防止邪气侵袭的方法。

（二）"治未病"的预防观

"治未病"是《黄帝内经》重要的医学思想和理念，既有未病先防、有病早治，也有把握疾病过程中的疾病未生、邪气未盛、邪气已衰而正气未复时应采取的防治措施。

1.防止疾病发生

《素问·四气调神大论》载明："圣人不治已病治未病，不治已乱治未乱，此之谓也。夫病已成而后药之，乱已成而后治之，譬犹渴而穿井，斗而铸锥，不亦晚乎？"文中的"不治已病治未病"，即调摄尚未患病的机体，防患于未然，防止疾病发生。《黄帝内经》的"治未病"思想，对养生保健、防病治病有着重要的指导作用，数千年来一直有效地指导中医学的疾病防治实践。

《黄帝内经》奠定了中医养生理论的基础,例如形神共养、协调阴阳、顺应自然、饮食调养、谨慎起居、和调脏腑、通畅经络、节欲保精、益气调息、动静适宜等一系列养生原则,而协调平衡是中医养生的核心思想。

2.治疗疾病"先兆"

《素问·刺热篇》所云:"肝热病者左颊先赤,心热病者颜先赤,脾热病者鼻先赤,肺热病者右颊先赤,肾热病者,颐先赤。病虽未发,见赤色者刺之,名曰治未病。"文中的"治未病",是在疾病即将发作的状态或"发病先兆"阶段所采取的防治措施,已不是未病先防,而是治其疾病"先兆"。

3.精准把握时机

《灵枢·逆顺》说:"上工刺其未生者也,其次刺其未盛者也,其次,刺其已衰者也;下工刺其方袭者也,与其形之盛者也,与其病之与脉相逆者也。故曰:方其盛也,勿敢毁伤,刺其已衰,事必大昌。故曰:上工治未病,不治已病,此之谓也。"

所谓"上工刺其未生者也",是指在疾病未发生前先行预防,而不是在疾病发生后才去治疗;所谓"刺其未盛者也",是指邪气未亢,防止疾病加剧;所谓"刺其已衰者也",是指在邪气衰退而正气未复时,施以针刺以肃清病邪,防止疾病发展转变,并促进机体早日痊愈。

《灵枢·逆顺》中的"治未病",是要精准把握疾病的发生发展时机,及时采取有效防治措施加以干预,可以说是"治未病"的最高层次。

(三)"五运六气"的预测观

"五运六气"学说,是中医恒动观学术思想的集中体现。"六气"因五运而生,"五运"又为十干化运所生。所谓"五运",是指"岁运",据干支纪年法中每年的年干推算,称为"十干化运","十干"指甲乙丙丁戊己庚辛壬癸,"运"指木火土金水五运。"六气",又称"司天之气",据干支纪年法中的年支推算,称为"十二支化气"。

五运六气学说的形成,与古代气象学有明显的关系。主要是用于推算不同时期的气候变化,从而获知不同时期可能会发生的常见疾病。由于传染病的发生与季节气候的关系密切,因此五运六气学说推断的疾病大都是疫病。

根据五运六气学说的原理,只要知道任意一年的干支年份,便可推算其岁运太过、不及和客气变化,从而得知可能发生的疾病流行。按照五运六气的基本逻辑,以六十年一甲子的干支纪年为依据,根据干支与阴阳、五行的配属,运用一套复杂的运算方法，就能够预测出所有年份的疾病流行情况。

五运六气学说体现的是一种宏观预测。鉴于疫病的发生有一定的规律性，且与季节、气候关系密切，因此，运用五运六气预测疫病较易吻合，尤其是可预测产生疫病风险较大的年份。

二、《伤寒杂病论》对疫病的辨证论治

《伤寒杂病论》为汉末名医张仲景所著。该书的出现，标志着中医辨证论治理论体系的形成，对中国传统医学有着巨大的影响。《伤寒杂病论》成书约在 200—210 年，共 16 卷，系统地分析了伤寒的原因、症状、发展阶段和处理方法，确立了对伤寒病的"六经分类"的辨证施治原则，奠定了理、法、方、药的理论基础。中医所说的伤寒，实际上是一切外感病的总称，当然也包括瘟疫。

《伤寒杂病论》一书在汉末战乱中散乱。西晋太医令王叔和全力搜集《伤寒杂病论》的各种抄本，并将书中的伤寒部分加以整理，命名为《伤寒论》。宋朝翰林学士王洙在馆阁中发现了名为《金匮玉函要略方》三卷的竹简，书中一部分内容与《伤寒论》相似，另一部分内容是论述杂病的。后由宋朝名医林亿、孙奇等人将杂病内容加以校正、整理，命名为《金匮要略方论》，简称《金匮方论》或《金匮要略》。因此，张仲景所著《伤寒杂病论》被分成了《伤寒论》和《金匮要略》。《伤寒论》和《金匮要略》在宋代都得到了校订和发行，我们今天看到的就是宋代校订本。

《伤寒杂病论》开创的"辨证论治"，是中医治病的基本思维法则。张仲景创立的伤寒病"六经"辨证体系，概括了疾病部位、症候性质、邪正盛衰、传变规律以及"立法处方"（即根据辨证结果，确立不同的治疗法则，并选用相应的方药），并以脏腑经络为核心辨析各科杂病。《伤寒论》和《金匮要略》共载方剂 269 首，用药 214 种，被后世称为"群方之祖"，其价值远远不止于治疗某一种专病。

《伤寒杂病论》的"辨证论治"方剂，临床应用十分广泛，不仅可以同病异治，而且可以异病同治。不管是何种疫病，只要出现相应的症候便可应用，其效果已被后世不少医案所证实。《伤寒杂病论》的"立法处方"，不但可以治疗轻症疫病，而且可以治疗重症疫病。例如，1894 年广州鼠疫大流行时，用《金匮要略》的升麻鳖甲汤治疗鼠疫；1956 年，石家庄等地用白虎汤等治疗乙型脑炎，均有显著的疗效，运用中医药抵御疫病已越来越受到后世医家的重视。

张仲景

张仲景(约 150—154 年至 215—219 年),名机,东汉末年南阳郡涅阳(今河南省南阳市)人,自幼师从同郡张伯祖学医,是古代伟大的医学家,被后人称尊为"医圣"。

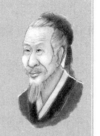

张仲景生活的东汉末年,是中国历史上一个极为动荡的时代。建安年间,他行医游历各地,目睹了各种疫病流行对百姓造成的严重后果,也借此将自己多年对伤寒症的研究付诸实践,进一步丰富了自己的经验,充实和提高了理性认识。张仲景广泛收集医方,经过数十年的努力,撰写了传世巨著《伤寒杂病论》,乃中国第一部从理论到实践、确立辨证论治法则的医学专著,是后学者研习中医必备的经典著作。

三、葛洪《肘后备急方》中的疫病防治思想

东晋时期,葛洪炼丹行医,主要著作有《抱朴子》《肘后备急方》《神仙传》《西京杂记》等。葛洪在常年行医、游历的过程中,曾大量搜集整理流传于各地的效验方剂,编著《玉函方》(共 100 卷),已失传。《肘后备急方》(原名《肘后卒救方》)是葛洪摘录《玉函方》中可供急救医疗、实用有效的单验方及简要灸法汇编而成。经梁代陶弘景增补 101 方,改名《补阙肘后百一方》。此后,又经金代杨用道摘取《证类本草》中的单方作为附方,名曰《附广肘后方》,即现存的《肘后备急方》,简称《肘后方》,即可悬于肘后以备急用之义,类似于"袖珍急症手册"。《肘后方》现有明、清版本 10 余种,1949 年后有影印本和排印本。

《肘后备急方》记述了各种急性病症或某些慢性病急性发作的治疗方药、针灸、外治等方法,并记述了个别疾病的病因、症状等,其主要内容是一些常见病证的简便疗法,包括内服方剂、外用、推拿按摩、灸法、整骨等一些实用知识。其中,《肘后备急方》第 2 卷专论疫病,内容包括"治霍乱卒急方""治伤寒时气温病方""治时气病起诸劳复方""治瘴气疫疠温毒方"等,其他卷还有关于疟、尸注、蛊、溪毒和猘犬所咬等疾病的认识和治疗方法的记述。

葛洪

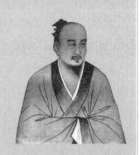

葛洪(284—364),东晋道教学者、著名炼丹家、医药学家、预防医学的介导者。字稚川,自号抱朴子,晋丹阳郡句容(今江苏句容县)人。

葛洪从16岁开始读《孝经》《论语》《诗》《易》等儒家经典,尤喜"神仙导养之法"。葛洪精晓医学和药物学,主张道士兼修医术,认为修道者如不兼习医术,一旦"病痛及己",便"无以攻疗",不仅不能长生成仙,甚至连性命也难保。

葛洪所著《肘后备急方》主要记述各种急性病症或某些慢性病急性发作的治疗方药、针灸、外治等方法,并略记个别病的病因、症状等。该书首次描述了天花、恙虫病、脚气病、恙螨等疾病,尤其是他所倡的用狂犬脑组织治疗狂犬病,被认为是中国免疫思想的萌芽。

(一)对疫病及其病因的认识

《肘后备急方》记述了一种名为"尸注"的病,症状有畏寒发热、浑身疲乏、精神恍惚、浑身不适、身体逐日消瘦等,这种病就是现在所说的结核病,并提出有"死后复传及旁人,乃至灭门"的特性。此外,还涉及了肠结核、骨关节结核等多种疾病。

《肘后备急方》记述了天花的症状,并对天花的危险性、传染性进行了十分精确的描述,这是世界上最早对天花的记载。书中还对脚气病、麻风病、恙虫病、疥虫病等给予了准确的描述,是世界医学史上出现时间最早的记述。

对疫病的病因提出了一个重要的观点,即"疠气"治病。《肘后备急方》卷2指出:"其年岁中有疠气,兼挟鬼毒相注,名为温病"。所谓"温病",不是所谓的鬼神作祟,是指瘟疫,即传染病,其病因与一般的外感不同,所以另立"疠气"一词。"鬼毒相注"被认为是疾病传染的途径,认为接触尸体可以致病,其病因被归咎于尸毒感染。

(二)疫病可防可治

《肘后备急方》认为,疫病是可以预防、可以治疗的,为此书中提出了一系列防治疫病的方药。在《肘后备急方》卷2《治瘴气疫疠温毒诸方》(人民卫生出版社,1995年)中,记载了各种预防方药,如辟瘟疫药干散、老君神明白散、度瘴散、辟温病散等预防和治疗瘟疫的方剂。所用中药多属香燥之品,有预防疫病的作用。用药途径有内服、鼻吸、外敷、佩戴、烧熏、悬挂等。

书中还记载了由大黄、芒硝、巴豆等泻药组成的预防"时气"(即疫病)的方剂,葛洪提出此方预防疫病的要点是"先服取利,则不相染易也",属于排毒之法。

(三)以毒攻毒的免疫学观念

《肘后备急方》专门讨论了对"猘犬所咬毒"的处理方法。该书描述了"猘犬"(狂犬)咬人的严重后果,指出了狂犬病的潜伏期和病程经过,提出了治疗狂犬病的 20 多种方法。《肘后备急方》卷 2《治瘴气疫疠温毒诸方》记载:"治犬所咬毒方,仍杀所咬犬,取脑敷之,后不复发。"该方法是以咬人狂犬的脑组织来敷贴伤口,以预防狂犬病的发作,这是一种免疫治疗的思想萌芽,体现了以毒攻毒的免疫学观念。

四、巢元方《诸病源候论》的疫病病因探索

巢元方,隋代医家。大业中(605—616 年)任太医博士、太医令。大业六年(610 年),巢元方奉诏主持编撰《诸病源候论》(简称《巢氏病源》)50 卷,分 67 门,1720 节,对 1739 种症候的病因、病机、病变作了具体的阐述,对疫病的病因也进行了可贵的探索,它是我国第一部专论疾病病因和证候的专著。《诸病源候论》内容丰富,包括内科、外科、妇科、儿科、五官科、口腔科、骨伤科等多科病证,对一些传染病、寄生虫病、外科手术等方面的论述精辟,对后世医学影响较大。

(一)"乖戾之气"是疫病的病因

《诸病源候论》认为,疫病都是由"乖戾之气"引起的。所谓"乖戾之气",主要是指气候反常。时令不正之气候,会导致"病无长少,率相似者"的时气病,即疫病。书中还具体论述了不同季节气候反常所导致的不同疫病。

《诸病源候论》卷 10《温病诸候·疫疠病诸候》说:疫疠"其病与时气、温热等病相类,皆有一岁之内,节气不和,寒暑乖候,或有暴风疾雨,雾露不散,则民多疾疫。病无长少,率皆相似,如有鬼厉之气,故云疫疠病"。此外,还认为岭南地区的青草瘴、黄芒瘴等瘴气也属疫疠病范围,指出:"此病皆因岁时不和,温凉失节,人感乖戾之气而生病,则病气转相染易,乃至灭门,延及外人,故须预服药及为法术以防之。"

(二)体质强弱与"注"病的关系

《诸病源候论》卷 24《注病诸候·五注候》指出:"注者住也,言其病连滞停住,死又注易傍人也。"按此论述,"注"病是指由于接触尸体而中邪引起的疾

病。这类疾病也可能是患者未死而接触者得病的,成为生注。该书认为,人死之后,病邪未散,"注入"旁人体内,使得病情与死者一致。该书强调,体质强弱与是否患"注"病有很大关系。"体虚"或身体状态不好,就容易得"注"病,这对疫病的预防具有重要意义。

"注"病不一定都是疫病,但如果死者本身是患疫病而死的,则其尸体的传染性更强,会进一步传至旁人,如"死注""殃注"。

(三)养生导引与饮食卫生的祛病防病观念

《诸病源候论》中许多症候之后都列有"养生方导引法",提供了可用于预防或治疗次症候的养生方法或辅助治疗的导引术,具有很强的实践指导意义。例如,书中专门针对时气、疫疠等疫病列出的"导引法",是内功存念之法,虽有道术意味,但本质上是气功锻炼,具有养生祛病的作用。

《诸病源候论》还提出了许多与卫生防疫有关的饮食卫生问题,例如强调不要吃疫死的动物,是非常有价值的卫生防疫原则。据《诸病源候论》卷 26《蛊毒病诸候·食六畜肉中毒候》记载:"六畜者,谓牛、马、猪、羊、鸡、狗也。凡此等肉本无毒,不害人。其自死及著疫死者,皆有毒,中此毒者,亦令人心烦闷而吐利无度。"另据《诸病源候论》卷 26《蛊毒病诸候·食六畜百兽肝中毒候》记载:"凡禽兽六畜自死者,肝皆有毒,不可食,往往伤人。其疫死者弥甚。被其毒者,多洞利呕吐而烦闷不安。"

五、孙思邈《备急千金要方》的疫病防治观

孙思邈(约 581—682 年),唐代医药学家、道士,被后人尊称为"药王"。他深感古代医方的散乱浩繁和难以检索,因而博取群经,勤求古训,并结合自己数十年的临床实践经验,于唐高宗永徽三年(652 年)编著了《备急千金要方》。该书共 30 卷,有 232 门,合方论 5300 首。孙思邈以为"人命至重,有贵千金,一方济之,德逾于此",故以"千金"命名。因感其内容之不足,他于 30 年后(682 年)又续编了 30 卷的《千金翼方》,记有医疗方剂 2000 余首,供临床处方治疗时之参考。《备急千金要方》与《千金翼方》合称《千金要方》。

(一)孙思邈的疫病致病观

《备急千金要方》卷 9《伤寒例第一》说:"天行瘟疫病者,即天地变化之一气也,斯盖造化必然之理,不得无之。故圣人虽有补天立极之德,而不能废之,虽不能废之,而能以道御之。其次有贤人,善于摄生,能知撙节,与时推移,亦得保全。天地有斯瘴疠,还以天地所生之物以防备之,命曰知方,则病无所侵

矣。然此病也,俗人谓之横病,多不解治,皆曰日满自瘥,以此致枉者,天下大半。凡始觉不佳,即须救疗,迄至于病愈,汤食竞进,折其毒势,自然而瘥。必不可令病气自在,恣意攻人,拱手待毙,斯为误矣。"

孙思邈认为,疫病是天地自然存在的客观现象,即使是在圣人时代,也不可能没有疾病。这种观点与当时朝廷视疫病为天意的观念是格格不入的。帝王针对疫病"罪己诏"固然是好事,但这种躬身自省并不能阻止疫病的流行,因此,孙思邈认为要发展防疫技术才是防治疫病的关键所在。对于疫病,既可以通过"摄生"(保养身体、持养生命)以防之,也能"以天地所生之物以防备之",患病之后还可以通过"汤食竞进"来救疗。

《备急千金要方》卷9《伤寒例第一》指出:"凡时行者,是春时应暖而反大寒,夏时应热而反大冷,秋时应凉而反大热,冬时应寒而反大温,此非其时而有其气,是以一岁之中,病无长少,多相似者,此则时行之气也。"孙思邈认为,"伤寒"是各种普通六淫外感的热病统称,是在气候正常的情况下,由于摄生不慎而引起的疾病,故表现为单发病例;而"瘟疫"则属于"时气"(疫病),是天时反常引起的,很多人都会受到影响,因此患者众多且症状相似。《备急千金要方》的观点认为,伤寒中也有疾疬,与其他瘟疫的区分在于寒热不同,属于寒性疾疬,因此在治疗上不能以"大青、知母等诸冷物投之",而应"一则桂枝,二则麻黄,三则青龙。此之三方,凡疗伤寒不出之也"(《千金翼方》卷9《伤寒上》)。这一论断与现代中医对疫病区分寒热的认识是一致的。

(二)孙思邈的疫病病因防治观

针对疫病病因而采取的治疗,是最富有成效的治疗方法。尽管孙思邈所处的时代对于若干疫病病因尚不具备确切认识的条件,但他在治疗某些疫病的方药中所用药物却十分科学有效。例如,孙思邈强调"瘿"(地方性甲状腺肿)是因久居并常饮山区坞水(缺碘水)而引起的,因此在治疗上采用含碘丰富的海藻、昆布以及动物甲状腺等,其疗效是十分理想的;孙思邈提出用猪肝、羊肝煮食治疗雀目(夜盲症),效果明显(注:补充了维生素A);孙思邈主张用谷白皮煮水去渣后用以"煮米粥常服防之"来防治脚气病(注:补充了B族维生素)。可见,在病因治疗上,虽然还是不自觉的,但其成就令人钦佩。

孙思邈《千金要方》所列举的预防疫病方药共有33条之多,其中用于内服的有"屠苏酒",用于熏烧的有"太乙流金散""杀鬼烧药方""虎头杀鬼丸""辟温杀鬼丸",用于外涂的有"雄黄散",用于粉身的有"粉身散",以及用于驱蚊虱的药物等。这些方药的组成多为芳香制品,对身体功能调节和净化居室环境有一定的作用。

孙思邈强调,对于疫病应早期治疗,如果延搁,则邪气入脏,难以治疗。对于邪气入脏的情况,他以五脏分别理论,将疫病与脏腑辨证相结合,提出了以五脏来划分疫病的名称:"青筋牵""赤脉攒""黄肉随""白气狸""黑骨温",并对这五种疫病提出了各自的治疗方药。方中用药大多采用大青、石膏、栀子、玄参等,也成为后世治疗疫病的常用药物。例如,治疗风温的萎蕤汤、治疗时行毒病的凝雪汤、治疗热入营血的犀角地黄汤、治疗热入心包的紫雪丹等,成为后世治疗疫病的常用名方。

此外,在疫病的恢复期,患者还应注意饮食宜忌,即"食复"或"劳复",否则会影响疫病的痊愈及康复。

(三)孙思邈的养生保健观

在《千金要方》中,还体现了孙思邈丰富的养生保健观念。孙思邈所提出的食疗养生、导引养生、房室养生以及各种生活卫生、心理卫生的原则,在中医养生学上有着非常重要的价值。例如,《千金翼方》强调,在居住环境上,要选择"背山临水""气候高爽、土地良沃、泉水清美"的自然地理位置;在饮食上,"勿食生肉,伤胃,一切肉惟须煮烂";在卫生习惯上,要"常习不睡地"。孙思邈在书中强调,养生可以强身健体,针灸经穴可以增强人的抵抗力,自然都能够增强人体对疫病的抵抗能力。

六、吴有性《瘟疫论》的传染病学理念

明末医学家吴有性(1582—1652),字又可,吴县(今江苏苏州)洞庭东山人。据民国《吴县志》著录:吴有性乃"静心穷理,格其所感之气,所入之门,所受之处,及其传变之体,平日所用历验方法"。他治疗瘟疫,并将病理和治疗方法总结成《瘟疫论》,又称《温疫论》,是中国第一部系统研究急性传染病的医学书籍。吴有性创立了我国传染病学基础,是我国温病学奠基人。

在《温疫论·自序》中,吴有性指出:"夫温疫之为病,非风、非寒、非暑、非湿,乃天地间别有一种异气所感"。他使用"温疫"代替"瘟疫",以示与"伤寒"的区别。

《温疫论》提出,疫病的病因是非其时而有其气,不同于伤寒等病是由于感受天地之常气而致病,疫病则是感天地之疫气致病。《温疫论》将瘟疫与其他热性疾病严格地区分开来,使疫病的病因学研究突破了前人六气学说的束缚。《温疫论》在我国第一次建立了以机体抗病功能不良,感染戾气为发病原因的

新论点。《温疫论》指出,"戾气"(注:邪恶之气)的传播途径是通过空气和直接接触,由口鼻进入而致病。只有某一特异的戾气才引起相应的疫病。吴有性认为,正气充满,邪不可入,机体抵抗力强,则虽有接触传染的可能,但不大会发病。假如本气适逢亏欠,呼吸之间,外邪因而乘之,机体抵抗力减低,又受到传染,则可以发病。

吴有性的《温疫论》,对疫病免疫性也进行了论述:"至于无形之气,偏中于动物者,如牛瘟、羊瘟、鸡瘟、鸭瘟,岂但人疫而已哉?然牛病而羊不病,鸡病而鸭不病,人病而禽兽不病,究其所伤不同,因其气各异。"

《温病论》是中国传统医学在预防医学思想上的一次重大突破。吴有性对疫病发生和流行的规律有了更进一步的认识,并记载了很多防治疫病的经验。吴有性将温病、瘟疫与伤寒区分开来,为后人温病学的兴起奠定了坚实的理论基础。

（范春,李红卫）

第二章　医学传教士与近代中国公共卫生的兴起

在 19 世纪初期,基督教在华的传播面临着中国本土文化中心主义的严重障碍,加之清政府厉行海禁和禁教政策,阻碍了中西方之间的正常文化往来,因此,基督教在华传教事业遇到了很大的阻力。两次鸦片战争,使传教士获得了诸多在华特权,他们开始进行公开的自由传教。但是,由于华人传统文化心理的根深蒂固,中西接触上的文化障碍并未立即消除,传教士初到一地,无不受到中国人的本能排斥。在近代中国严守夷夏大防的社会氛围下,基督教传教士很难与中国人自由往来,如何与中国人接触就成为在华传教的难题和突破口。在清政府的禁教政策下,医学传教士的早期传教效果并不明显,却使西方差会从医学传教中看到打开传教局面的方法,教会医疗就起到了其他方式所不能起到的作用。

1836 年,英国东印度公司外科医生哥利支(Thomas Richardson Colledge,郭雷枢)在《中国丛报》(*Chinese Repository*)发表了《聘任医生来华任传教士商榷书》,呼吁欧美教会派遣医生来中国传播基督福音。由此,出现了 Medical Missionary(医学传教士)这一称谓或职业:"是由差会派遣或雇佣的医生,他们领取差会工资,自愿将医疗工作和差会利益联系在一起。"医学传教士也成为医生职业的亚类。传教士有着坚定的宗教信仰,远行向不信仰宗教的人们传播宗教。一般所说的传教士,主要是指基督教的宣教师。据统计,1907 年全球有 781 名医学传教士(其中英国派遣 395 人,美国和加拿大派遣 386 人),而在华医学传教士就达 398 人。客观上讲,一部分西方传教士在中国的所作所为,伤害了中国人民,羞辱了上帝之名;另一部分西方传教士则单纯为了传扬福音而来华,为中国人民做了些好事,对中国医药卫生事业的发展做出了很大的贡献。

第一节　伯驾与近代中国的教会医疗事业

1834 年,"美部会"(The American Board of Commissioners for Foreign Missions,美国公理会海外传教差会)派遣彼得·伯驾(Peter Parker)来华传教,他是第一个来华的美国传教医生。

1834 年 6 月 1 日,在正式任命伯驾为传教士的仪式上,"美部会"向他宣读了一份建议及鼓励的话:"你已拥有内外科医学知识,如遇机会,可运用其为人们解除身体的病痛,你也要准备着尽你所能,用我们的文化和科学帮助他们。但你绝不要忘记,只有当这些人能作为福音婢女时才能获得你的注意。医生的特性不能替代或干扰你作为一名传教士的特性,不管作为一名医生、一个懂得科学的人将怎样受到尊敬或是对中国传教有多少益处。"伯驾随后表示:"我可将此生为成百万中国人的身体需要施医给药。虽然我有理由重视解除身体病痛这一愿望,但是,千年以后这种病痛依旧存在,效果甚微,而那些与灵魂相关的东西却有万事不易的重要性。中国的要求是非同一般的,她有其精神,有其财富,有其文化,也有千万个不道德的灵魂!这项工作是伟大的,我们对于上帝的忠诚以及所作的努力都是恰如其分的。……我最大的荣誉是,作为一位耶稣基督的使者前往。"

可见,"美部会"派遣伯驾来华的意图是非常明确的。传播福音是伯驾的本职,行医只是传教的辅助工具。

伯驾

美国医学传教士彼得·伯驾(Peter Parker,1804—1888),1804 年 6 月 18 日出生于美国马萨诸塞州弗兰明罕(Framingham)。伯驾从小就在教堂接受宗教的灌输,1820 年 4 月 15 日,16 岁的伯驾受洗成为基督徒。

1827 年,伯驾考入阿默斯特学院(Amherst College),三年后,他考入耶鲁大学(Yale College)。由于耶鲁承认他在阿默斯特学院的全部学分,所以他直接升入四年级学习。在耶鲁他修读了解剖学、化学、植物学、地质学、天文学

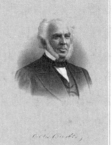

和哲学等课程,于 1831 年 9 月毕业,获得学士学位。1831 年 10 月,他又在耶鲁大学神学院接受神学和医学的专门训练。1834 年 3 月,伯驾获得医学博士学位和医生资格,5 月被美国长老会按立为牧师,6 月 1 日在纽约长老会堂被正式任命为传教士。1834 年 6 月 4 日前往中国广州,走上了在华传教之路。

1835 年,伯驾在广州创办教会医院"眼科医局"(博济医院前身),它是近代中国境内第一所现代化的医院。伯驾虽然是眼科医生,但在肿瘤切除术、膀胱切除术、截肢术以及麻醉法的应用方面均有贡献,并致力于把当时西方新的医学技术传入中国。

1838 年,伯驾会参与发起成立"中华医学传教会"(China Medical Missionary Society),会员每年捐赠慈善款,支持眼科医局。1855 年,他出任美国驻华全权公使,仁济医院从此移交给美国嘉约翰(John Kerr)医生。伯驾所扮演的外交官角色,已纯粹是作为一名侵略者出现,其行为在客观上损害了中国的利益。

1857 年 4 月 22 日,伯驾结束了他在中国的宣教和外交生涯,于当年年底偕妻回到华盛顿特区定居。1888 年,伯驾在其寓所中去世,享年 84 岁。

伯驾在中国创办医院、施教行医,传播基督教义,开创了医务传教的方法,并参与创建了世界上第一个医务传教会——中华医学传教会(China Medical Missionary Society)。伯驾的医学传教活动,在一定程度上促进了广州的西医事业的兴起,开启了近代中国的教会医疗事业。

一、伯驾在华开设眼科医局

1834 年 10 月 26 日午夜,伯驾抵达广东。由于当时健康状况不佳,遂辗转澳门,乘船来到新加坡。那段时间,他一边学习中文,一边养病。1835 年 1—8 月,伯驾在新加坡开设了一家小诊所,专为当地的中国人看病。该诊所获得了很大成功,于是他决定在广州也开办一个类似的机构。1835 年 9 月 8 日,伯驾重返广东。

1835 年 11 月 4 日,伯驾在广州十三行新豆栏街 7 号开设一所教会医院——眼科医局(又称"新豆栏医局",博济医院的前身),是我国内地最早的一家西医诊所。眼科医局是个 3 层楼房,首层为地窖,第二层为候诊室、诊室及药房,第三层为手术室以及可容 2~3 人的留医室。

医院门卫每天将标有中英文序号的竹片发给前来就诊的患者,就诊者按照到来的先后顺序看病。这样,医生就能有条不紊地看病(这可能就是医院挂号制度的由来)。每位新就诊者的姓名、所患疾病、编号及就诊时间均一一被记录下来。每位患者的处方都被保存下来,以便为今后的开方提供参考。

医局开张第一天,没有人前来就医。第二天,仅有一名患有眼疾的妇女抱着试试看的心理踏进医局就诊。谁料,第三天一下子就来了六名患者,往后竟然逐日递增。据统计,医局开业的头三个月,就有 925 名患者就医。因病人增多,1836 年春扩充业务院舍,设有接待室、诊断室、配药室、手术室、观察室等,候诊室可以容纳 200 多人,病房可以容纳 40 多人。医局虽名曰眼科医局,但也诊治其他多种疾病。伯驾医术高明,为患者免费治疗,且治愈了大部分患者,为医局赢得了声誉。作为一名传教医生,伯驾以传播"福音"为己任,扮演了一位兢兢业业的医生角色,救死扶伤,不计报酬,客观上有利于"西医东渐"。

即使没有资金来源,医局也持续提供免费医疗。实际上,眼科医局的主要经费来源于"美部会",也得到到英美商人的资助。原先以 500 美元年金将房子租给眼科医局的丰泰行华商伍怡和(又名郝华),后来也将房子免费供医局使用,甚至还资助医局 300 美元。

在鸦片战争爆发前,传教士在华的传教是受当局严厉禁止的。伯驾的传教一旦被发现,整个医局就会被关闭,自己也会遭驱逐。因此,伯驾在这一时期的传教是秘密进行的。他在治病前先对病人说:"你必须是一名信徒",然后才给病人治病,毕竟伯驾开设医局是为传教服务的。

由于鸦片战争爆发,广州眼科医局于 1840 年 6 月被迫关闭。1842 年 11 月,眼科医局再度开张,更名为眼科医院。此时,伯驾开始公开利用行医的机会进行公开的传教活动。伯驾等传教士认为,医生在病人遭受痛苦的情况下,"无疑最有机会用宗教的真理去感动病人"。在为病人施行手术前,伯驾把基督教传教的小册子送给患者,向他传教,做完手术后继续向病人说教。

1844 年,中美《望厦条约》签订后,传教士在华活动进一步合法化、公开化。1845 年 12 月 29 日,第一位中国籍基督教牧师梁发正式定期到"眼科医院"协助传教工作。

1855 年,伯驾离开"眼科医院",出任美国驻华公使,另一位美国医学传教士嘉约翰(John Glasgow Kerr)接管医院工作。1856 年,眼科医院在第二次鸦片战争中被焚毁而再度关闭。1859 年,嘉约翰到广州南郊另择新址重建,并把医院更名为"博济医院"。民国时期,再次更名为"百年医院",直到 1949 年关闭,成为在华时间最久的教会医院。

二、伯驾在华开创"医务传教"方法

"美部会"派往他国的传教士健康状况普遍不佳,很多人过早地死亡或返回美国国内。针对这种状况,"美部会"对部分传教士进行医学训练,然后再分别派往不同的地区。这类传教士在医务方面的主要任务是"照料他们的同事","只将少量的时间用于在当地居民中行医"。

"美部会"的初衷并不是让伯驾做一个以向中国人行医为主的传教医生,而是让他以照料其他传教士的健康,以从事传教活动为主,利用空余时间向中国人行医。伯驾在广州开展的医务活动,既不是"美部会"的指导,也不是教会既有的、约定俗成的方法,而是他根据自己的传教经历和中国特殊国情而采取的自愿行为。在伯驾来华之前,已有第一批美国传教士裨治文(Elijah Coleman Bridg-man)、雅俾理(David Abeel)、艾拉·特雷西(Ira Tracy)和卫三畏(Samuel Wells Williams)等来华传教。但是,伯驾与他们的传教方式截然不同,毕竟伯驾是一名受过专门医学训练的临床医生,他具备借医传教得天独厚的优势。

实际上,第一个提出借医传教设想的是1823年加入荷兰传道会的郭士立(Karl Friedlich Gutzlaff,1803—1851)。他穿中国服装,起中国名字,为中国人看病,给中国当地人留下了很好的印象。在《中国沿海三次航行记1831、1832、1833年》中,郭士立介绍了借医传教行为所产生的"绝佳效果"以及民众对西医治疗的渴求。为此,他建议英美差会派遣一些受过专门训练的人到中国行医传教:"我们需要在中国的中部地区建立一些医院,并且有人能长期在那儿独立工作。""我不知道是否会有这样的医务人员,为了传播福音和改善人们的身体状况而愿意到一个遥远的国家去工作。"郭士立的提议,对"美部会"派遣伯驾等医学传教士来华借医传教的决定产生了一定的影响。

为社会底层缺医少药的民众提供医疗服务,成为传教士接近中国民众的一个有效途径。伯驾选择开设眼科医局,主要是因为当时广州的眼疾患者非常多,而致病原因只是民众不讲卫生致使细菌感染,只要采取消毒杀菌的简易治疗即可痊愈。西医对眼疾的快速疗效,使患者对美国医学传教士产生了好感,加之是免费治疗,因此就诊者逐渐增多,伯驾的眼科医局在广州的影响也逐渐扩大,这也为伯驾搜集中国情报、开展传教活动提供了极大的方便。

在治疗疾病的过程中,伯驾始终没有忘记自己作为一个传教士的职责,经常向病人赠送传道书。行医只是用来作为传教的手段,救治病人肉体的痛苦只是为了拯救他们的灵魂,这也是来华的新教传教士举办医疗慈善事业的出发点。伯驾的眼科医局及其借医传教方式,标志着以行医为手段的"医务传教"(Medical Mission)方法正式形成。伯驾开创了基督教新教"医务传教"方法,为日后来华新教传教士树立了榜样。

三、伯驾参与成立中华医学传教会

建立一个正式组织来推广伯驾所办眼科医局的成功经验,推行伯驾所创"医务传教"方法,以便进一步推进新教在华的传教事业,被提上了议事日程。

1836 年 10 月,哥利支(郭雷枢)、伯驾和裨治文联合发表了一份倡议书,呼吁成立 China Medical Missionary Society(中华医学传教会)。倡议书提到:"我们怀着特殊的兴趣看到,在中国人当中开展医疗服务活动,可能产生良好的影响,特别是(这类活动)有助于促使中国人与外国人进行积极和友好的交往,有助于传播欧洲和美国的文化和科学,最终将有助于传入救世主的福音,以取代现在统治着他们心灵的令人悲悯的迷信。"

1838 年 2 月 21 日(清道光十八年),在广州外商总商会召开了 China Medical Missionary Society(中华医学传教会、中国医务传教会)成立会议。会议选举哥利支(郭雷枢)为会长,伯驾、裨治文等为副会长。中华医学传教会鼓励和帮助更多医学传教士来华,借助行医吸引群众而传教,也为日益壮大的眼科医局筹集经费。

中华医学传教会的宗旨是:"通过为中国人治病,向他们传授医学知识和上帝的福音,使他们消除长期存在的偏见和民族排斥情绪,使他们认识到他们所仇视的人有能力并且愿意帮助他们摆脱苦难。"该会的主要职能,是向各新教差会派来的传教医生提供各种帮助,致力于医学与传教的结合,为在华传教开辟道路。

裨治文

裨治文(Elijah Coleman Bridgman,1801—1861),1801 年 4 月 22 日出生于美国马萨诸塞州的贝尔彻城。1822 年,考入阿默赫斯特学院,大学读书期间即有志于海外传教。1826 年,大学毕业后又进入波士顿附近的安多佛神学院学习。1829 年 9 月自神学院毕业后,10 月被封立为牧师。

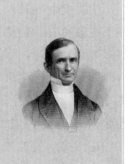

1830年2月，受"美部会"派遣来到广州，成为美国第一位来华的新教传教士。1830年5月，由他创办并任主编的《中国丛报》(*The Chinese Repository*)成为当时世界了解中国的桥梁，其宗旨是："认识中国，了解中国，向海外报道中国各方面情况以及她所发生的变化，变化给中国带来的影响。"裨治文在《中国丛报》上也发表了大量文章向西方世界传播中国文化。至1851年停刊，《中国丛报》共发行20卷，232期，记载了鸦片战争前后有关中国社会的各种调查报告，并有许多中外关系方面的实录，是研究中国近代史开端及早期中外关系史的重要参考资料，极具史料价值。

1847年5月，他移居上海参加修订《圣经》中译本，以后虽名列广州传教站，却长期居住在上海。1856年，上海外侨组织了一个学术性团体——上海文理协会，裨治文被推为第一任会长。裨治文参与组织了为布道而成立的四个传教组织——在华基督徒协会、在华实用知识传播会、马礼逊教育会、中华医学传教会，向中国传播了西方的知识和文化。

1861年11月，裨治文在上海病逝。裨治文的夫人根据他遗留的部分资料，编写了一本《裨治文传》，于1864年在纽约出版。

1838—1850年，来华并隶属于中华医学传教会的传教医生在广州、澳门、香港、舟山、厦门、福州、宁波、上海等地开办了数十个医院和诊所，均接受了中华医学传教会的资助。鸦片战争后，在中华医学传教会的推动下，西医以更大规模、更系统地传入中国，以"五口通商"的城市为主，建立医院、编译书籍和传播西医知识。（注：1842年，清政府与英国签订《南京条约》，强迫中国开放上海、广州、福州、厦门、宁波为通商口岸，称为五口通商。）

中华医学传教会的主要工作是募集资金、医药器材，与欧美的传教差会及医疗机构建立互动关系，它的会员制度带有浓厚的"募捐"色彩，是否具有医学专业背景不是成为会员的必要条件。中华医学传教会对医疗卫生资源的整合与管理，反映了近代西医活动的社会化与组织化特征，并为中国博医会的诞生埋下了伏笔。

中华医学传教会这个组织的自身条件并不成熟，会员不多，财力不足且派别众多。1845年，因资金不足以及英美派别之争等问题，中华医学传教会分裂成了广州传教士医学会和香港传教士医学会两个组织。该组织与清政府地方当局之间也没有任何联系，它没有在教会医疗事业中产生多大影响。

1886年(清光绪十二年),中国博医会成立后,中华医学传教会停止活动。

四、伯驾采用师徒制向华人学生传授医学知识

在中华医学传教会成立之初,就讨论过派遣中国青年到西方学医的问题。包括伯驾在内的医学传教士深知为中国培养西医人才是非常重要的。据1833年出版的期刊《中国丛报》记述,伯驾在给医学传教会的报告中指出:"培养一批能干的、有科学知识的内外科医生是一个既定方针。"伯驾采用师徒方式向华人学生传授医学知识,让中国学生们读圣经,学习英语、医学和地理等知识,并在眼科医局开展医疗实践。

1837年,伯驾在眼科医局以师徒制的方式带过关韬等3名华人学生,向他们传授医学知识,培养他们的临床技能。后来,关韬已经能够独立进行眼科和外科手术,甚至包括切除肿瘤等当时被认为比较复杂的手术,成为我国最早学习西医并取得较大成就的临床医生。当伯驾回美国或参与其他公务活动时,伯驾便将眼科医局的工作交由关韬负责管理就可见一斑。由于关韬的医术精湛,曾被清政府授以"五品顶戴军医"。

1844年,伯驾又招收了黄宽等4名中国医学生。伯驾对黄宽的医学理论知识和实践给予高度评价,并在给医学传教会的报告中,认为他是"天才的、聪明的、道德品质高尚的,在眼科和外科上都取得了成功"。

虽然这种师徒方式的医学教育活动并没有取得显著效果,但开启了近代西医教育的大门,对以后新教传教士的医学教育活动具有借鉴和启发作用。

第二节 医学传教士的行医与传教双重角色

西方医学在中国传播是通过西方基督教医学传教士的努力来实现的。医学一直就与宗教有着千丝万缕的联系,世界各民族传统医学体系的分布,总是与一定的宗教传播范围相重叠。近代基督教东传的方式分为直接传教和间接传教两类,所谓直接传教就是将基督教义不经中介直接灌输给受众,而间接传教则主要通过教育、出版、医学三大途径(此外还有赈济、慈善等)。医学传教是在传授医学知识、出版书刊、治病救人的同时取得受众的信任,然后再传教。一般情况下,医学传教士采用直接传教和间接传教并用的方式,一边治病,一边送《圣经》给病人。借医传教,带来的是近代中国社会对西医由下而上的普

遍认同。

一、医学传教士的借医传教

作为一种普世宗教,基督教具有较强的适应性,在全球范围内有着广泛的传播。1807 年,英国基督教新教长老会信徒马礼逊(Robert Morrison,1782—1834)来华揭开了近代基督教新教在中国传教运动的序幕,他是西方派到中国大陆的第一位基督新教传教士。作为一种福利机构为社会提供服务是各种宗教的重要功能之一,施医给药在一定程度上是这种功能的反映。施医给药,不仅可以体现宗教的慈善之心,而且还可以引起人们对某一宗教的好感,因此治病救人就成了很多宗教传教的通用方式。

中国的道教和佛教都非常重视医药在传教过程中的重要作用。例如,一些佛教寺院不仅在疾病流行时对民众施医给药,而且还创办病院。早在 568 年,属于大乘佛教的河南汲郡西山寺就创办了"病坊"以救济贫病者。西方的基督教的传教也与医药有着密不可分的联系,例如,《圣经》中的《马可福音》《马太福音》都有耶稣传教时给人治病的记录,耶稣还教他的门徒们给人治病以传教。可见,传教士在华举办医疗事业是基督教医学传教传统的传承。

基督教在唐、元、明清之际先后三次传入中国,每次都非常重视利用医药来进行传教。创建于 428—431 年的"景教"起源于今叙利亚,是从希腊正教(东正教)分离出来的一个基督教教派。景教在唐代正式传入中国,即基督教聂斯脱里派(东方亚述教会),被视为最早进入中国的基督教派。景教的传教方法有两种:翻译经典和医治疾病。在景教徒中,不乏精通医术之人,有些景教徒还为当时的贵族治过病。元代的"也里可温"(是元朝人对基督徒和教士的通称)对医药传教相当重视。"也里可温"在北京等地设立医院开展医疗活动,有的教徒还在河南建立教堂,同时兼行医术。明清耶稣会士翻译、撰写了许多种有关天文、历算、地理学、物理学以及语言学的著作,把西方科学技术和人文科学传播到中国。同时,他们对医药也相当看重,例如,耶稣会士于 1569 年在澳门创办了圣拉斐尔医院。不少清初来华的传教士精通医药,他们利用医药为帝王、大臣以及贫民治病,如传教士曾用金鸡纳为康熙帝治过病。这一切都为明末清初的传教提供了方便。

近代传教士高度重视医学传教,与当时中国对基督教的政策有关。清康熙以来的禁教政策,使西方在华的传教活动遭到很大的阻碍。1807 年来华的马礼逊发现在华传教异常艰难,便与东印度公司的哥利支(郭雷枢)医生于

1827年在澳门开设了眼科医馆,为贫困患者治病,以博得华人的好感与信任,从而便于传教。医学传教在很大程度上是为了消除中国人对基督教的排斥而产生的。鸦片战争后,一系列不平等条约的签订使清政府不得不给传教士诸多特权,从此,医学传教活动处于不平等条约的庇护之下。

在中国政府严禁自由传教的时代,医学被视为传教的一种工具。借医传教,医是手段,教是目的,而被中国人所接受的却是"医"。这与中国文化的深厚传统、对外来文化实用主义地拿来为我所用的特点有关,也与医学本身所具有的学科特点分不开。

医学能否被人们所接受,最重要的是其有效性(即工具特点)。能否药到病除、妙手回春,医疗效果是最关键的检验指标。在近代中国,西医传播虽然遇到不少的阻力,但总体上是相当顺利的,从种牛痘到外科手术,都因为其有效才被人们所认可和接受。

在近代中国,中国传统医学诊断疾病的方法是望、闻、问、切,治疗疾病依靠的是祖传秘方和个人累积的经验,一般没有复杂的仪器设备,病人可以在家接受诊治,所以走家串户的游方郎中行医而不是坐医。近代西医诊治疾病需要一整套设备和特定的环境,医生不可能携带诸多器械行医,因此西医是坐医而不是行医,即通过开办医院来开展医疗活动。医学传教士开设一所医院,为社会下层缺医少药的民众提供医疗服务,成为医学传教士接近中国民众的一个有效途径。传教士并不是不想影响中国社会上层、精英阶层,他们也在这方面做过努力,但是成效甚微,不得不选择了自下而上的西医东渐传播路径。

医学在传教过程中的必要性,关键在于它作为传教工具的有效性。医学传教士虽然扮演传教士与医生的双重角色,集拯救人的灵魂和肉体于一身,但必须把拯救人的灵魂作为终极目的,即传教是主业,而行医是传音布道的副业。西方传教士在中国的成败不仅在于使多少中国人皈依基督教,而且在于是否使更加众多的中国人改变思想方式。

西方传教士充当着本国向外扩张的开拓者,他们披着"神圣"的外衣,深入中国社会各个角落,搜集资料和情报,为本国的经济利益和政治扩张服务。传教士们在中国的主要活动是传教,为配合传教,他们还从事出版、译述、医务和教育工作,并为本国政府的侵华活动出谋划策。第一位来华的美国传教士裨治文一语道破了天机:"我等在中国传教之人,与其说是由于宗教的原因,毋宁说是由于政治的原因。"

第一次鸦片战争之后,基督新教取得了在华传教的权利,传教士大批涌入中国。这些西方传教士除了从事宗教活动外,还在"西学东渐"(是指近代西方学术思想向中国传播的历史过程)的文化交流中起到桥梁的作用。行医、办学成为早期来华传教士使用的两种十分有效的传教手段。在明末清初,各基督教差会派遣的医学传教士把西医带入中国,西医教育也随着教会医院的增多和西医医生需求量的加大而逐渐兴起。西方医学传教士身兼"牧师"和"医生"双重身份,行迹所至,施医济药,兴办医院和学校,开了西医行医和西医教育的先河。

鸦片战争后,教会医院由沿海进入整个内地,并不断发展壮大。传教士可随意到中国的各省市建教堂和传教,教堂和医院成为传教士驻扎的标志。事实上,医疗性传教对促进国民健康起到了积极作用。

二、医学传教士在华开设教会医院

从 1805 年开始,以英、美为主的西方医学传教士陆续来华开办诊所或医院。由于英国对中国主要是以经贸为主,他们的医务活动受到东印度公司的制约,其自主性受到限制,于是美国医学传教士人数和规模后来居上,逐渐占据多数。1835—1914 年,医学传教士在华开设的具有一定规模的医院达 59 所,占当时中国医院总数的三分之二,其中大部分由美国医学传教士所开。

医学传教士开设教会医院在各地行医之初,受到了当地人的猜疑,甚至引起教案与冲突。此后,求伯驾治病的人日益增多,不少官员也到他的医院来治病。行医治病,为华、夷接触提供了方便之门,也为传教的顺利开展提供了必要的前提。有传教士曾说:"当欧洲的大炮不能拉开一个门闩时,伯驾却用手术刀打开了中国的大门。"教会医疗事业被称为"打开传教的楔子"。继伯驾在华行医之后,雒魏林、合信等医学传教士也先后来华,他们在各处行医时都产生了与伯驾同样的影响。

在这些教会医院中,具有代表性的是博济医院和双旗杆医院。

(一)博济医院

1859 年,美国医学传教士嘉约翰将从伯驾手里接管的眼科医局更名为博济医院(Canton Pok Tsai Hospital)。该医院一直没有专职的牧师和男女传道人,他们每天在门诊部和住院部向病人传教,分送圣书和小册子,并要求病人参加礼拜。医院除了给人治病、传教外,还开设医校,培养医护人才,翻译西药西医书籍,在医院管理等方面也曾经做了许多工作。

嘉约翰

嘉约翰（John Glasgow Kerr，1824—1901），1824年11月30日出生在美国俄亥俄州邓肯斯维尔。1847年毕业于费城杰弗逊医学院，此后在俄亥俄州南部行医7年。

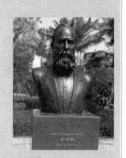

1853年，他受美国长老会之任命前往中国。1854年5月15日，他到达广州开始以行医传教。1855年，他接替美国医学传教士彼得·伯驾创建的"眼科医院"。由于眼科医院在1856年第二次鸦片战争中被焚毁，他于1857年返美，入费城杰斐逊医学院进修，并四处为重建广州眼科医院筹款，购置了一批新的医疗器械。1858年，嘉约翰回到广州，把"眼科医院"迁往南郊新址，并更名为博济医院，以表达效法基督精神，博爱众人，济世为怀之意向。医院于1859年1月开业。

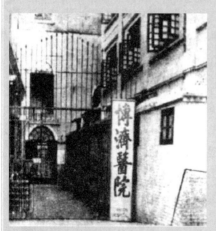

1866年，嘉约翰利用博济医院的实力开办了博济医科学校，学制3年，成为中国最早的西医学校。1879年，学校更名为南华医学堂。1886年，20岁的孙中山以"逸仙"之名入读南华医学堂，成为嘉约翰的学生。1904年，扩建后改名为华南医学院。1949年后，与其他医学院校合并成立中山医学院，后更名为中山医科大学，此后又与中山大学合并，更名为中山大学中山医学院。

1868年，嘉约翰在广州编印出版了中国第一份用中文向国人介绍西医知识的周刊《广州新报》，后改名为《西医新报》。主要内容是介绍西方医学医药知识，并附带刊登一些当时的国内外新闻。1886年，他担任了新成立的中国博医会第一任会长，并担任《博医会报》（*China Medical Missionary Journal*）总主编。他的巨大声望和远见卓识，对早期博医会的发展产生了重要的影响。

1901 年 8 月 10 日,嘉约翰在广州逝世。他是中国近代具有极高声望与影响力的医学会传教士之一,被誉为"柳叶刀传福音"的楷模、在中国传播西医西药的奠基人。他以精湛的外科技术诊治了众多中国患者;创办了中国近代第一所西医学校——博济医科学校;翻译了大量的西医书籍;创办了中国近代最早的医学杂志《西医新报》。嘉约翰除了担任中国博医会会长(1887—1888 年)之外,还担任过博医会名词委员会主席、禁烟委员会主席、华南分会会长及会刊华南分区编辑。

(二)双旗杆医院

1844 年,英国医学传教士雒魏林(William Lockhart,1811—1896)在上海创建了当地最早的一家西医医院"中国医院"(即后来的"仁济医院")。1861 年,雒魏林在北京开设了西医门诊。1864 年,雒魏林回国,该诊所由来华的英国医学传教士约翰·德贞(John Dudgeon,1837—1901)接管。1865 年,德贞把诊所改建并创建了近代化医院——京都施医院,因医院门前有两根高大的旗杆,俗称"双旗杆医院"。因德贞出色的医德和医术,"双旗杆医院"闻名京城,该院的寺庙式建筑群和医院门前的木制双旗杆,被赋予了精神和文化的色彩,成为医德和近代医学科学的象征,演绎为人文精神物化的标志。

德贞

英国医学传教士约翰·德贞(字子固,John Dudgeon,1837—1901),英国苏格兰格拉斯哥人。英国格拉斯哥大学医学院外科学硕士、爱丁堡大学医学博士,英国伦敦会传教医师。

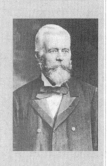

1863 年,受伦敦会海外部派遣来华,在芝罘(隶属今烟台市)行医传教。1864 年,到北京负责伦敦会在北京教区的医疗工作。

1865 年,他在北京创办"双旗杆医院"(京都施医院),该院为对中国近代医学产生重要影响的协和医院前身;1871 年,德贞受聘总理衙门,出任京师同文馆第一任医学与生理学教习,同文馆医学班日后并入京师大学堂,就是如今北京大学医科部的前身。

1884 年,德贞脱离伦敦会,以英医身份在北京生活工作。晚年专注研究中国医学文化,并深切关注中英外交关系。1901 年,德贞在北京去世,终年 64 岁。

1870—1890 年的 20 年间,德贞在传教士主办的中文报刊上撰写医学专栏,介绍解剖学、生理学和临床医学技术,开启近代医学科学的入门教育,并协助清政府奠定了中国医学近代化的早期模式。

德贞在欧洲医学界演讲中医健康之术,在英文医学杂志发表探讨中医论文,主动承担起将中医的健康理念和医疗方式推广至西方世界的责任,是 19 世纪享誉中外朝野的"良医"和名人,堪称 19 世纪东西方医学文化的交流使者。

1900 年,"双旗杆医院"被义和团焚毁。1906 年 2 月,英国伦敦会传教医师科龄(Thomas Cochrane,1866—1953)在京都施医院原址附近开设了协和医学堂(Union Medical College),在医学堂的大院入口处重新矗立了双旗杆。1915 年,美国洛克菲勒基金会向伦敦会收购了协和医学堂,更名为北京协和医学院;同时购买了哈德门大街上与原协和医学堂相对的豫王府,新建北京协和医学院,建筑设计风格仿照寺庙和宫廷建筑,并在总入口处安置了双旗杆。1925 年,受洛克菲勒财团委派,加拿大公共卫生学教授兰安生(John Grant)负责开拓协和医学院的"公共卫生教育",他选取一座废弃的寺庙,创建协和医院公共卫生中心。

医学传教士与教会医院通过先进的西医医术、免费施诊送药,为教会学校的学生提供治病、定期体检等保健服务,逐渐博取了一些当地华人的信任。一些中国人纷纷抛弃偏见、歧视,络绎不绝地请医学传教士治病,有的中国人还与医学传教士建立了友好关系。教会医疗事业不仅取得了一般民众的信任,而且逐渐取得了在社会上占主导地位的官绅的认同。一些地方官员在受惠于教会医院或医学传教士之后,不仅对教会医疗事业和传教事业在租地等方面提供方便,而且主动地为传教事业提供保护或提供资助。这样,就为传教的进一步发展提供了便利,奠定了许多地方传教事业的基础。

教会医院是医学传教的基本形式,它的数量、规模和地域分布也是衡量医学传教业绩的最重要指标。据不完全统计,1840—1911 年,欧美国家在中国建立的教会医院有 120 家。其中,1886 年前(含 1886 年)建立的教会医院仅

34 家,约占 28％,且主要集中在上海、广州、汉口等大城市。1866 年后建立的教会医院有 86 家,约占 72％,除沿海地区外,内陆省份如安徽、湖南、江西、四川等地的教会医院数量有较大增加。

在比较发达的通商口岸,医学传教士成立了许多教会医院。例如,山东济宁的德门医院(1890 年)、福建漳州的协和医院(1890 年)、广东揭阳的真理医院(1890 年)、南京的鼓楼医院(1890 年)、山东临沂的南关基督教医院(1891 年)、河北保定的思罗医院(1893 年)、济南华美医院(1893 年)、江苏江阴的福音医院(1894 年)、广州的夏葛妇孺医院(1896 年)、苏州的上津桥妇孺医院(1896 年)和福音医院(1897 年)、上海的广仁医院(1898 年)、福州的柴井基督教医院(1899 年)、广州的柔济医院(1899 年)等。

原来成立教会医院较少或没有设立教会医院的省份也增设了一些教会医院。例如,四川重庆的仁济医院(1892 年)、四川达县的教会医院(1893 年)、四川重庆的宽仁医院(1894 年)、四川成都的存仁医院(1894 年)、安徽合肥的基督医院(1897 年)、四川乐山的仁济男女医院(1898 年)、山西临汾的善胜医院(1898 年)、安徽安庆的同仁医院(1899 年)等。到 1915 年,各差会在华所办医院 330 所、诊所 223 所,另举办有 10 多所教会医学院校以及数量众多的护士学校。

此外,医学传教士还专门成立了麻风病院和疯人院等,具有代表性的这类专科医院有两所——1893 年苏格兰医生梅藤更设立的杭州麻风病院、1898 年嘉约翰在广州设立的近代中国第一所疯人院。

三、医学传教士的行医与传教之争论

从医学传教士产生之日起,行医与传教的关系一直是个争论不休的问题。伴随着自由传教时代的来临以及来华医学传教士人数的迅速增加,医学传教活动逐渐出现了行医与传教的两极分化。中国巨大的医疗需求,使来华的医学传教士陷入了繁忙的疾病防治活动中,逐渐改变了以传播基督福音拯救灵魂为第一使命的原始动机,而把对人的肉体疾病的治疗当成了首要责任。原则上医学已不再是传教的必然工具,医学传教士的传教、行医双重角色便开始产生冲突和错位。围绕行医与传教的关系,医学传教士内部曾展开激烈的论争。

1884 年,英国传教士医生、"双旗杆医院"创办人约翰·德贞在发表的《作为福音传播中介的医学传教士工作》一文中指出,利用医学手段拓展传教通

道、消除偏见只是暂时性的,是被设计出来的亮点,工具性的医学传教并不具备永恒价值与普世意义。德贞明确地提出,在自由传教的时代,没有必要将行医和传教继续捆绑在一起,要将医学传教士的双重角色完全割裂,将医学与传教事业分开进行。显然,德贞的观点是不能被宗教差会所接受的,他也因此退出了医学传教士行列。

当然,绝大多数医学传教士不可能效仿德贞的行动。他们坚守医学传教士的双重角色,认为减轻身体的痛苦和救助精神上的贫困都是基督教徒的职责,这两大职责对医学传教士具有同等约束力。反对德贞的传教士认为,医疗活动本身就体现了宗教的精神与慈善的理念,建立一个健康的中国和建立一个基督教的中国同样重要;医学传教不仅依然可以在教会的庇护下存在,而且应成为教会事业的一个相对独立的机构。

反对者是以英国伦敦会医学传教士马根济(John Kenneth Mackenzie,1850—1888 年,于 1879 年创立天津总督医院,1881 年创办天津医学馆)为代表的正统派。他在《医学传教的福音传播方面》一文中,斥责了一些医学传教士以没有时间和精力为借口逃避传播福音的责任,并归纳了医学传教士必须重视福音传播方面工作的四大理由:①它可以感染和影响医院的病人;②它能够成为医院其他职员效仿的样板;③它是医学传教士这一职业的内在组成部分;④它是医学传教士精神生活的内在需求。

温和派是以美国基督教浸礼会医学传教士玛高温(Daniel Jerome Macgowan)为代表。他们认为,医学传教士是受宗教机构派遣的,原则上,医学传教士有传教的责任,但主张其有限的精力应放在医疗服务方面,在医院或诊所的医学传教士,应主要负责治病。虽然医学传教士本人应尽可能利用与病人接触的机会传播福音,但医院内的布道工作最好交给牧师去做。

四、医学传教士的行医与传教之交融

作为博医会首任会长的嘉约翰(John Glasgow Kerr),他立足于博医会的生存与发展,一直努力地在寻求行医与传教关系的平衡。他把医学传教士归入医生行列,甚至将它视为医生职业群体中的特殊阶层。在他看来,把行医作为传教的一种有效手段,或者把医疗活动视为宗教慈善活动的重要部分,的确是欧美宗教机构扶持医学的主要动机,但这绝不意味着宗教外在于医学。事实上,宗教信仰、理念本身就是医学的内在需求,即使医学传教士这一职业消失,医学也依然需要宗教。

1890 年,嘉约翰在博医会首次大会上作了题为《医学传教士与医生职业之关系》的主题报告。他基于医学而非宗教的立场论说行医与传教的关系,把宗教信念与伦理学视为医学的内在需求,并强调宗教可以约束人们不良行为达到预防疾病的目的。他认为,医乃仁术,在疾病的治疗过程中,医生不仅需有高超的技艺,而且需有良好的品德。医生应敬畏生命,给患者以人性的关怀。正是宗教赋予了医学博爱与仁慈精神,支撑其人文向度。嘉约翰将人类社会的一系列疾病归之于人们道德的堕落或行为失范。例如,紊乱的性关系导致梅毒,酗酒、吸食鸦片烟等恶习引发神经官能症等。类似这类疾病的控制,不可能单凭技术手段,而需要价值观念的引导。宗教作为一种道德力量,有助于人们形成良好、健康的生活方式。嘉约翰固守着灵魂与肉体不可分割的传统观念,并从医学伦理学、社会医学等视角,论证包括宗教在内的社会因素或手段对疾病治疗与预防的重要性。嘉约翰的观点,对于调和早期博医会内部矛盾、凝聚力量以及获得欧美宗教机构对博医会的支持,无疑起到了积极作用。

第三节　医学传教士与近代中国的疾病防治

在第一次鸦片战争前,西医在临床治疗技术上并不优于中医,所以对中医的影响不大。19 世纪初,随着牛痘接种法[1796 年英国乡村医生爱德华·詹纳(E. Jenner)发明],西医外科和眼科治疗技术传入我国,西医开始对中国传统医学产生影响。传教士抓住中国近代流行传染性眼疾的时机,从培训本土眼科人才、关注常见病、贴近百姓急需的诊疗路径作为切入点,传教医生利用短平快的眼科技术充任宗教侍女,一举敲开华夏大门。

一、医学传教士与卫生防疫工作

早期医学传教士将治疗疾病视为工作的重点,但他们很快就认识到,在近代中国,预防医学显得更为重要。公共卫生工作不仅有益于那些患者,而且在改善人们健康的同时,也将会减轻医师们的工作负担。美国医学传教士嘉约翰认为,医师的主要职责除了治病救人以外,还应该预防疾病,根除引起病患的原因。如果医生只为治病,严格地说来,是一种狭隘的认识。在某种程度上,以各种手段来预防疾病,应为医生的职责。医师们确实也认识到了这一职责,他们努力调研各种病因,尽力加以克服。各级政府也应当采取卫生行政的手段,来保护家庭、公共场所、城市和游客,防止流行病传播,以显示文明的公共精神。

传教医生利用西医的优势,积极投身于中国的卫生防疫工作。例如,1872年,天津发生霍乱,医学传教士"修合药料,施济活人,其方殊验,来乞药者日众";1910—1911年,东北地区暴发鼠疫,清政府邀请全国的中外西医参加卫生防疫。中华基督教博医会派出传教医师参与防疫,华北地区的传教医师也踊跃参加,广州、宁波、沈阳等地的传教医生积极参加控制和扑灭东北鼠疫的工作。西医在传染病治疗中的作用,使得当时的中国人开始重视西方医疗,公共卫生事业也开始受到普遍关注。

在近代中国,灾祸纷呈,疫病不断,往往在中医束手、当局无策之时,西医的效用就展示出来了。当时,疟疾、霍乱、天花等传染病流行十分猖獗,中医通常无法医治,一旦罹患,只能怨叹不幸。西医利用其医治急症、传染病的特性,经常能获得不错的治疗效果。

当传染病疫情暴发时,普通民众会处于极度的恐惧和慌乱中,导致鬼神迷信大行其道。人们会通过搭台演戏来乞求鬼神,无形中又加速了传染病疫情的扩散。对于近代卫生防疫措施中的隔离、消毒、焚尸等手段,是不容易被普通民众接受的,用伍连德博士的话来说,这种史无前例的行动在当时引起的是普遍的厌恶与反感,特别是火化尸体,当时只有通过清廷颁旨才能施行。

经过20世纪的几次传染病疫情过后,公众对近代卫生防疫手段的抵拒才逐步淡化,人们渐渐地从迷信鬼神的信仰中走出来。在传染病的卫生防疫过程中,《申报》等主流报纸频繁地刊登有关近代卫生防疫器械和西医药品,显示了西式防疫方式向中国民众日常生活的渗透。

二、医学传教士与慈幼卫生工作

基于宗教"博爱"思想及传教士宣教的需要,教会对慈幼工作十分重视。考虑到儿童心理尚未完全定型,容易塑造,如果教会给予其生活学习上的照顾,他们就可能对基督福音产生好感,甚至皈依教会。

依照中国的传统,幼儿的卫生是从不讲究的,其成长全是依命靠天。当幼儿患病时,人们拜神求佛许愿,寻仙方、叫魂、压邪;当幼儿遇到危险,人们也认为那是命中注定。这种古老的习俗,在教会医院出现后,悄然地发生了变化。

受传统观念的影响,社会底层的妇女是不太信任教会医院的,她们不相信教会医院是为她们贫民而设,对产科医院尤其抱怀疑态度。教会医院中一些

"巡行医师""巡行护士"的访问探察、施医送药得到孕妇的好感。在那些来华女医学传教士的努力下,中国在一些地区出现了专业从事慈幼卫生工作的医生、护士和助产士,使得中国这个贫苦的国家,妇女和婴儿的高死亡率开始有所下降。妇孺医院的建立,对我国古老的育婴习俗产生了很大影响,现代妇女孕期保健也由此萌芽。

一些女性医学传教士来华,为中国慈幼卫生工作做出了特殊的贡献。教会育婴堂在我国的兴起,对中国旧有的育婴堂产生了强烈刺激,使之除弊兴利,自觉或不自觉地借鉴西方运营事业的成功之处。

与中国传统民间育婴堂的经营方式不同,加之当时教会育婴堂医疗卫生条件普遍简陋,孩童很容易得病染疾,不治而亡。每逢传染病流行,甚至出现成批孩童不幸死亡的现象。这就加剧了民间对教会育婴堂的猜疑和攻击,由教会育婴而引发的民间打教、反教事件也持续增加。当时的清政府号召中国地方官府及民间机构自办育婴堂,与教会育婴堂相竞争,以此变相抵制教会育婴,削弱教会势力。这一政策给中国传统的民间育婴事业注入了新的活力。晚清至民国,热心慈善事业的社会各界人士在全国建立了为数不少的慈幼卫生机构。

三、医学传教士与卫生检疫工作

近代中国卫生检疫工作的展开与医学传教士相关。中国卫生检疫创始于1873 年 7 月。当时,为防止东南亚霍乱以及此后的鼠疫、天花等传入中国沿海口岸,上海、厦门的海关当局先后制定了检疫章程,并任命卫生官员仿效西方国家实施卫生检疫措施。

凡是来自疫区的船只进入港口,必须悬挂黄旗(Q 字旗,是入境船舶接受入境卫生检疫的标志旗),并指定地点停泊,接受医官检查。当发现船舶染疫时,除了对病人及有关人员进行隔离留验外,对船舶本身也要实施短期隔离与除鼠、除虫、消毒等卫生措施。由于当时的卫生检疫工作是由海关办理的,故通称"海关检疫"。在当时中国特殊的历史条件下,绝大多数的海关医官是由教会医院的医生兼任的。

在我国过去史料描述疟疾流行时,大多是笼统的、模糊的概念和数据。1871 年,我国首次建立了海关疟疾疫情统计制度,疟疾调查报告中开始有具体的疟疾发病人数。从此,中国的疫情统计,开始出现从定性到定量、从单项到多项的具体报告和分析。

四、医学传教士与社会病的防制

社会病,或社会性问题属于灵魂医学(soul medicine)范畴,是指具有普遍意义的伦理道德缺陷病以及存在于人类社会中的一切有失公平、有失水准、不尽合理的不利于公众健康和社会良性进步的所有社会不平衡现象。社会病既是社会问题,也是健康问题或公共卫生问题。由于社会病不仅会直接或间接地影响人群健康,而且是导致其他健康问题的重要根源,需要从医学特别是公共卫生的角度进行干预。

来华医学传教士不仅把治疗疾病作为主要任务,还将吸食鸦片、饮酒、赌博、缠足、卖淫以及道德堕落等社会陋习的革除视为己任。这些陋习不仅与基督教教义相背,还与疾病的发生和死亡有关。医学传教士以临床医学和卫生学为出发点,关注社会群体的健康。通过医学传教士和教会医院的艰苦努力,既发挥了近代医学的医治效用,也体现出近代卫生行政的特点。19世纪中后期以来,西方主流医学与公共卫生思想无不结合着政治、社会与科学的病因解释,这使近代以来中国社会的改革者们将许多公共卫生问题视为对中华民族的威胁,表现出对民族和国家的双重关怀。

(一)医学传教士与戒除吸食鸦片

早期来华的医学传教士大都致力于医治烟毒的工作,教会医院成为他们施行戒治烟毒的重要阵地。林则徐曾转托美国医学传教士彼得·伯驾寻找戒除吸食鸦片疗法,帮助中国烟民戒瘾。

1843年11月初,美国基督教浸礼会医学传教士玛高温在浙江宁波开办了一家诊所(华美医院的雏形)。他曾发出如下广告:"玛高温,寓浙江宁波府城北门外爱华堂,讲道劝人,施药治病,最恶鸦片害人,即中国所禁者。有人真心求解,可来本堂救治。"1845年,玛高温在宁波开始用一种土法给烟民进行治疗。他在1846—1848年度报告中说,他从中国人那里学到一种可以戒除烟瘾的中药疗法,应用后果真有效。治疗的方法是烟民先禁烟24小时,不服用任何药物,然后再进行适当的对症治疗,一个月为一个疗程。1846—1848年,共有150名烟民得到治疗。

从1870年开始,教会医院普遍设立鸦片治疗所,成为医院所从事的最主要的社会活动。医学传教士积极探索,各自形成了一套颇具特色的戒烟办法,并向社会宣传吸食鸦片的害处,发表论述鸦片危害、敦劝戒烟的文章,出版专门性宣传书籍。医学传教士从生理、病理和药物学的角度,阐释鸦片烟对人体健康所造成的危害,介绍各自所施行的戒烟疗法和成就,论证鸦片烟给中国社会带来的普遍灾难。在这类工作中,英国医学传教士约翰·德贞的工作令人瞩目。他深入中国社会底层展开调查研究,剖析鸦片在中西文化碰撞中所起的作用,审视鸦片烟作为药物进入中国而产生的社会效应。

(二)医学传教士与革除女子缠足

医学传教士对缠足妇女的关注,远早于反缠足运动。他们作为专业医生,从生理和健康的角度,抨击缠足陋俗。医学传教士认为,人体是上帝所赋之美质,又"身体发肤,受之父母,不敢毁伤"。在教会医院里,医学传教士目睹和感受了裹足妇女的痛苦,如脚趾骨扭曲、变形甚至断裂,皮肤溃烂、血脉不畅、小产、难产高发等。

传教士还将缠足提升到影响国家富强的高度加以宣传,甚至引发较激烈的论争。1895年7月,英国传教士傅兰雅(John Fryer)在《申报》《万国公报》《中国记事》等报刊上反复刊发"求著时兴小说启",他认为缠足是中华"最重大"积弊之一,若不设法更改,"终非富强之兆"。1896年,基督教美国监理会传教士林乐知(Young John Allen,1836—1907)从人力资源的角度,分析缠足致使"全国中最重要之一半人化为废物"而弱国。1870年,英国医学传教士约翰·德贞从医学角度反驳时人以为"缠足乃家庭猥鄙之事,所关非重"的观点,他指出缠足不仅导致"天下女子在室多病",甚至会"归后乏子",从而将缠足之俗提升到关系"世道人心"的高度,他主张广大妇女自主自立,起而戒除陋俗,官方则应起一些推动作用。

1897年之后,中国开始有系统地成立不缠足组织,劝诫缠足,《时务报》《湘报》《知新报》等中国人自己创办的新式报刊上大量刊载反缠足言论。

(三)医学传教士与防治性病

19世纪中叶,性病在中国呈高发态势,尤其是梅毒非常流行,这使所有在中国工作的外国医生都感到震惊。对于医学传教士来说,性病是涉及公共卫生的又一重要问题。作为传教士,他们的兴趣在于谴责造成性病流行的社会道德环境;作为临床医生,他们主要关注性病病例的数量和治疗的情形。一般中医拒绝医治性病患者,对来就诊的性病患者则非常严厉,拒绝给性病患者处方。性病病人往往去找剃头郎中治疗,用水银、朱砂和砷等重金属给患者的外部患处涂抹来治疗性病。

1889年,美国医学传教士嘉约翰翻译出版了《花柳指迷》一书,是关于性病防治的专著,在性病防治方面做出了独特的贡献。1890年,嘉约翰在《博医会报》撰文,阐述了关于性病的系列社会问题。他写道:"尽管该病的病因,以及它的传播方式已为人们所完全了解,但在专业著述中,却没有涉及对于病因的解决和对此病的根除。""然而,医生及社会慈善家们都坚信,对致病的社会根源采取一定的措施,可以限制这种疾病的影响。"嘉约翰呼吁中国政府制定有关法律来防治性病。他指出,19世纪初,在欧洲制定了一系列有关强制措施,对妓女开业做了较为严格的限定,在1864—1866年和1869年,英国议会制定和通过了传染病条例,对于患病妇女,要出具医学证明。

清朝咸丰、同治年间,原本就很兴盛的娼妓业更为兴旺。特别是在一些开放通商的城市,由于华洋杂处,商贾集中,流民集聚,妓女来源充分,娼妓市场非常繁盛。性病总与卖淫有着不可分割的联系。妓女被认为是所有人中感染率最高的人群,她们往往被认为在传染链上起着最为邪恶的作用。晚清至民国间出现的寄居上海的广东妓女,专门接待洋人,也被称为是海水妓女、咸水妹、老举。粤妓寄居沪地者,招接洋人为"咸水妹",应酬华人为"老举",簪珥衣饰皆有分别。咸水妹兴起的地方是广东,鼎盛的地方是上海和武汉。在旧中国,大凡有外国轮船和外国海员的地方,就有适宜于她们存在的土壤,而以粤、沪、汉三地为甚。

1870年开始出任上海医务卫生官员和警医的爱德华·亨德森(Edward Henderson),把性服务的买卖划入了"对外国殖民者产生威胁的本地污垢疾病类,它是政府有责任予以荡涤的一股浊水"。1877年,亨德森要求上海开设一家性病医院,对广东娼妓进行检查和登记。但是,妓女们却利用贴着自己照片的医院注册卡当招牌,给自己拉生意,直到1920年,持照的娼妓业才从公共租界淡出。

作为基督教传教士,他们无法真正赞同诸如由市政或警署给妓院发放执照,这种似乎在准许或宽恕社会罪恶的行为,男人们因此就可以纵欲,而医学传教士的使命是要同时治疗身体和心灵的疾病。

(四)医学传教士与戒断嗜酒

在旧中国,嗜酒醉酒和贫穷、愚昧一样,充斥于整个社会。在医学传教士看来,嗜酒如命不仅引发疾病,还包括道德和社会风尚的问题。传教医师注意到,成千上万的酒徒,因日复一日、年复一年地醉饮,或最终葬送了自己的性命,或因过渡饮酒,罹患恶疾。吞噬生命的同时,醉饮也造成大量的财产和时间浪费,致使无数家庭陷入悲惨的境地。

通过与病人的接触,医学传教士真切地感受到社会恶习对人们的伤害。

他们通过宗教和医疗两种手段,来医治病人和社会的肌体。尤其是在一些少数民族地区,有的族群不管男女妇孺,皆嗜酒如命,自小即以此为日常作业,入教以后竟多数戒除酒瘾。在各地教会制定的约束信徒行为的教规中,一般都有不饮酒、不吸大烟、不嫖不赌、一夫一妻等行为规范。

（五）医学传教士与隔离麻风病患者

20 世纪 20 年代初期,麻风病是沿海一带较常见的慢性传染病,中国 18 个省共有大约 40 万麻风病人。由于病因不明,人们对麻风病人异常恐惧,把他们像鬼魅一样驱赶。当时对麻风病病因,被认为是无知、缺乏卫生条件及政府的无能。特别是政府的无能,使得人们贫穷、饥饿、疲劳、体质虚弱,让麻风杆菌及其他病菌毫无妨碍地入侵人体。教会医院对麻风病的隔离治疗,促成了当时中国社会对麻风态度的根本转变。

医学传教士与教会医院对麻风病的隔离,是最具典型意义的公共卫生行动。1874 年,由基督教办理的、专门照顾麻风病人的团体建立起来,给予麻风患者以身体上的救治和精神上的安抚。1886—1887 年,医学传教士设立的广东北海麻风院,被认为是首创的教会麻风机构,附设于伦敦会医院,并得到天主教的协办,创办后的五年共收容 200 多麻风病患者。麻风院分为男子部与女子部,各有养病房与礼拜堂。北海麻风院结合了治疗、隔离、劳动与宗教活动等功能。由于麻风隔离被认为是一个科学的防疫策略,此后,各地麻风院、麻风村、麻风居留区、收容所及救济院等,在传教士的主持下纷纷出现。

第四节　医学传教士与卫生知识宣教

工业革命带来了欧美城市公共卫生事业的近代化,拉开了与中国城市的差距。近代中国被动开放以后,来华传教士开始关注中国公共卫生事业的进步,并做出了值得称道的努力。医学传教士不仅是卫生健康状态的观察者、卫生工作的积极参与者,同时也是公共卫生新学说及新观念的引介者。在晚清时期,国人健康观与卫生思想的形成,基本趋近于当时西方医学及卫生学的主流思潮。

随着西学东渐的发展和西方殖民势力的入侵,西方卫生观念开始逐渐进入中国。一些西方的医学传教士与中国本土社会精英开始通过各种途径将西方卫生知识与理念引入中国,开展公共卫生宣教,试图改变中国落后的公共卫生条件。在近代中国,人们对公共卫生的认识从无到有、由浅入深,公共卫生意识逐渐得以在更大的范围内孕育和滋长,犹如新鲜血液缓慢地输入古老中国文化的肌体,使之重新焕发生机。

一、开启了卫生知识宣教的先河

为获取中国民众的信任而方便传教,一些近代来华的医学传教士在中国多地创办了西式医院和诊所,在为患者诊疗疾病的同时,也为他们传播现代卫生知识和理念,客观上开启了中国近代公共卫生教育的先河。

在近代中国,眼病、天花、鼠疫、麻风病、霍乱等传染病的流行,都与环境不洁、卫生习惯不良有关。欧美传教士来华后,感受最强烈的便是中国城市的公共卫生问题,环境肮脏,水质恶劣,卫生习惯不良,疾病传染。他们从母国和故乡的经验出发,以自己所了解的有关知识,进行了力所能及的努力,并呼吁中国改善卫生环境。

西方传教士在华开设的比较著名的教会医院有博济医院、"双旗杆"医院、上海广慈医院、上海同仁医院、南京鼓楼医院、湖南湘雅医院、苏州博习医院等。截至1907年,在华的教会医院已达166所。在这些西式医院和诊所中,本土患者不仅接受了疾病治疗,还有机会接触到了西方医学理念和卫生知识,并在一定程度上接受了西方的公共卫生理念。可以说,中国最早的公共卫生教育是从传教士开设的西式医院和诊所中开始的。

教会医院成为开展个人卫生与公共卫生宣传、教育的中心。在教会医院里,为了使病人配合治疗和防止疾病流行,医生和护士向人们宣传不要随地吐痰、饭前洗手、不喝脏水、不吃腐烂食物的重要性。在一些教会医院,引导病人养成洗澡的习惯,安装纱窗用于防蚊蝇,设置足够的洗衣设备,并对病房用具实施消毒。一些教会医院开始使用抽水马桶和污水消毒坑来解决粪便处置问题。

二、翻译西医书籍,传播卫生知识

传教士多方呼吁中国注意公共卫生问题,他们广泛发行关于种牛痘预防天花、预防霍乱和鼠疫的知识读物,不断向中国有关官员提出改善公共卫生的建议。医学传教士是西医翻译、编著的一支重要力量,在中西医学文化交流中占有重要地位。一些来华的西方医学传教士与中国本土社会精英合作开展西医书籍的翻译工作,以此向中国民众传播西方卫生知识和理念。来华医学传教士积极从事翻译和编著医学著作,为近代西医文化的东传做出了贡献。这些著作不仅丰富了近代中国的医学文献,而且在客观上对于中国人学习和接受近代西医,促进近代中国医疗事业的发展具有积极的作用。

1805 年,由英国东印度公司外科医生亚历山大·皮尔逊(Alexander Pearson)编写、传教士乔治·托马斯·斯汤顿(George Thomas Staunton)翻译的《新订种痘奇法详悉》,以《英吉利国新出种痘奇书》的书名在中国出版发行,这是我国最早系统介绍牛痘接种方法的西医专著。1817 年,皮尔逊(Pearson)的中国助手邱熺(浩川,中国最早的痘师,西方人称他为 A. Hequa 或 Dr. Longhead)根据

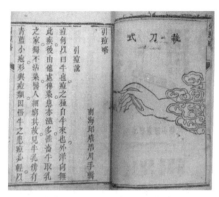

图 2.1　邱熺编撰的《引痘略》

《英吉利国新出种痘奇书》编撰出版了《引痘略》(图 2.1),成为当时我国传播牛痘接种方法的最主要医书之一,被后人视为传染病预防的经典著作。该书归纳整理出了实用的疫苗留种、扩增与保存方案,其程序细节是免疫学和细胞学的先驱性工作。该书所展示的基础研究和防疫实践成果,史称"邱氏世业",它融合了传统商业伦理,转化了西方新技术,构建了社会共享的卫生防病雏形。

1851—1858 年,英国医学传教士合信(霍布森·本杰明,Hobson Benjamin)译著的《全体新论》、《西医略论》、《内科新说》、《妇婴新说》和《博物新编》五部西医书籍,被称为"合信医书五种",成为近代西医著作在中国流传的嚆矢。合信的著作在中国流传很广,甚至在出版 20 年后"中国医士几将家置一编,奉为圭臬"。

1885 年,英国传教士兼学者傅兰雅(John Fryer)口译、应祖锡笔译的《佐治刍言》由江南制造局翻译馆出版。该著作强调了公共卫生的重要性:"国家应于各大城镇,设立卫生章程,使地方可免疾病之险。如人烟密稠处,其房屋内、街道上,若多积秽物,秽气所蒸,居民易染霍乱吐泻,身子虚热,及发出天花等症。国家必代民间设立章程,令于房屋内外,逐日清扫。凡龌龊之物,一概不准堆积。如敢故违,立拿其人,治以应得之罪。又于各街道开沟,通入清水,使污秽得以宣泄,地方可免危险之病。即有疾病,亦稍轻矣。"该著作特别强调

洁净的自来水是解决公共饮水卫生的重要途径:"至于各大城镇,设立自来水,尤为地方所不可少之事。"

1892年,傅兰雅(John Fryer)翻译的《延年益寿论》,立法于卫生,总体上以预防为主,延年为宗。该书论述了人老之故,天然之死、人老死之根源,如何饮食以致延年,人与动植物益寿之案,人生免病之法以及益寿可用之药。其中,在"人生免病之法"中,讨论了污水处理、厕所、环境卫生、饮水等与人体健康之间的关系。

德国人花之安(Ernst Faber)费时五年(1879—1883年)撰写了传教专著《自西徂东》。"自西徂东",意为耶稣教起源于中东一带,后传入西欧各国,而现在又从西方传入东方的中国,故以此为书名。该书提出:"先事预防,使有以杜其病于未形之先。""地方必要洁净,小儿须种牛痘之类,以普救万民。若夫既发之后,凡属外来者不准入口,本处者徙之遐方,冀其调治,渐就痊愈。即父母、兄弟、妻子、医生亦小心翼翼,恐其传染而不轻近前。至于牲畜受瘟,则杀而埋之。又逢炎酷暑天,犬患疯癫,尤防噬人。而道路之中,常多病民。这是因为没有医院的缘故,因提出医院之宜设。"

中国早期改良派思想家也对改善公共卫生问题发表过许多真知灼见。郑观应(1842—1922),中国近代最早具有完整维新思想体系的理论家、启蒙思想家,也是实业家、教育家、文学家、慈善家和热忱的爱国者,他不仅对中西医学多有创论,而且对公共卫生也非常重视。他编撰的《中外卫生要旨》是中国第一部引进西洋保健内容的中医养生书籍,书中首次使用了"卫生"这一概念。该书共五卷,前四卷写于光绪十六年(1890年),末卷写于光绪二十一年(1895年),为增补前四卷的内容而写。

《中外卫生要旨》是养生常识及常用养生方法的汇编,内容涉及精神调摄、饮食调养、起居运动和简单的灸疗、穴位养生几个方面。该书以通俗的语言和简便的养生理念来介绍各种养生方法,既有中医的养生方法,也有西医的卫生方法,同时也是宣扬社会改良与卫生有关的具有政治内容的书籍。该书介绍了西医卫生学概要及作者的西方见闻;论述了空气、水、饮食与卫生的关系。该书指出,欲求治未病之方,先绝其致病之源,绝病源有六理,即光、热、空气、水、饮食、运动。该书对西方城市垃圾处理称道不已:"以水车洒尘埃,以木车收垃圾,街道洁净迥异寻常,非若中国各府州县,道路任其倾圮,污秽任其堆积。""余见上海租界街道宽阔平整而洁净,一入中国地界则污秽不堪,非牛溲马勃即垃圾臭泥,甚至老幼随处可以便溺,疮毒恶疾之人无处不有,虽呻吟仆地皆置不理。惟掩鼻过之而已。可见有司之失败,富室之无良,何怪乎外人轻侮也。"

英国医学传教士约翰·德贞译著了《西医举隅》、《续西医举隅》、《全体通考》、《全体功用》、《西医汇抄》和《医学语汇》等西医书籍。在 1908—1933 年间,丁福保翻译医学著作就达 68 种之多,如《卫生问答》、《近世妇人全书》、《肺病最经济之疗养法》、《肺痨病预防法》、《传染病之警告》、《疟疾新论》和《霍乱新论》等西医书籍。英国传教士兼学者傅兰雅(John Fryer)与赵元益等中国助手合作翻译了《儒门医学》、《西药大成》、《西药大成补编》和《法律医学》等西医书籍。

国人通过阅读这些有别于中国传统医书的西方医学译著,开始逐渐对西方公共卫生知识和理念有所了解。在某种程度上,这些译著成为近代中国人公共卫生教育的启蒙读物,对中国近代公共卫生教育事业的发展起到了一定的推动作用。

三、凭借医学社团开展卫生知识宣教

中国近代医学社团制度是由西方移植而来的。19 世纪,西方在华医学传教士为了更好地进行医学传教和医学教育工作,他们借鉴西方的医学社团制度,纷纷成立了医学社团,如中华医学传教会、中国博医会、中华卫生教育会等。随着本土西医学者自主传播西医的意识不断增强,诸如上海医学会、中国药学会、中华医学会、中华民国医药学会等本土西医社团陆续成立,为向国人传播公共卫生知识和理念做出了一定的贡献。

中华医学传教会旨在协调在华各教会医院间的工作,利用先进的西医技术给中国患者提供治疗,同时向他们传播"福音"。该会的主要功能是为广州眼科医局(1859 年更名为博济医院)以及之后陆续成立的一些教会医疗机构提供财政支撑和管理,并为欧美各差会派遣来华的医学传教士提供信息与中介服务。他们致力于医药和传教的结合,为传教开辟道路。传教会先后在广东、广西、浙江、江苏等地设立医院和小型诊所数十处。1840 年前后,雒魏林、玛高温、合信、合文等人在上海、宁波、香港、厦门开办医院或诊所,都不同程度获得过中华医学传教会的协助。

1840—1860 年两次鸦片战争后,在中华医学传教会的推动下,西医更大规模、更系统地传入中国,越来越多的外国医生怀着传道的使命来到了中国。

西方列强在广州、上海、宁波、福州、厦门、天津、北京等通商口岸传教与设

立医院,并以医院为基地、以编译书籍为手段传播西医知识。在这一时期,成立了广州博济医院、上海仁济医院、上海同仁医院、北京协和医院,以及福州、宁波、汉口、汕头等地的西医院。其中,在医药传教方面作出较大贡献的是著名传教医生嘉约翰和他创办的博济医院。

1886年成立的博医会下设翻译出版、公共卫生和医学教育等专业委员会,开展了诸如译著西医书籍、统一中译医学名词、提倡公共卫生、推广医学教育、编译卫生知识小册子、绘制卫生宣传画以及举办学术会议等活动。1910年,博医会增设"医学宣传委员会",重点加强学校卫生教育工作。同时,医学宣传委员会还向普通民众宣传近代卫生知识,开展公共卫生教育。

针对中国的卫生状况,1911年美国费城的 P. Blakiston's Son &Co. 公司出版的《中国疾病》一书提出了促进卫生宣传的方法和建议:①散发传单,就肺病、天花、霍乱等疾病尤其是恶性传染性疾病、婴儿护养、肠道寄生虫病、通风、育婴等问题进行宣传;②先在教会学校进行卫生宣传,然后在公办学校、军营甚至街头公开演讲宣传;③博医会及地方支会应就公共卫生举办一些演讲(最好是系列演讲),播放幻灯片,这类演讲可用中文或英文;④如果警务署能够适当监督,使得街道清洁,减轻传播性疾病的发生就最好不过了。

成立于1897年的上海医学会,聘请名医举行义诊,开设医学堂培养医学人才,积极宣传近代卫生知识,对民众开展公共卫生教育。成立于1904年的上海万国红十字会(Shanghai Cosmopolitan Red Cross),也曾在中国多地开展公共卫生教育活动。该会于1910年更名为"大清红十字会",它是中国红十字会的前身。

在甲午战败后,中国寻求维新变法,知识分子开始向往西方科学知识。1895年,中华基督教青年会(简称"青年会")成立。青年会把握时代的需要,强调德(宗教)、智(科学)、体(体育)、群(公共卫生)四育并重,号召青年主动服务社会。青年会强调以公共卫生为主要内容的"群"育,成为这一青年团体的人生目标,被提升到了前所未有的高度,使得新的健康观与卫生思想逐步得以强化。在新的公共卫生观念及思想与中国传统相互交融的过程中,中国人的公共卫生角色,由开始的被动接受,逐渐转变为对公共卫生的积极主动接受。

由博医会与基督教青年会、中华医学会于1916年共同组成的中华公共卫生教育联合会,在中国大力推行公共卫生宣传教育,掀开了中国大规模公共卫生运动的序幕。20世纪20—30年代在中国广泛开展的公共卫生运动、新生活运动等,所宣传的各种公共卫生知识以及此后被国人所普遍接受的卫生常识,基本都是由以博医会会员为主的医学传教士在中国首先引入并加以宣传的。博医会的公共卫生知识宣传,为中华公共卫生教育联合会大张旗鼓地开展宣传做了前期舆论上的准备和学理上的铺垫,启发了当时国人寻找中国各种地方疾病泛滥盛行的原因,有利于公众转变观念,提高对公共卫生健康的认识。

医学传教士还积极利用公共卫生教育运动进行直接或间接的传教活动,成为医学传教的特殊方式。1917年,博医会指出:"鉴于卫生教育运动在与知识阶级建立有效接触方面的媒介价值,它为对一个人数众多影响极大的阶层进行直接宣教工作铺平了道路;又鉴于卫生教育运动具有基督教实用教义的具体表征的价值,可以作为一种强有力的护教办法。"

尽管上述组织和个人开展的公共卫生教育工作还十分有限,但他们的努力在一定程度上传播了近代卫生知识和理念,为此后毕德辉及其领导下的中华卫生教育会更广泛深入地开展公共卫生教育工作积累了宝贵的实践经验,从而在客观上推动了中国近代公共卫生教育事业的发展。

毕德辉及其领导下的民间组织"中华卫生教育会",通过举办卫生展览、健康教育演讲、卫生健康题材电影和幻灯片放映、各种卫生宣传品印发等多种形式,向中国民众宣传现代卫生知识,开展公共卫生教育,有助于改善中国民众的生活环境和身体健康状况,在一定程度上推动了中国近代公共卫生教育事业的发展。

在传教士的影响下,在清末新政时期,清政府及各地自治政府开始关注医疗卫生事业。中国官员越来越频繁地向兼行医术的传教士征求有关公共卫生、卫生措施、房屋建筑、供水、政府医院和医学教育等方面的意见,并在多方面开展了有效的合作。近代意义的、大规模的公共卫生工作,包含着法律和强制的手段,这属于政府的基本职能,显然不可能由传教士团体来单独完成。公共卫生的展开,与政府的支持和合作是分不开的。

四、医学传教士与公共卫生事业

近代中国公共卫生事业举步维艰,近代化步履缓慢,也是中国近代化艰难脚步的缩影。公共卫生事业的近代化是一个综合性的系统工程,关乎物质、制度、精神层次的文明。从全球的前近代时期来看,旧中国与欧美在公共卫生方面是处于同一个水平的,公共卫生情况大同小异,只是在工业文明之后才与西方拉开了差距。中国在鸦片战争之后被迫开放,来华的医学传教士非常关注中国的公共卫生事业,并做出很大的努力,加速了中国公共卫生事业近代化的进程。

在近代欧美国家,生活污水一般是通过污水管道借助雨水排放,固体垃圾由清洁工清运;条件好的地区,厕所中的粪便由专人清掏,然后运送至乡下去当肥料;多数情况下,厕所无人清掏或厕坑的粪便掏不干净;有的地方人们往往从窗口倾倒便壶,向河流中任意丢弃垃圾等。在近代中国,生活污水一般是直接排放到纵横交错的小河里;垃圾粪便由专门行业负责清运,卖给郊区的农民当肥料;富裕家庭宅院设有厕坑,但多数居民不得不使用马桶,随处乱放尿桶、随地大小便、乱扔垃圾的现象较为普遍。在首善之区北京,早在13世纪就开始建设大规模的水冲式排污管道,并把清理垃圾粪便清运交给民间的清洁工来完成,但是由于排污管道都是铺设在地面上的,极易导致淤浅、堵塞,而清理排污管道又会造成新的污染。北京尚且如此,其他地区就可想而知了。

工业革命促使欧洲城市近代公共卫生事业空前发展起来。在一些城市,自来水受到青睐和普及,大型排污系统开始建设和运行,室内抽水马桶得以推广和使用,使得城市环境卫生面貌焕然一新。人们开始重视食品卫生的管理、传染病的预防以及公共卫生的立法,很多城市率先实现公共卫生事业的近代化。19世纪中叶,随着中西文化交流的逐渐增多,医学传教士开始对近代中国的公共卫生事业施加影响,并促使公共卫生运动在中国逐渐兴起。

医学传教士对近代中国医疗卫生事业的突出成效表现在:①接种牛痘预防天花技术的推广;②眼病的防治;③外科手术的实施;④对鼠疫、麻风病、霍乱等流行病的预防和治疗。来华的医学传教士向公众发放有关接种牛痘预防天花、预防霍乱和鼠疫等传染病的知识读物,一些基督教出版机构发行大量宣传物品,有的地方还建立公共卫生宣传区,以各式各样的表格、模型及实例向公众展示疾病蔓延的主要原因,还利用一些统计数字说明预防传染病的重要意义。传教士对公众开展的公共卫生知识宣传和实践,在一定程度上推动了中国公共卫生事业近代化。在一些中心城区,甚至出现了有中外人士共同参与的地方健康委员会,这些有识之士致力于促进公众对公共卫生方面的认识,改善和提高了城市的卫生状况。

医学传教士还将公共卫生工作与传教事业联系在一起,对于引起疾病的神秘因素的恐惧也势必成为基督教进步的障碍,消除这些恐惧,不管是通过科学的还是宗教的手段,都能使人们达到精神上和理智上的自由(*China Medical Journal*,1924,P45)。美国传教士费尔顿在《基督教与远东乡村建设》(1939 年)中指出,个人卫生和公共卫生在整个传道的事业上极占重要的地位。耶稣在世布道时已极重视此种工作,即今日西差会的事业亦莫不以医药的工作为重要,故今日各地的教会应当注重卫生工作,使人的生活丰满,寿命延长,并且得有更丰盛的生命。

近代中国的出使人员,有感于中国与欧美城市公共卫生的巨大差距,积极发表和介绍西方公共卫生状况的所见所闻。例如,19 世纪 60 年代末,满清官员志刚在《初使泰西记》中,记载了西方城市自来水的生产过程,并形象地把供水系统称之为"激水机";还介绍了西方住宅内抽水马桶的原理与妙处,并称之为"白瓷盎"。在直接走出国门、接触到西方现代科技文明的晚清士人中,张德彝是一位比较特殊的人物。他一生中八次出国,在国外度过了 27 个春秋。他对西方的观察视角非常生活化,对西餐、西方城市污水与垃圾处理、公共厕所等有着极大的兴趣,并陆续将他的见闻写成了八部"述奇"。晚清中国人对西方的认识,多来自张德彝的记述,他的许多发现是中国人第一次对西方的细致观察所得。

中国早期改良派思想家,也对改善公共卫生问题发表过许多真知灼见。例如,郑观应对西方城市垃圾处理称道不已:今泰西各国皆设工部局,"以水车洒尘埃,以木车收垃圾,街道洁净迥异寻常,非若中国各府州县,道路任其倾圮,污秽任其堆积"。王韬在《瀛壖杂志》、葛元煦在《沪游杂记》等书中,对上海租界先进的公共卫生设施详细记载,大加赞赏。《申报》上也时常有改善公共卫生方面的议论。

传教士的宣传与努力、出使人员的介绍、改良派的呼吁,共同构成了中国公共卫生事业近代化的舆论。上海租界等外国人居住集中的地区,成为中国公共卫生事业近代化的先行地区。

(范春,郭东北)

第三章　医学社团与中国公共卫生的近代化

中国近代的医学社团是一种西方舶来的社会组织模式。这种西方式的社会组织与政府之间存在一种制度性的关系,政府承认团体的专业资格和权益,团体接受政府监管。在鸦片战争前,来华的医学传教士把西方专业学会模式带到了中国,成立了中华医学传教会。该会是一个介于宗教与医学之间的社会慈善机构,还算不上真正意义上的医学社团。在近代中国,西方传教士借助科学医学推动传教的同时,创建了中国最早的西式医学社团组织——中国博医会,它把一套西方专业学会的规则输入中国,其制度与精神为后来建立的中国本土医学社团提供了经验与示范。

第一节　中华博医会与公共卫生的制度化

1886 年,获悉第 9 届国际医学大会将于 1887 年 9 月在美国华盛顿举行,在华医学传教士很想派代表参与。但是,按照国际医学会的规定,参会者必须为各国或地区正式的医学团体的代表,这使得希望参会的在华医学传教士组建医学团体的计划匆匆提上了日程。

一、中华博医会的创建

1886 年,时任上海同仁医院院长的美国医学传教士文恒理(Henry Williams Boone)在《教务杂志》发文,倡议成立 China Medical Missionary Association(中国教会医学会),获得了来自东部沿海地区 34 名医学传教士(江浙沪 9 人,广东和福建 7 人,北京和天津 7 人,山东 6 人,其他地区 5 人)的积极响应。响应者的地区分布与医学传教的区域吻合,具有高度代表性。在文恒理的推动下,成立了一个提名委员会,推举会长、副会长、书记、监察等人选,正式会员应完全由医学专业人员构成（主要成员是英美医学传教士）；提名委员会还建议出版一种医学期刊作为会刊。

1886年，为了更好地进行医学传教及医学教育工作，在华医学传教士借鉴西方的医学社团制度，成立了"China Medical Missionary Association"，多直译为"中国教会医学联合会""中国教会医学会""中国医学传教士联合会"等。在1908年前，该会并无正式中文名称。1907年在上海举行的第3届博医会年会征集学会中文名，经反复筛选，由高似兰（P. B. Cousland）确定为"博医会"，会刊相应为《博医会报》。博医会的成立，不仅使医学传教士成为一种职业，而且也成为中国近代首个具有全国性、研究性的医学社团，在中国近代医学和公共卫生发展中发挥了重要作用。

文恒理

文恒理（Henry Williams Boone，1839—1925），美国人，1839年6月7日出生于巴达维亚（今印度尼西亚雅加达）。1844年，年幼的他随父亲文惠廉（William Jones Boone，美国圣公会首任驻华主教）来到上海，长大后回到美国学习，毕业于纽约内外科学院。

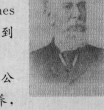

1861年，他回上海从事医学传教事务，兼理美国圣公会设在县城内的诊疗所。翌年，因罹患霍乱而返美休养，后在旧金山市医院就职。

1880年，美国圣公会任命文恒理为驻华教会医生，负责开办医院、医学院。同年8月31日，他重返上海接管了同仁医局。经他的努力筹建，上海同仁医院于1880年12月14日成立，为圣约翰大学医学馆附属医院，文恒理为首任院长。

文恒理注重医学教育，他在担任圣约翰大学医学院教务长时，在上海同仁医院内创办医科，培养中国西医人才。1882年，他设立护士学校，培养了中国最早的护士。他还积极推动医学学术研究，在他的倡议下，于1886年成立"中华博医学会"（中华医学会前身），发行《中华博医杂志》（今《中华医学杂志》前身），并成立医学图书馆和医学博物馆。

1910年，文恒理因病退休，回到美国安享晚年。1925年在美国逝世。

时任广州博济医院院长的嘉约翰（John Glasgow Kerr）任博医会理事会

第一任会长,美国医学传教士文恒理、英国伦敦会医学传教士马根济(John Kenneth Mackenzie)任副会长。嘉约翰已在华行医传教 30 多年,是中国乃至世界范围内最具影响力的医学传教士之一。他的巨大声望和远见卓识,对早期博医会的发展产生了重要影响。从 1887 年至 1932 年与中华医学会合并为止,嘉约翰、文恒理、莱尔等 20 位著名的医学传教士相继担任过会长一职。1886 年博医会发起成立时,会员仅为 34 人,1901 年达到 200 人左右,1908 年增长到 324 人。在与中华医学会合并前的 1929 年,博医会有会员 649 名,其中华人医生 93 名。

博医会的日常活动及各项具体事业,由下设的专业委员负责开展。1890年,名词委员会与禁烟委员会率先成立。此后,学术研究、翻译出版、公共卫生、医学教育、医院行政、医院技术、医学伦理等常设专业委员会陆续成立。

博医会的宗旨是:"①在中国人之间促进医学科学的发展,交流在华医学传教士间的各种工作经验;②一般地培养及促进教会工作与医学科学的进展;③保持在华正规医业的联合与协调,以保存品格、旨趣及友爱的荣誉。"尽管博医会仍带有明显的宗教色彩,但其宗旨是将促进医学科学在中国的发展置于首要位置,强调入会者的医学专业资格或背景,显示了博医会与"中华医学传教会"本质上的不同。博医会建立了以《博医会报》、年会制度为核心的学术研究与交流平台,充分表明了它的医学社团性质。

博医会建立之初,其年会制度并不规范,直到 1890 年才召开了第 1 届博医会年会,且是利用在华基督教传教士大会举办之际召开的。文恒理会长在第一次年会致辞中指出,博医会应该效法国际医学大会,每隔几年召开一次年会,从而建立一种新的制度,将各个分会和会员整合起来。但是,这个呼吁未能及时实施,第 2 届博医会年会于 1905 年在上海召开。此后,博医会召开了10 次年会(共举办了 12 届年会),约每两年半举行一次年会。参见表 3.1。

表 3.1　博医会历次会员代表大会(年会)概览

届次	年份	地址	代表人数(人)	会长	备注
1	1890	上海	不详	H. W. Boone	
2	1905	上海	38	J. B. Neal	
3	1907	上海	不详	G. A. Stuart	
4	1910	汉口	68	P. B. Cousland	

续表

届次	年份	地址	代表人数(人)	会长	备注
5	1913	北京	85	D. D. Main	
6	1915	上海	113	W. H. Venable	
7	1917	广州	82	C. J. Davenport	与中华医学会联办
8	1920	北京	210	C. F. Johnson	与中华医学会联办
9	1923	上海	188	J. Kirk	
10	1925	香港	165	S. Cochran	与英国医学会香港分会联办
11	1926	北京	不详	H. Fowler	
12	1929	上海	144	H. H. Morris	1932 年与中华医学会合并

刘远明. 中国近代医学社团——博医会[J].中华医史杂志,2011,41(4):221-226.

　　博医会采用理事会制度,理事会负责制定大政方针,总管全会事务,协调和监督各部门及分会工作。博医会的产生,使医学传教由医学传教士个体或个别宗教差会分散的活动,演变成了有计划、有组织的集体活动。

　　博医会设立各种专业委员会。1890 年第 1 届博医会年会设立名词(术语)委员会;1905 年第 2 届博医会年会成立了出版委员会;1907 年第 3 届博医会年设立研究委员会;1910 年第 4 届博医会年会将出版委员会与名词(术语)委员会合并;1913 年第 5 届博医会年会成立一个常设委员会,代表博医会同教会医学院校、政府当局联系交流,寻求在医学教育和医学术语等问题上的合作;1915 年第 6 届博医会年会设立医学教育委员会以及公共卫生委员会。

　　1923 年,在上海举行第 9 届博医会年会上时,大会秘书波比(R. C. Beebe)提议将博医会的英文名称"The China Medical Missionary Association"中的"Missionary"剔出,该提议在 1925 年在香港举行的第 10 届博医会年会上被正式采纳。1929 年,胡惠德担任博医会首任华人会长,也是博医会最后一任会长。

二、中华博医会的会员制度

　　博医会实行较为严格的会员制度,这种制度几乎是为医学传教士量身定做的,阻碍了会员构成的本土化。1887 年 3 月,博医会在会刊《博医会报》(*The China Medical Missionary Journal*)创刊号上颁布《章程》与《附则》。其中,章程三、章程四具体涉及会员及入会程序。

> **博医会章程与附则(摘录)**
>
> 【章程三】凡正规医学院校毕业,具有宗教派遣差会证明的任何国籍的医师,经一名正式会员在正式会议中书面推荐,并在下次正式会议中经三分之二会员投票通过,认同学会章程和派道差会的协议,即可成为会员。
>
> 【章程四】本会会员分为三类:(1)正式会员,仅限在华医学传教士;(2)名誉会员,服务于在华非宗教医疗机构的医生;(3)通讯会员,世界范围内的医学传教士以及博医会投票选举的其他人员。其中名誉会员与通讯会员无选举和被选举权。

博医会的会员制度规定了入会的两大门槛:①具有正规医学院校的学历证书;②服务于宗教团体。前者是入会的必要条件,旨在确保成员的专业素质;后者是成为正式会员的附加条件,强调医学传教是教会事业的重要组成部分。

由于英国医学传教士约翰·德贞坚持将行医与传教分开进行,不被宗教差会所接受,他已于1884年退出了医学传教士行列,所以在博医会最初的34名会员中找不到德贞其人就不足为奇了。

博医会创立的初衷,是联合在华医学传教士以推动中国医学传教事业的发展,因此其正式会员仅限于在华医学传教士。名誉会员、通讯会员的设置,多少反映了博医会会员制度的开放性与灵活性。

按照博医会的会员制度,海归中国医学留学生较容易成为会员甚至正式会员。1897年,毕业于美国密歇安大学医学院的石美玉与康爱德被接纳为博医会正式会员;在《博医会报》1901年第1期刊登的201名博医会正式会员名录中,毕业于费城女子医学院的何金英名列其中;1908年,毕业于美国费城女子医学院、服务于福建龙田教会妇孺医院的李碧柯(音译,Li Bi Cu)成为正式会员;1910年,毕业于上海圣约翰大学医学院和美国宾夕法尼亚大学医学院、就职于广州格致书院医学院的李清茂(Li Tsing Meu)博士成为正式会员;1910年,在汉口举行的第4届博医会年会上,毕业于美国耶鲁大学医学院、受雇于长沙雅礼会的颜福庆,由于曾有在教会机构工作的经历而被接纳为正式会员。1913年,第5届博医会年会与会正式代表名录中出现了舒厚仁(H. J. Shu)的名字,他出生于上海,曾赴英国亚布丁大学留学,获医学博士学位,归国后在汉口、香港等地教会医疗机构服务。按照博医会惯例,只有正式会员才能成为会员代表大会正式代表,舒厚仁应该是博医会正式会员。从早期《博医会报》的部分记录中可见,林文庆、李树芬、俞凤宾、许松泉等少数本土医生也曾参与了博医会上海分会、华南分会、汉口分会的活动,甚至在大会中宣读论文,但他们是否是博医会的正式会员,尚缺乏史料证据。

1905 年,第 2 届博医会年会在上海召开,毕业于上海圣约翰大学医学院的萧智吉(T. K. M. Siao)、谭以礼(Eli Day)、翼懋恩(M. Y. Kyong)被接纳为通讯会员。在长沙湘雅医学院(1914 年)、北京协和医学院(1915 年)成立前,圣约翰大学医学院是 20 世纪初叶国内最为正规的医学院校,它的毕业生被博医会接纳为通讯会员也在情理之中。早期圣约翰大学医学院的师生以及毕业后在上海任职者,大多参与了博医会的活动。1910 年,在汉口举行的第 4 届博医会年会上,毕业于英国剑桥大学医学院、时任天津陆军军医学堂帮办(副校长)的伍连德博士,由于缺乏与教会工作相关的背景,只能成为博医会的名誉会员。类似萧智吉、谭以礼、翼懋恩以及伍连德这种非医学传教士身份的医生,能否被吸纳为正式会员的问题,一直在博医会争论不休、悬而未决。

上述少数加入博医会的中国人,基本上都是国内教会医学院校毕业生或欧美医学留学归国者,而且均有任职教会医疗机构的经历,甚至本身就是医学传教士。随着会员队伍的不断壮大以及上海、南京、汉口、桂林、朝鲜等分会的建立,尤其是中国本土西医人才的崛起,博医会的会员制度开始遭到业界人士的质疑。

1907 年在上海召开的第 3 届博医会年会,将修改学会《章程》与《附则》作为重要议题之一,争论的焦点在于入会者学历的认定以及入会的程序。有人建议应综合考察入会者的医学素质,而不能只凭一纸正规医学院校的毕业证书;原会员条款中的入会程序过于烦琐,不切实际。时任会长指定 4 人组成章程修改委员会提供一个草案供广泛讨论,但最终不了了之。

随着诸如天津北洋医学堂、北京协和医学堂和上海圣约翰大学医学院等中国本土西医教育的体制化,培养的学生数量与质量都有了显著提高;在中国海关、租界、政府部门任职以及在上海、广州、北京等地自由开业行医的外籍医生数量不断增加。因此,在当时绝大多数在华医学传教士已成为博医会正式会员的情况下,能否吸纳本土培养的西医医生、外籍来华医生成为正式会员,不仅关系到医博会会员发展的空间,也涉及是否恪守医学传教宗旨的关键问题。

1910 年在汉口举行的第 4 届博医会年会,对会员资格和入会程序进行了修订。1913 年,博医会第 5 届年会通过的《章程》与《附则》,进一步简化了会员入会的程序。博医会明确规定,主要由各地方分会吸纳会员,然后报送总会审批;对"正规医学院校"的解释也有所变通:凡中国、朝鲜等远东地区医学院校毕业生,只要本国政府认同其学历,博医会也基本认同为"正规"医学院校毕业。

1910 年修订的博医会章程与附则(摘录)

【章程三】本会会员分为两类:(1)正式会员,毕业于国外正规医学院校或本会认可的中国及远东地区类似医学院校,从事医学传教工作者;(2)名誉会员,具备入会的学历资格,但不从事医学传教工作的医生。

【章程四】(1)申请加入正式会员者,需经两名正式会员书面推荐,总会秘书处在《博医会报》公示其姓名与相关资历证件,若 6 个月内无任何异议则成为正式会员;(2)名誉会员的入会程序与正式会员相同,惟无选举与被选举权,对申请入会者的任何异议需书面报告总会秘书处,并由执行委员最终裁决;(3)正式会员若不再从事医学传教工作,可申请转为名誉会员,否则一律按自动退会处理。

所谓"正规医学院校",博医会在其章程中并没有明确界定。从博医会的实际操作看,学制 4 年以上是一基本条件。1915 年中华医学会成立时,也把学制 4 年以上作为其认可的国内正规医学院校的基本条件。

博医会是在华基督传教会的下属机构,在物力、财力与人力上都仰仗教会的支持,因此它的会员制度也一直受制于其教会背景,只能吸纳医学传教士成为正式会员。除了医学传教士外,在海关、租界也有不少外国医生,他们因博医会的会规而无法成为正式会员;毕业于国内医学院校的医生更不能成为正式会员。针对部分医学传教士忽视福音传播工作的倾向,1913 年在北京举行的第 5 届博医会年会发表了《莫顿宣言》(莫顿是参加此次博医会大会的欧美传教机构的代表),再次重申行医与传教的内在联系,明确指出医学传教是整个传教工作永久、内在的组成部分;博医会无意成为一个永久性的在华医学组织,科学医学在中国的发展最终将由中国人自己主导。

博医会一直没有放弃"从事医学传教工作"这一区分正式会员与名誉会员的条款。正是这一硬性条款,使博医会带上了为人诟病的宗教色彩与自我封闭性,极大地阻碍了它在中国的本土化,也最终成为中华医学会创建的一大原因。

博医会的高门槛、宗教性、外来性以及与中国社会合作的局限性,在某种程度上限制了其自身的发展,反倒催生出一批同类型的医学社团组织的成立。当时,被限制在博医会之外的主要是中医从业者、留日的非教徒西医,他们利用维新运动后清廷对民间组织的宽松政策,成立了一批中、西医学会。例如,1897 年由孙直斋、王仁俊和沈敬学等西医师发起成立的"上海医学会";1902年余伯陶、李平书等中医师发起建立的"上海医会",并于 1906 年成立"上海医务总会",成为近代最早的中医学术团体;1910 年由丁福保在上海成立的"中西医学研究会"等。据不完全统计,1910 年全国和地方性的中、西医学会至少有 12个。尽管这些学会的规范性、权威性和影响力还不能与博医会相提并论,但这对无法加入博医会、又不情愿加入上述医学社团的中国西医师们来说,无疑会有心理和士气上的影响,也激发了他们创立中华医学会的设想。

1913 年,在北京举行的第 5 届博医会年会期间,伍连德就联络与会的中国医生,商议组建中国自己的医学社团事宜,但因人数过少而作罢。1914 年 5月,伍连德与颜福庆、肖智吉、刁信德等人在上海相聚,再次商议建立华人医学社团,并初步拟定了一份具备入会资格者的名单。1915 年 2 月,趁博医会在上海举行的第 6 届博医会年会之际,以博医会作为效法样板的中华医学会正式宣告成立。中华医学会的部分成员来自博医会,因此它在组织结构、功能、运行机制、主要事业以及期刊的编辑出版等方面,都直接或间接地借鉴了博医会。

中华医学会

1915 年 2 月,中国国内各地医师 31 人在上海举行了中华医学会(Chinese Medical Association)成立大会。湘雅医学专门学校校长颜福庆为第一任会长,共有会员 232 人。11 月,《中华医学杂志》(中英文并列)创刊,第一卷第一期发表《中华医学会宣言书》,宣布学会的宗旨是:巩固医界交谊,尊重医德医权,普及医学卫生,联络华洋医界。

1916 年 2 月,第一届会员代表大会在上海召开,通过学会章程,选举伍连德为会长。

1932 年 4 月,中华医学会与中国博医会举行联席会议,宣布两会合并,仍称为中华医学会。同年 9 月,召开合并后的第一次代表大会,选举牛惠生为会长,会员达 1500 余人。抗日战争时期,中华医学会迁往重庆,1947 年迁回上海。

1925 年在香港举行的第 10 届博医会年会,决定将博医会的英文名称

"The China Medical Missionary Association"中的"Missionary"剔除。从此，博医会长期封闭的正式会员大门终于向教外人士敞开，凡毕业于正规医学院校的任何国籍的医生，无论是否为医学传教士，均可成为博医会的正式会员。这一变化无疑是博医会向纯粹医学社团转变的重要标志，但为时已晚。由于本土医学社团中华医学会、中华民国医药学会的迅速崛起，博医会已错失了本土化的最佳时机。1932 年，博医会与中华医学会合并，它以一种独特方式退出了中国历史舞台，成为中国近代医学发展史上的转折点，标志着外国势力主导中国西医界的结束以及中国人全面掌控西医的开始。

鉴于博医会的入会门槛较高，加之其宗教性、外来性以及与中国社会合作的局限性，促使一部分中国西医精英创立了中华医学会。博医会与中华医学会的合作、竞争，不仅促进了中国的医学体系转型，而且推进了中国近代医学的发展。在非基督教运动与国民革命激起的民族主义高潮的压力下，博医会和中华医学会通过协商妥协，最终合并为中国人主导的新的中华医学会，成为中国医学体系转型中较成功的、洋为中用的医学社团。博医会是西方医学传教士在晚清时期建立的，中华医学会是由一批中国西医在民国初年创建的，二者合并后的新的中华医学会，是中国近代史上唯一的中外合并而且继续发挥作用的学会。

三、《博医会报》的出版发行

1887 年 3 月，《博医会报》(*China Medical Missionary Journal*)在上海创刊，嘉约翰任总主编。它是一份英文医学刊物，是基督教国家以外的第一份医学传教杂志，集医学传教、医院报告与世界医学发展报道于一体。1887—1905 年，《博医会报》为季刊，1905—1923 年为双月刊，1906—1932 年改为月刊。1907 年《博医会报》转型为纯学术期刊，成为在中国传播西医科学、发布临床医学研究成果最重要的媒体，堪称中国出版史上第一份科学学术期刊。1932 年，博医会与华人西医学术团体中华医学会合并，博医会的《博医会报》也与中华医学会的《中华医学杂志》英文版合并，更名为 *The Chinese Medical Journal*，仍为月刊。该英文期刊延续至今，是国内唯一横跨两个世纪、在海内外发行的英文科学刊物。《博医会报》蕴藏着数百万字早期档案式的学会纪要、遍布全国的教会医院报告和最新临床医学论文，是中国近现代史和医学史研究的基本史料。

早期《博医会报》开设的主要栏目为社论、公告、原创论著、医院报道、内外科进展、学会报道、福音传播、书评、社会报道、编读往来、会员信息等。受嘉约翰有关行医与传教折中观念的影响,该报涉及行医与传教、医院或诊所的传教方法、教会医院的自养等内容,占有相当大的篇幅。

1887年,时任副会长文恒理在《博医会报》上发表了《博医会未来的工作》一文,对该报的办刊方针做了描述:《博医会报》是散布中国各地医学传教士相互联络的一条纽带,是集思广益、交换心得的平台;它将报道中国各省的地质矿产、动植物、食物供应以及气象和自然地理等状况;调查探讨主要疾病及其流行的原因,介绍各地诊所与医院的工作。

1871年由海关医官贾米森(Alexander Jamieson)主编的《海关医报》和1887年由博医会创刊发行的《博医会报》,是当时中国仅存的两种医学期刊。由于早期博医会会员较少,而且多为临床医生,科研能力较弱,缺乏给医学期刊撰写论文的经验。博医会多次呼吁会员把为会刊撰稿作为一种责任,要求会员每年至少为会刊提供1篇文章,但结果并不理想。为此,主编与编辑人员不得不亲自撰稿,其中嘉约翰起到了表率作用。在1887年创刊到1896年的前10卷中,嘉约翰本人就撰写了15篇文章或报告。文章内容涉及了疾病研究、医学教育、福音传播、医院自养等方面,与办刊方针高度吻合。

《博医会报》不仅对中国博医会历届大会情况、各地学会活动以及同期世界医学发展的动态等进行了充分的报道与介绍,而且成为在华医学传教士、外籍医生进行临床经验与学术研究交流的平台,其中一系列有关中国传染病、流行病的研究论文,极具学术价值与原创性。例如,1894年夏季,穗港鼠疫暴发,嘉约翰不仅积极参与了广州的卫生防疫工作,而且在当年的《博医会报》上撰文,对此次鼠疫疫情进行了研讨。

《博医会报》英文名称"*China Medical Missionary Journal*"中的"Missionary"一词,很容易使外界误认为这是一份传教杂志。1923年,博医会第9届会员代表大会决定,将"Missionary"一词剔除,将该会刊的英文名称修改为*China Medical Journal*,这是其宗教色彩开始淡化的一个标志。但博医会同时宣称,会刊名称的变化并不意味着博医会性质的改变。

四、教会医学教育的制度化

1886年前成立的教会医学校仅有广州博济医科学校(1866年)、苏州医院医学校(1883年)、南京广济医校(1884年)3所。

1886年博医会成立后,相继出现了香港西医书院(1887年)、南京斯密斯纪念医院医学校（1889年）、济南医学校（1890年）、苏州女子医学校（1891年）、上海圣约翰大学医学院（1896年）、苏州福音医院开办的医学校（1897年）、广州女子医学校（1899年）、济南共和医学堂（1904年）、北京协和医学堂（1906年）、汉口协和医学校（1909年）等教会医学校。这些教会医学教育机构的成立，与博医会的成立和推动有直接关系。

1890年，博医会召开了首次会员代表大会，其中心议题是医学教育。时任会长文恒理做了题为《中国的医学教育》的报告。他在致辞中高度赞扬了伯驾、合信、德贞、嘉约翰等医学传教士在医学教育方面开展的工作和取得的成果。文恒理认为，师徒制和分散、孤立的小规模医学学校，已不能适应西医在中国快速发展的需要，各差会应联合起来，实现医学教育资源的整合，创办正规化的、大型的医学院。他强调，医学教育的规范化和培养大批本土西医人才是西医能否在中国生根的关键所在。他呼吁与会代表就联合办学、学制、教材和教学用语等相关问题进行研讨。

嘉约翰是中国近代西医教育由师徒制向学院制过渡的标志性人物。1866年，他创办了中国近代第一所西医学校——附属于博济医院的"博济医科学校"，开始对中国学生进行西医系统化教育。1879年，博济医院正式设立了学制3年的博济医科，同时招收男女学生，学习期满后需进行临床实习。

博医会重视医学教育标准制定。1907年，师图尔（G. A. Stuart）曾指出，中国医学教育事业的缺陷在于缺乏制度上的统一性，包括课程设置、课时的长短、教学方法以及实习的要求等方面。他建议，联合所有从事医学教育的人员成立一个学会，使他们能够交流思想、探讨方法并制定统一的教学方案，从而在中国医学教育的事业中起到枢纽作用。此外，还有人呼吁设立考试委员会，为成绩合格者颁发医学毕业证书；为医院设立最低标准，并对医学院校和医院进行评级等。这些呼求由1915年以后设立的医学教育委员会和医院管理委员会落实。

1910年召开的博医会第四届会员代表大会，将统一教育标准及教会医院工作标准提上了议事日程。1913年、1915年的第五、六届大会则把寻求与中国政府和社会力量合作开办医院与医学院校作为博医会的工作方针。具体的规划是，在华北、华东、华中、华西、华南五大区域的北京、上海、南京、长沙、成都、广州等城市建立医学教育中心，每个区域至少建设1所用英语进行教学的医学学校和1所用中文开展教学的医学学校。

早期医学传教士培训本土学生的直接目的，是为教会医院或诊所提供药剂师、护士等助手。嘉约翰并不排斥这种做法和动机,但他同时认为,要实现西方医学在中国的全面传播,关键在于培养一批能自行执业的本土西医临床医生,因此,教学医学学校应尽可能地向那些有志学习西医且有经济自助能力的普通中国青年人开放,而不应以他们是否具有基督教信仰作为入学的前提条件。为实现这种理念,嘉约翰进一步明确了教会医学教育的三大目标:①为一般民众造就才学俱全的中国医生;②造就教会医院的医生;③造就医学教师。嘉约翰把培养大量本土西医人才以推动西医在中国的全面传播视为医学传教士的一种使命,这种西医教育本土化的取向,显然需要与中国政府与社会进行互动式合作,这也成为早期博医会致力追求的一个目标。

关于教学语言和规范教材问题,医学传教士的主流观点是:医学教学用语应以英文为主,应尽可能采用欧美医学院校使用的规范教材。这是一种典型的医学精英教育路线,以确保培养出高质量的医学生,并有利于与西方医学接轨(所谓的与世界接轨)。但是,嘉约翰却不以为然,他认为,医学学校培养的大量本土西医人才,主要是以普通中国民众为服务对象,很难想象他们在疾病诊疗过程中,需要使用英语的医学名词和概念与本土病人进行沟通。因此,嘉约翰认为最好是用中文语言进行教学。实际上,博济医科学校就是以中文教学为主的。据说,嘉约翰有时还用粤语方言进行医学教学。

嘉约翰强调,如果不结合中国本土的实际而一味照搬欧美医学院校的规范教材,这对中国学生将来独立执业行医是没有太大帮助的。早在 1859 年,嘉约翰就翻译出版了西医著作《论发热与疝》。在本土西医尹端模、林湘东、孔庆高等的协助下,翻译、编辑出版了医学书籍共计 34 种,主要作为博济医科学校的教材。鉴于广东是亚热带流行病、眼病、皮肤病的多发地区,嘉约翰还选择编译了《眼科撮要》《炎症》《热症》《皮肤新篇》《花柳指迷》等相关书籍作为教材。

第二节　中华博医会的公共卫生事业

博医会致力从事医学名词的统一与标准化、教会医院与医学教育、中国本土疾病的研究和公共卫生等方面的工作,极大地促进了西医学在中国的传播。

一、医学名词的审查与统一

西方医学传入后,医学名词翻译的统一是一个亟待解决的问题。西方医学与中国传统医学是两种不同的医学体系,在翻译医学书籍时,很多西医名词和术语难以找到恰当的、与其相对应的中医词汇予以准确表达,并且还有大量中医学没有的名词和术语。医学名词翻译的混乱,既不利于西医在中国的传播,也不利于医学传教士的交流,更重要的是影响西医的教育教学。例如,各种西医书籍采用了不同的医学名词(中文),令学习者无所适从,不仅严重地影响了教学质量,也使学习者失去了对医学的兴趣和热情。因此,简明、准确地用中文表达西医名词的词义,并形成一套统一的医学名词体系,对西医在中国的传播与本土化至关重要。

在早期西医书籍的翻译过程中,有些译者就已经意识到了医学名词统一的重要性,并做了一些有益的尝试。为了克服英汉译名不一致给读者造成的误解,早期的有些西医书籍翻译者往往在译著后附有英汉医学名词对照表,以便读者参考。例如,美国浸礼会医生德万(T. T. Devan)翻译的《中国语启蒙》(*The Beginner's First Book*,1847 年)、罗存德(W. Lobseheid)翻译的《英华行箧便览》(*The Tourists' Guide and Merchant's Manual*,1864 年)、嘉约翰翻译的《药物学》(1871 年)、柯为良编译的《格氏解剖学》(1878 年)等译著,书后都附有英汉对照名词术语表。

专门编印的英汉医学名词和术语著作也陆续问世。1858 年,英国伦敦会传教士合信编纂并在上海出版了《医学英华字释》(*A Medical Vocabulary in English and Chinese*),全书收录了 1829 个医学词汇,是中国国内已知编译最早的英汉医学词汇专书,也是以中文进行西医术语创制的首次尝试;1871 年,嘉约翰在翻译出版《药物学》时便附录了英汉对照的名词术语表;1887 年和 1889 年,博济医院的汤姆逊(Thompson)医生在嘉约翰的指导下先后编译了《中英病名词汇》《英华医学名词》;1890 年,惠特尼(H. Whitney)翻译了《英汉解剖生理词汇》等。

尽管不少人致力于医学名词的翻译工作,但因缺乏权威性,医学名词翻译依然各行其是。1887 年 10 月,医学传教士在香港医学院举办了一个专题研讨会,会议主题之一就是探讨医学名词翻译的标准化问题。与会者强调了医学名词翻译对西医在中国传播中的重要作用,认为如果没有准确的、统一的名词体系,就很难将西方医学知识准确无误地介绍给中国人。有的医学传教士还建议,应编辑出一本能获得学术界普遍赞同的医学词典,使其成为英汉翻译者的"手杖",使医学书籍的翻译有章可循。遗憾的是,由于缺乏必要的组织和物质条件,这次会议仅仅起到了舆论导向作用,医学名词的统一工作并未开展起来。

1890 年 5 月,博医会在上海举行了第 1 届会员大会,会议的中心议题之一便是医学名词的统一问题。大会决定成立名词委员会,全权负责医学名词的统一工作。委员会由嘉约翰任主席,成员包括高似兰、亨特、多斯怀特、波特、威尔逊等人。

名词委员会成立后不久,委员会成员亨特离华回国,嘉约翰和多斯怀特相继去世,波特一直健康不佳,而威尔逊则对工作不甚关心,仅有高似兰一人在坚持工作。由于名词委员会的机构不健全,加之大多数博医会成员对统一医学名词的工作并不重视,使得医学名词统一工作进展十分缓慢。尽管如此,名词委员会还是取得了一定的成绩。例如,1894 年出版了《疾病名词词汇》,1898 年出版了《眼科名词》《解剖学名词》《生理学名词》等。

为进一步推动医学名词的统一与标准化工作,博医会对名词委员会进行了改组,由惠特尼(H. Whitney)任主席,高似兰任秘书,并增补聂尔东(J. B. Neal)、师图尔(G. A. Stuart)和纪立生(T. Gillison)为委员。1901 年,名词委员会举行了首次会议,审定通过了解剖学、组织学、生理学、药理学和药物名词,并将这些名词编印成册,送发博医会会员,要求会员们在工作和翻译中采用审定的名词。1904 年举行的第二、三次会议,讨论审查了病理学、内科、外科、妇产科、药物学和细菌学名词,校订和增补了 1901 年编辑的名词。

在名词委员会的努力下,医学名词统一工作取得了较大的进展。委员会审定通过了医学各学科的医学名词并编印成册广泛发行,依据审定的医学名词翻译出版了一批教材,如《格氏解剖学》《哈氏治疗学》《欧氏内科学》等。1905 年,博医会成立了出版委员会。名词委员会与出版委员会开始合作出版发行新的医学教科书。1908 年,名词委员会编辑出版了《英汉医学词典》和中文的《医学词典》,并提呈教育主管部门,希望得到当时中国官方的认可。1910年,名词委员会与出版委员会合并为名词和出版委员会。至 1913 年,共出版了编译的医学书籍 322 种,对西医在中国的传播以及统一医学名词译名起到了推动作用。

尽管博医会在医学名词统一的问题上开展了很多有益的工作,但是并没有完全被中国人所接受。博医会对许多医学名词的翻译过于生硬,不符合中国人的习惯,而博医会编造的一些新词汇,也是中国人不能接受的。

医学传教士也意识到医学名词翻译与中国医生合作的必要性。在 1890 年举行的第 1 届博医会年会上,亨特(S. A. Hunter)提到,要想把西方科学介绍给中国人,必须首先解决语言障碍问题,翻译是一条有效途径;在统一医学名词时,必须寻求中国学者的合作,没有中国学者的参与,要完成这项工作是难以想象的。惠特尼(H. Whitney)认为,应该把准确、简明、文雅作为翻译的标准和次序,医学中有许多难懂的词汇,翻译更应慎重,翻译时应考虑到汉语的习惯和特征,这样才有利于中国人接受。

1898 年戊戌维新以后,许多赴欧美、日本访问学习的中国学者和留学生,以及陆续成立的各种科学社团加入翻译介绍西方科学技术知识的行列中来。例如,1915 年成立的中华医学会就把医学名词统一作为主要任务之一。俞凤宾在新创办的《中华医学杂志》上撰文:"西方医生无论多么博学,在翻译上仍有很大困难,在许多方面都只能依靠助手(常常是非医药人员),这些助手在这种工作上并不具备应有的高标准。因此,新成立的中华医学会无论如何应当在这方面尽一切努力来分担这项工作。"中华医学会成立后不久,高似兰领导的博医会名词委员会就同中华医学会等医学社团联系,召开了有教育界、医学界和出版界人士参加的讨论会,共商医学名词统一和标准化工作,并着手成立一个全国性的医学名词委员会来领导这项工作。

1916 年 8 月 5 日至 12 日,博医会、中华医学会、中华民国医药学会以及江苏教育会、教育部的代表共 24 人在上海举行了医学名词会议。与会代表一致同意成立全国性专门机构,负责医学名词统一工作。1917 年 8 月 27 日,经国民政府教育部批准正式成立"医学名词审查会",使中国的医学名词统一工作进入了一个新阶段。

二、医学著作的出版

从 1910 年到 1913 年,博医会积极与中国医学界合作,出版西医书籍 22 种,共 38200 册。到 1932 年与中华医学会合并时,中华博医会翻译出版的医药书籍约有 60 余种,这些医学著作绝大多数都是由医学传教士孟合理、高似兰等外国人编译的。

据 1936 年鲁德馨、张锡五的不完全分类统计,1905 年以后中华博医会出版的主要译著共有八类。

(1)医学字典类:如鲁德馨、孟合理编的《医学辞汇》等;

（2）基础医学类：如易文士、启真道编的《实验生理学》，孟合理译的《史氏病理学》等；

（3）药物与治疗学类：如盈亨利译的《贺氏疗学》等；

（4）诊断学类：如孟合理译的《实验诊断：细菌学部》等；

（5）卫生学类：如《公众卫生学》等；

（6）临床医学类：如高似兰译的《欧氏内科学》、孟合理著的《骨折新疗法之概要》、鲁德馨译的《近世产科学》等；

（7）法医及伦理类：如盈亨利编译的《美医家道德主义条例》等；

（8）救护及科普类：如鲁德馨等译的《应急疗法》、孟合理编的《医学用语简易读本》等。

此外，博医会还出版了不少没有被鲁德馨、张锡五统计到的其他书籍，如博医会华中分会成员编写的《护病要理》等有关护士的教材，博医会出版的《护病新编》等护理类书籍，以及一位金陵大学医科毕业生所著的《陆军卫生提要》。

博医会出版的译著，不仅关注教材的编订和基本知识的传播，而且对于医学各个门类都有所关注，如卫生学、医学伦理等都得到了相当的重视。博医会还非常注重出版书籍的更新，对"所有流行各书，大致每种于三五年后必改版一次，以期适合时宜"。

三、中国本土疾病的研究

一些医学传教士在总结他们在中国行医经验的基础上，介绍了一些疾病的发病特征和治疗方法，还有一些医学传教士通过学习中国传统的医疗技术，研究传统中草药的化学成分和在治疗疾病上的效果，并应用在行医实践中，形成了医学传教士在中国近代早期的医学研究成果。

在许多医学传教士看来，中国幅员辽阔，人口众多，是一个巨大的疾病库；一些在欧美非常罕见的疾病，如疟疾、伤寒和肠道寄生虫病等能在中国经常遇到；中国人对某些病菌，如结核杆菌的抵抗力非常弱，在欧洲所发现的任何类型的肺结核都能在中国找到相同的病例。因此，医学传教士们认识到，中国是一个进行医学研究，尤其是疾病研究的理想场所。调查各种热带疾病、寄生虫病和其他传染性疾病在中国的分布和发病情况，有助于对这类疾病病因、治疗和预防进行深入的研究，也成为研究中国疾病地理学和公共卫生问题的开始。

1871 年 8 月，由海关医官贾米森（Alexander Jamieson）主编、以英文出版的《海关医报》(*Medical Reports*)在上海正式创刊,平均每半年出版一次,持续到 1904 年 3 月,共出版 67 期。《海关医报》刊载了海关医务官及医学传教士收集的中国通商口岸地区的疾病流行和医疗情况,并将它们置于当地社会背景下加以分析,真实记录了西方流行病学在中国的早期发展状况。可以说,博医会成立前,海关下设的医务所是西方研究中国本土疾病的主要机构。

博医会成立后,发表了《中国行医传教会启》的声明:"欲将中国所有奇难杂症为西人所无者,系告之现居西国诸医,俾互相参究,得以精益求精,登峰造极。"为此,博医会设立学术研究委员会,专门推动中国本土疾病研究这项工作。

1907 年,博医会研究委员会正式成立。它以博医会"推进医学科学进步"为目标,负责组织开展医学研究,以期推动医学科学的发展。部分医学传教士的职业活动由治疗疾病扩展到对医学未知领域的探索,医学研究在博医会中实现了建制化,成为博医会一种重要的职业活动方式。在欧洲,这种职业活动方式在 19 世纪末之后成为医学界的一种常规;在近代中国,通过博医会的影响,医学研究也成为中国西医学界的一种职业活动方式。

研究委员会为博医会的下属机构,一个工作周期从博医会一届年会开始到下一届年会结束。研究委员会的各项重要事务都要在会员代表大会上由博医会决定。在会员代表大会召开期间,由提名委员会(Nominating Committee)提议博医会下属各委员会(包括研究委员会)的主席和成员名单,最终名单由会员代表大会讨论决定。提名委员会是临时性质的委员会,在每届博医会会员代表大会开幕时成立,负责博医会各重要职务人选的提名和博医会下属各委员会、理事会人选的提名,在年会结束后自动解散。

研究委员会的成员改选工作完成后,即开启一个工作周期。在年会上,研究委员会确定这一工作周期的研究主题,经大会通过后,由其成员和其他热心医学研究的医生在之后两年或三年里开展研究,并将研究成果汇总给研究委员会主席,由主席在下一届会员代表大会上向博医会提交研究报告,结束这个工作周期。

在近代中国存在的各种热带疾病中,寄生虫病占有相当大的比重。寄生虫病种类繁多,地区分布不同,有的地区还存在多种寄生虫病流行。疟疾、血吸虫病、黑热病、钩虫病、血丝虫病等寄生虫病的流行十分猖獗,尤其是在广大的农村地区,许多农民因感染寄生虫病而备受疾病折磨,甚至丧失劳动能力。由于中国地域辽阔,各种寄生虫病的流行情况因地域不同而相差较大,这种差异很大程度上受到季节、气候和地理因素的影响。对寄生虫病的调查与研究一直是研究委员会高度重视的研究课题,尤其是对肠道寄生虫病和血液寄生虫病的研究。研究委员会成立后的第一个研究主题,就是调查中国的肠道寄生虫病。在第 4 届博医会年会上(汉口,1910 年),研究人员宣读了这项研究的最终报告,内容涉及不同地区、不同类型肠道寄生虫病的流行状况、人群分布、在当地体现出的特征、诊断和治疗方法等。

第 4 届博医会年会(1910 年)做出决定,研究委员会下一个工作周期的研究主题包括:①继续肠道寄生虫病的研究;②研究分委员会调查当地的地方病或者任何值得注意的疾病情况;③血液寄生虫病和与血液相关的疾病。

身处不同地区的医学传教士们都积极参与这类调查研究中来,他们在现场调查当地存在的寄生虫病种类、发病率、发病特征,在实验室检测寄生虫病患者的粪便来观测和区分某些肠道寄生虫卵的形态,在临床上总结治疗某些寄生虫病的经验,并不断地将自己的研究结果发表在《博医会报》上。1910 年以后的《博医会报》几乎每卷都有关于寄生虫病的研究论文发表。1923—1926 年,在《博医会报》和其他医学杂志上发表的、博医会年会宣读的有关寄生虫病的研究论文就达 42 篇。

在研究中国的疾病问题上,研究委员会多选择在欧美比较罕见的疾病,这样不仅比较容易取得研究上的突破,而且这对来华的医学传教士来说也很有现实意义。医学传教士收集关于某种疾病的病例,总结其发病特征和治疗经验,这是他们在中国最初开展医学研究的主要方式。医学传教士们调查研究了诸如斑疹伤寒、麻风病、脚气病和象皮肿等区域性疾病。这些疾病在欧美非常罕见,因此对这类疾病的病理、症状和治疗方法的研究,是医学传教士在医学和公共卫生学研究上取得突破的希望所在。对于多种寄生虫病和某些区域性疾病的时空分布和发病情况的调查研究,不仅完善了近代中国的疾病地理学内容,加深了业界对这类疾病的认识,促进了医学科学的发展,而且对中国公共卫生问题的研究具有一定的历史贡献。

1911 年,美国费城的 P. Blakiston's Son & Co. 公司出版了由《博医会报》主编杰弗里斯(W. H. Jeffreys)和博医会研究委员会主席马雅各二世(James Laidlaw Maxwell Ⅱ)共同编辑的《中国疾病》(*The Diseases of China, Including Formosa and Korea*)一书,其主要资料来源于《博医会报》历年发表的有关中国地方疾病的文献。《中国疾病》从疾病地理学的角度,按照地理状况与气候因素,将中国分为华北、华中与华南 3 大地区,再根据气候特点和搜集的疾病资料,将中国的疾病统计分布再细分为 7 个区域,统计了各区域的疾病流行状况,并对各区域的流行性疾病进行分类,探讨这类疾病的特征与可能的成因,勾勒出了流行于中国的各类疾病的谱系。按照疾病的分类,深入研究了这些具体疾病的分布、病因、临床特征、类别、死亡率、诊断、治疗方法等,并采用大量图片和地图来辅助说明,以便于这些疾病更易为读者所理解。《中国疾病》除了介绍中国各地的气候环境与流行疾病的关系之外,还总结了历年博医会的研究成果,就中国人的饮食、居住、风俗习惯与社会经济状况加以考察,以探究在华疾病流行之源,分析造成某些在华独特疾病的病因。《中国疾病》对我国热带医学学科与公共卫生的兴起和发展,起到了必不可少的前期铺垫和推动作用。

在医疗实践中,很多医学传教士发现,中国人和欧美人对某些疾病的表现大不相同。他们认为,人种可能是导致这些差异的重要原因,并就此开展了大量调查研究,将收集到的普通中国人的身体和生理数据与同年龄段的欧美人进行比较。1915 年,博医会研究委员会提出了另一个非常重要的研究主题和框架:调查和搜集中国人的身体和生理数据,这是研究委员会对当时西方医学界认为"普世的"身体生理指标在中国进行地方化的一次尝试。身体方面的数据包括成年人及发育中的儿童和少年的身高、体重、胸围,成年女性骨盆、婴儿头骨大小的数据;生理指标包括血液、尿液、循环系统和消化道等各方面的数据。通过对中国人身体生理数据的测量和调查,建立一个可供他们医学研究和临床治疗所参考的、不同于欧美人群的中国人身体生理指标。

1916 年,博医会规定了研究委员会的具体工作范围:①与在中国存在的热带病和亚热带病相关的,尚未得到解决的问题;②与公共卫生、预防医学以及其他能够促进中国人的健康相关的一切问题;③东方人和西方人中可能存在的解剖上的或生理上的差异。

在 1917 年举行的第 7 届博医会年会上,怀敦干(D.Whyte)提交了中国成年男性和女性身高、体重和胸围的调查报告;嘉娜(Emily Garner)提交了在上海和其他部分地区测量的成年女性骨盆和胎儿头骨数据;胡美和刁信德分别提交了对中国人的循环系统和血液的生理状况的研究报告。

在 1920 年举行的第 8 届博医会年会上,与会的医学传教士共提交了 26 篇有关中国人的生理和解剖主题的论文。在这次年会上,大会设立了解剖和人类学专题,并联合中华医学会成立了中国解剖学与人类学协会(Anatomical and Anthropological Association of China),试图从多个角度深入全面地研究中国各地区居民的身体生理状况。

　　研究委员会除了在更广泛的地区测量普通成年人身高、体重、胸围等数据外，还扩展了数据范围，包括脉搏、呼吸、体温、血压、血液中红细胞和白细胞的含量以及尿液的成分等，借此掌握了中国人的身体和生理上的各种数据，成为博医会以及中国医学界行医和其他相关研究中的重要参考。

　　研究委员会还从食物的角度来调研中国人的生理状况。他们分析了中国人日常食物中所含的各种营养元素，统计一个健康成年人每天对各种人体所需营养物质的摄入量，试图从食物摄入的角度来探究东西方人群身体和生理差异的原因。

　　此外，研究委员会也比较重视中国传统医药在推动医学科学进步中的作用。他们曾尝试在中国古代医药典籍中寻找某些治疗方法或者对一些疾病具有特殊疗效的药物，尤其重视对《本草纲目》的研读，并尝试试验了其中一些药物的成分和疗效。在1923年、1925年和1926年的研究报告中，研究委员会指出某些中药对某些疾病或者某些症状有特殊的效果，也可以为西医所使用。在1926年提交的研究报告中，研究委员会将这样的研究主题命名为"对医学科学发展有益的新药物"。

　　总之，研究委员会的研究主题都是围绕中国本土比较流行的疾病或本土药物的治疗效果展开的。在国际医学期刊上发表的论文也是对这些领域的研究成果，这在填补国际医学界研究的空白上具有更大的价值，并唤起了博医会成员的科研热情。虽然研究委员会没有提出任何新的医学理论，也没有取得对某些疾病的治疗有重大意义的突破，但是他们仍推动了中国医学科学的发展，这主要表现在关于中国的医学知识的积累上。研究委员会对各种寄生虫病和热带病在中国的分布、发病率、表现症状等问题上取得的成果，对中国疾病地理学和中国公共卫生问题研究做出了贡献；对一些热带病和寄生虫病病因、症状、治疗的研究，具有一定的开创性，推动了这些学科的发展；对中国人身体生理数据的调查和建立适合中国人的生理标准的尝试，在这个领域是开创性的，这对在中国行医以及研究中国人的生理问题等都有积极作用。

　　1926年，研究委员会更名为研究理事会（Council on Medical Research），在博医会的决策层中有了自己的发言权。1929年，在上海举行的第12届博医会年会上，研究理事会向大会提交了他们最后一次研究报告。1932年，研究理事会随着博医会退出历史舞台而停止工作。

四、公共卫生宣传教育

在 1910 年举行的博医会第四届会员代表大会上,公共卫生问题成为主要议题之一。大会期间成立了"医学宣传委员会",并计划与中华基督教青年会合作,在一些城市组织开展公共卫生宣传活动,向公众派发卫生知识小册子,并向报刊提供卫生宣传资料。但这一计划因辛亥革命爆发和两位委员会成员的病故而被迫搁浅。

1913 年、1915 年召开的第五、六届大会,公共卫生仍然是重要议题,与会代表不仅高度强调了在中国发起公共卫生教育的必要性与紧迫性,而且对在中国城市、学校推动卫生知识普及的具体措施进行了探讨。在伍连德的建议下,博医会以"公共卫生委员会"取代了"医学宣传委员会",并正式开始与中华基督教青年会演讲部卫生科合作,共同推进全国范围的卫生宣传与教育运动。博医会还决定筹拨专款作为卫生教育活动的常年使用经费,用于制作卫生宣传幻灯片、图表、标本和镜片以及开会、游行、展览和演讲等所需开销。1925 年,博医会撤销了公共卫生理事会,但仍参与中华卫生教育会的活动。

由于公共卫生实践需要一定的行政资源保障,需要得到中国本土民众的广泛参与和支持,而当时的博医会显然不具备这样的能力与条件。因此,博医会的公共卫生工作,主要还局限于卫生知识宣传与普及方面,但这对唤醒和增强当时中国民众的公共卫生意识发挥了一定的作用。

博医会与中国政府联系极少。对当时的清政府来说,博医会是一个全新的事物,对在租界里发端的医学社团可能根本无暇顾及。由于西医师在鼠疫防治方面有着不错的表现,因此在 1910 年东北鼠疫大规模流行时,清政府曾通过英国驻京使馆的医员葛莱向博医会寻求帮助。民国时期,在博医会举行年会时,袁世凯和黎元洪曾发来贺信,表彰博医会对中国医学的贡献,这相当于承认了博医会的合法存在。尽管博医会常设委员会(1913 年成立)负责与医学院校和政府当局联系交流,以期在医学教育和医学术语等问题上达成合作,但博医会与中国政府之间彼此都有文化和心理上的距离。

第三节　中华卫生教育会与卫生教育实践

鸦片战争后,西方列强在中国建立了西式医院和诊所,并在租界内引进西方的公共卫生管理措施,并向民众开展卫生宣教,成为近代中国公共卫生事业的开端。同时,一些医学社团先后成立,为中国近代公共卫生教育事业的发端奠定了组织基础。

1916 年 3 月,中国博医会、中华医学会和中华基督教青年会全国协会(青年会)在上海共同发起成立了中国近代最早的卫生教育组织——中华公共卫生教育联合会(Joint Council on Public Health Education),它是我国最早的以"卫生教育"命名的学术团体。联合会总干事由青年会演讲部的毕德辉(W. W. Peter)担任,华人公共卫生专家胡宣明于 1917 年被聘为副总干事。该会以"由各参与之团体共同保持及促进中国之卫生事业"为宗旨,进行卫生教育与宣传等活动。

中华基督教青年会(简称青年会)

1855 年 8 月 22 日,在法国巴黎召开的第一次青年会世界大会上,正式成立"基督教青年会世界协会"(The World Alliance of YMCAs),协会会址设在瑞士日内瓦。中国近代最早的青年会组织是从学校开始建立的。1885 年,福州英华书院成立,这是中国第一个学生青年会,也是最早从美国传入我国的青年会。此后,各地纷纷成立学校青年会,各自开展活动。1895 年,中国第一个城市青年会天津青年会成立,使青年会从学校走向了社会。至 1896 年,全国学校青年会有 27 处。

1896 年 11 月,在上海召开了第一次大学青年会全国大会,成立了第一个全国性青年组织"中华基督教学塾青年会",成为各地青年会的协调、指导机构。该会中外委员各半,由西牧潘慎文博士(Dr. Richard A. Parker)担任会长,来会理博士(Dr. D. Willard Lyon)担任"书启"(即总干事),总委办的事务所设在上海市江西路。1902 年 5 月,在上海举行了中国基督教青年会第四次全国大会,成立了"中、韩、港基督教青年会总委办",青年会的活动不再局限于学生,还扩大到了整个知识界。1912 年 12

月,在北京举行的中国基督教青年会第六次全国大会上,决定在上海建立总部,定名为"中华基督教青年会全国协会组合"。全国协会总干事由美国人巴乐满(Fletcher sims Brockman)担任,中国人王正廷为副总干事。当时,全国青年会有市会25处,会员11300人;校会105处,会员3876人。

1913年,青年会建立了卫生部,通过派发宣传手册、海报等,在社会上广泛传播预防肺结核、天花、鼠疫和霍乱等传染性疾病的知识。1914年,青年会上海分会制作的一种以预防和治疗肺结核为主题的日历,在上海颇受欢迎。

1915年,中华基督教青年会第七次全国大会将"中华基督教青年会全国协会组合"更名为"中华基督教青年会全国协会",首次由中国人王正廷担任总干事。

20世纪早期,青年会主要从事西方文化的传播活动,诸如平民教育运动、公民教育运动、科学演讲以及基督教学生工作。青年会较早把欧美国家的体育项目篮球、田径、游泳等介绍到中国,并推动刊物书籍的文字出版等工作。抗日战争爆发后,青年会积极投身抗日救亡运动,从开始的宣传活动,到为抗战军人服务,再到开展学生救济工作等。

1920年,中华基督教女青年会全国协会、中华基督教教育会和中华护士会相继加入中华公共卫生教育联合会,团体成员一度达到十几个。1922年,中华公共卫生教育联合会更名为"中华卫生教育会"(Council on Health Education),下设总务部、庶务部、中文编译部、儿童卫生部、学校卫生部、城市卫生部、牙齿卫生部、社会卫生部等。科学合理的组织机构,为该会有条不紊地开展各项卫生宣传与教育活动打下了坚实基础。

中华卫生教育会于1925年开始出版中英文版的《卫生季刊》,1926年出版《中国的卫生宣传》。中华卫生教育会致力于进行公共卫生宣传教育,通过卫生展览、报纸宣传、卫生演讲、散发卫生小册子等方式,大力宣扬公共卫生知识,对我国民众公共卫生意识的启蒙和卫生教育活动的开展起到了积极的作用,为推动我国近代卫生教育事业的健康发展做出了贡献。中华卫生教育会的成立,标志着中国的卫生教育事业拥有一个全国性的统一组织,开启了中国近代公共卫生教育事业的新篇章。

一、毕德辉的卫生传教策略与实践

1912 年,毕德辉(W. W. Peter)出任中华基督教青年会演讲部卫生科主任,他的卫生教育实践就是从中华基督教青年会开始的。

毕德辉

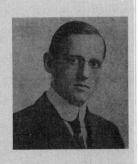

1882 年,毕德辉(W. W. Peter)出生在美国俄亥俄州艾利斯顿的一个德国移民家庭。1910 年毕业于伊利诺伊州芝加哥拉什大学医学院（Rush Medical School）。1911 年,受福音派协会差传部(Mission Board of the Evangelical Association) 的派遣,来华从事医学传教工作。起初,毕德辉被安排在湖北武昌的一家教会医院仁济医院(现湖北省中医院)工作,一边为病人提供医疗服务,一边向民众传播福音。

在行医和传教过程中,毕德辉发现中国患者缺乏医学常识,对疾病的认知常带有浓厚的封建迷信色彩,对西医则持怀疑和恐惧的态度,总是把西医治疗当成"死马当活马医"的无奈选择。于是,他把工作重点转至公共卫生领域,希望通过开展卫生教育来培养中国人的近代卫生观念,促使国人养成良好的卫生习惯,进而改善他们的生活环境和身体健康状况。

1912 年,毕德辉出任中华基督教青年会演讲部卫生科主任,开始了卫生教育生涯。1915 年,中国博医会设立公共卫生委员会,敦请毕德辉指导工作,并参与了博医会名词委员会在江苏省教育会会所召开的审查医学名词第一次谈话会,为中国医学界医学名词的使用制定了统一的标准。1916 年 2 月,毕德辉参加了中华医学会在上海召开的第一届大会,对代表们提交的论文进行评议。他称赞中华医学会会长颜福庆为"公共卫生领域不可或缺的领袖"。1916 年 3 月,出任中华公共卫生教育联合会(后更名为"中华卫生教育会")总干事。

1916 年,毕德辉携带卫生演讲用具拜见了黎元洪(时任中华民国大总统),在总统府为他讲解卫生要义,展示卫生图像,与之探讨卫生与民族命运的关系问题,希望可以借此引起黎元洪对卫生教育重要性的认识。

> 毕德辉在各地的卫生大会上举办展览、演讲,并分发卫生宣传手册、书籍,足迹遍布北京、南京、上海、福州等十多个城市。毕德辉领导开展的卫生教育工作取得了一定的效果,部分中国人逐渐开始接受他宣传的卫生理念,并将其融入自己的日常生活中。

(一)举办卫生、布道大会,开展卫生传教

1915 年 2 月,时任中华基督教青年会演讲部卫生科主任的毕德辉先后在上海、长沙、湘潭和南京开展了公共卫生运动,共有 6.8 万人参加。在湘潭举行公共卫生运动之后,毕德辉又开了布道大会,尽管当时受到洪水的影响,但仍有 9000 人参加了布道活动。在湘潭举办的公共卫生活动和布道大会,被认为是毕德辉卫生传教策略的初步尝试。

季理斐

季理斐(Donald MacGillivray,1862—1935),加拿大长老会传教士。16 岁时,他参加了安大略省的大学入学考试,在数百名考生中他的古典文学成绩名列第二。在大学 4 年中,他主攻拉丁文和希腊文,毕业时获得金牌奖。毕业后,他在中学当了 3 年教师。为了成为一名传教士,季理斐于 1885 年进入美国诺克斯神学院学习,并提前一年顺利通过了神学学士学位的考试。

1888 年,季理斐由加拿大长老会派遣到河南传教。他极具语言天赋,加之勤奋学习汉语,来华十个月便可以用汉语讲道了。1899 年,应上海广学会督办李提摩太(Timothy Richard)的邀请,季理斐进入上海的广学会从事基督教文字出版工作。1919 年,李提摩太因健康原因辞职,由季理斐接任广学会总干事,直至 1929 年。1930 年春,季理斐偕夫人取道英国回国度假,在伦敦暂住一年。次年 5 月正当他们准备去加拿大时,季理斐突患中风,医治无效于 1935 年 5 月 25 日去世。

季理斐提出了基督教文字工作的主要作用:①消除偏见,为基督教的发展铺平道路;②与非基督徒友好交往,创造愉悦气氛;③将福音传向各个阶层;④向人们的心灵和良知发出呼求,促使他们接受基督;⑤用基督教的真理教育并潜移默化地影响中国社会;⑥开导基督徒,不论男女老幼。

在广学会工作的三十年间,季理斐皓首穷经,笔耕不辍,著作等身。他为基督教在中国的传播做了大量的工作,也为中外文化的交流做出了贡献。

1915 年 10 月,河南教会决定在开封、卫辉、彰德、修武、焦作、怀庆、道口、武安等地,依次召开布道大会,特邀请中华基督教青年会的毕德辉在开封、卫辉两地举行公共卫生运动。10 月 4 日,毕德辉与上海广学会的季理斐(Donald MacGillivray)来到开封,先由毕德辉举行 3 天的卫生大会,吸引了政界、商界、学界、女界 4700 多人到会。在毕德辉的卫生大会结束之后,由季理斐举行 3 天的布道大会。在布道大会期间,季理斐分送宗教书籍数千册,签名立志查经的有 140 余人。卫生布道大会后,毕德辉和季理斐受到地方官员的接待,并留影纪念。季理斐对毕德辉不禁感叹道:"我真的难以相信,变化实在是太大了。你不知道,在二十年前我来到这里,打算进城看一看这个城市究竟有多大的时候,官员们让我吃了闭门羹。这么多年来在我们和官员们之间有一条不可逾越的鸿沟,他们在大街上从来不愿认出我们来,今天高官们竟然站在我们旁边与我们合影留念。"在河南卫辉,毕德辉与季理斐也举办了卫生、布道大会。毕德辉为官绅及中学校举办卫生展览会,为商界、军界、女界及高等小学举办四次演讲会,到会的共有 3975 人。卫生宣教活动之后,由季理斐召开布道大会,到会人数达 2255 人。在布道大会期间,季理斐分赠广学会出版书籍千余册,签名立志入查经班研经者共 109 人。

毕德辉在总结开封、卫辉两地的公共卫生运动的经验时指出,当地教会通过公共卫生运动与官绅建立起了联系,这进一步拉近了传教士与当地学生和官绅的关系,为以后在河南全省范围内的布道运动开辟了道路,因此他认为公共卫生运动"为举行卓有成效的布道会开创了新方式"。

(二)调整卫生传教策略,扩大公共卫生运动的影响力

虽然毕德辉在河南的卫生传教活动取得了良好的效果,但是这类活动也使得"中国的参与者对卫生运动的真正动机产生了怀疑",引起了部分中国人的不满。为此,毕德辉不得不对既定的卫生传教策略进行调整,逐渐取消了公共卫生运动后的布道大会。

1915 年 1 月,毕德辉在得知中国同日本签订"二十一条"的消息后,随即以"公共卫生与国家强大的关系"为题在上海、南京、长沙和湘潭等地举办多场

卫生演讲和卫生展览,向民众讲述卫生与国运之间的关系。他组织中华基督教青年会的专业卫生人员深入到群众中去,向民众发放卫生日历、传单、图画和小册子等印刷品和苍蝇拍等卫生日用品,让他们学习近代卫生知识,进行家庭清洁实践,还为群众举办突发疾病急救演示,教他们如何应对和处置这类突发事件,并为民众进行种痘和身体检查。毕德辉和青年会成员还积极配合警察进行卫生巡视,发动群众打扫街道卫生,改善他们的居住和生活环境。这些脚踏实地的卫生活动,引发了民众对公共卫生的极大关注和参与热情,唤起他们的卫生防疫意识,在当地社会产生了很大的影响。一些地方精英人士对此也产生了浓厚的兴趣,开始对青年会的卫生工作给予积极支持与配合。

通过开展这些卫生教育活动,使民众学习到了更多的近代卫生知识,在一定程度上有助于改变他们的卫生观念,培养他们的卫生习惯,提高他们的身体健康水平,从而为近代中国公共卫生教育事业的发展做出了贡献。随着公共卫生教育运动的展开,越来越多的政府官员开始关注这种新兴的运动,他们经常会出于卫生的目的,邀请毕德辉开展公共卫生运动。

1915年11月,受中华基督教青年会杭州青年分会的邀请,毕德辉在杭州开展了为期一周的公共卫生运动,由"钱塘道尹"丁传绅主持。这次运动还得到了省会警察厅长夏超的合作,"柬请该处地方绅士官长,到会参观,并饬该部各警兵轮班赴会,其会内费用,亦由伊担任"。首场杭州卫生大会,毕德辉是面向官绅商学各界人士的,尽管当时天气不好,仍有150多人参加。在卫生大会举办期间,警员全部出动,邀请贩卖蔬菜、水果、肉类及糖果的商贩参会,并在全城发放了两万多份肺痨月份牌。毕德辉在杭州共举办了18场卫生展览和演讲大会,共有6891人参加,其中绝大多数是学生。毕德辉在总结此次杭州公共卫生运动时,认为"这次运动为政府官员、教会神职人员和传教士一起开展社会服务提供了机会,使得传教士同政府官员和青年学生的关系更进一步"。

1916年,毕德辉参加了由南京青年会举办的卫生展览,并在现场做卫生演讲,一周内便吸引了上万名观众前来参观(图3.1)。这次活动被视为南京历史上举办的首次大型卫生教育活动,不仅宣传了近代卫生知识,传播了近代卫生思想,而且在当地民众中引起了强烈反响。

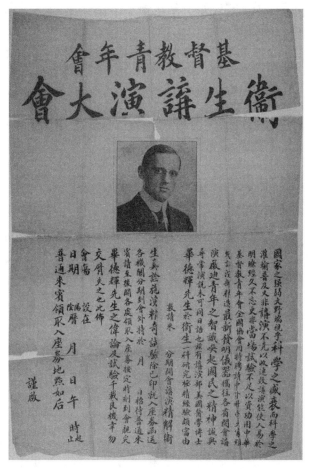

图 3.1　1916 年毕德辉卫生演讲大会海报

　　受天津公共卫生促进会的邀请,毕德辉于 1916 年 6 月在天津的安徽会馆举办了一场历时三天的卫生展览,主题为"种族之强,国家之盛,良由是也",吸引了众多天津市民和学生前去参观。鉴于参观群众对会场展出的 150 余种卫生模型和图画不甚了解,毕德辉特意邀请天津各校学生志愿者做现场讲解。这次天津卫生展览,是张伯苓等社会贤达为改变天津当时"虽历年叠经官府谆谆劝告,而城乡一带其道路沟渠污秽如故,不知力求清洁,作思患预防之计"的落后卫生状况而所做的一次努力,借此使人们"咸知卫生一道为人生之必要,从此互相讲求,谋公共卫生幸福"。

　　1917 年 1 月,广东省省长朱庆澜为避免天花的流行,增强民众对天花的了解,使他们自觉接种牛痘,便通过广州青年会干事梁小初,邀请毕德辉前往广州开展公共卫生运动,经费由朱庆澜本人承担。在卫生运动开幕时,朱庆澜省长亲自到场致开幕词,允诺"政府官员会积极与毕德辉开展各种形式的合作"。在政学两界人士的帮助下,毕德辉联合当地的中西医师及广州青年会开展了为期一周的卫生大会,共举办卫生展览和演讲大会达34次,参加人数有21129人。这次广州公共卫生运动,唤起了民众的卫生意识,运动结束后的第一天就有800人自愿接受了种痘。毕德辉对此次的公共卫生运动十分满意,他认为"教会和非教会人士就公共卫生运动而结成的联盟是前所未有的"。

1920年,受福州青年会的邀请,毕德辉前往福州举办卫生大会。为了保证卫生运动大会的顺利进行,福州市成立了以省长为主席的公共卫生委员会,负责组织协调游行队伍,安排讲演人员和分发卫生宣传小册子等后勤保障工作。以往的卫生大会都是在一个固定的地点,民众凭票入场。而这次毕德辉意识到为了更有效地预防霍乱,"必须走上街头,甚至有可能的话,要走到每一家每一户"。毕德辉在福州征募了包括政府官员、商人、学生等各类人群在内的1847名志愿者,一同参与到游行中去,毕德辉"和其他士绅一样走在了游行队伍的前头",一周之内走遍了福州90%的大街小巷。

利用民间信仰中常用的游神道具,放在彩车之首,更易于民众接受(图3.2、图3.3、图3.4、图3.5)。图3.6是福州游神常用的由人扮演的两个"人偶"。高个子代表霍乱,默默地走在游行彩车的前面,用眼神或手指出容易引发霍乱的问题。有胡须的小个子代表走在"霍乱"身边的聪明人,向人们宣传卫生知识和对应策略,表示如果对霍乱的病因和预防方法足够了解,便不怕这个高个子。在这一系列"什么该做、什么不该做"的彩车之后,紧跟着的是抬着假人的担架和一口棺材(图3.7)。真实的道具,简明的要点,直观的特效,惊悚的后果,这种卫生宣传手段取得了非常好的效果。

除了游行之外,这次卫生教育运动还举行了共有1万人参加的285场集会,分发了约30万份霍乱知识宣传册,同时还组织人们接种疫苗(图3.8)。不久后,福州周边地区发生霍乱疫情,而福州得益于这些宣传和预防措施,当年安然无恙,被称为"危险的大海中的一个平安的孤岛"。

毕德辉调整卫生传教策略之后,虽然不再举行布道大会,但"令人欣喜的是,可以看到官员、学者、士绅、军人、警察和传教士、青年会干事工作在一起,他们在这些运动中所形成的联盟在几年前我们是难以想象的"。

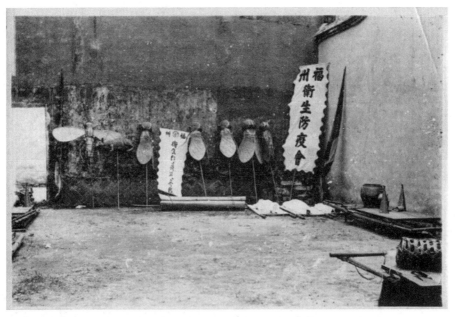

图 3.2　福州游行的主要道具(1920 年)

在游行的最前端,是一面写着"福州卫生防疫会"的大旗帜和"福州卫生防疫游行队"的小旗。还有数个苍蝇、老鼠和蚊子的模型。

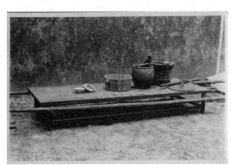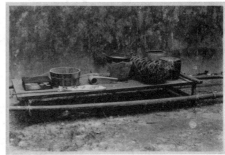

图 3.3　关于清洁餐具的彩车(1920 年)

左图从右边至左,分别是没上盖的夜壶、带竹勺的水桶,一个盆子和一些用冷水洗过的碗碟。一只"大苍蝇"不时地在其间变换位置。右图基本器具相同,但碗碟是用开水清洗过的,并用盒子存放;分别用较深的桶装生水,另一个盛开水;竹勺中装有木炭;夜壶则被严实地盖住。

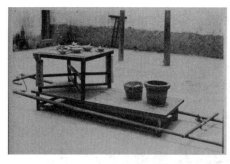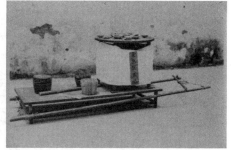

图 3.4　关于饮食习惯的彩车(1920 年)

　　左图最右边是一个夜壶,左边则是一个米桶,都没有上盖。桌上是吃饭的碗筷,虽然筷子很便宜,但是没有公筷。桌边贴着"有苍蝇叮过不可食"。右图帷帐上写着"煮熟蔬菜队",里面是一个煮具连着铜管,不断地对食物吹送蒸汽,保持菜肴温热。桌中间的几碟菜也配上了公筷公勺。

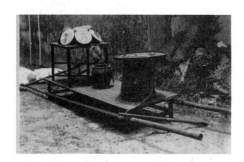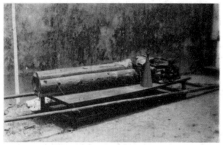

图 3.5　生食警示彩车(1920 年)

　　左图一大堆生瓜在没有任何遮盖的情况下售卖,同时还有生水浇在瓜上保持湿润。苍蝇和灰尘污染了这些瓜。右边则是装满了去了皮的果子的笸箩,在卖出之前,已经有很多人摸过它们,所以也很不卫生。右图彩车上有两种木材,一种是柴火,一种是棺材。宣传员通过扩音器教导人们在霍乱季节使用何种木材,然后用诸如"若不烧柴,便进棺材"之类的狠话收尾。

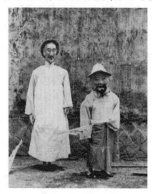

图 3.6　利用游神道具进行宣传(1920 年)

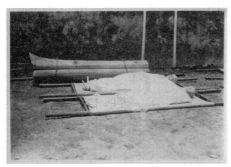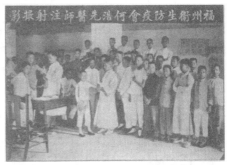

图 3.7　担架上的假人和棺材　　　　图 3.8　福州卫生防疫会为民众接种疫苗

（三）与中央政府建立联系，推动公共卫生运动的发展

毕德辉希望自己领导的公共卫生运动能够得到当时中央政府的认可，"他期待着来到北京，这样的话他就可以说他的事业已经扩展到首都了，更为重要的是，这也可以激励中国其他的城市开展公共卫生活动了"。北京公共卫生运动委员会的成立，为毕德辉在北京开展公共卫生运动创造了有利条件。1915 年，在内务部总长朱启钤的支持下，金绍城、陈祀邦等人在北京成立了公共卫生运动委员会，目标是开展卫生教育，唤醒公众的卫生意识。当时，毕德辉在中国各地开展的公共卫生运动引起了该委员会的注意。毕德辉等传教士在中国开展的社会改良运动，也赢得了包括黎元洪在内的政府官员的认可。

1916 年 5 月，金绍城等人邀请时任中华公共卫生教育联合会总干事的毕德辉前往北京举办公共卫生活动，经费由内务部时任总长王揖唐承担。5 月 20 日，毕德辉在北京地坛举行公共卫生运动大会，王揖唐主持了开幕式，并邀请英国公使朱尔典及其夫人、美国公使芮恩施及其他 100 多位政府官员和各界领袖参加了大会。在北京公共卫生运动期间，毕德辉还通过王揖唐的协调，得到了陆军部总长段祺瑞的支持，派来了很多士兵和军警参加了卫生运动。这次公共卫生运动，共召开卫生大会 46 次，参加人数达 1.8 万人。

公共卫生运动结束后，毕德辉与中央政府官员举行了会议，参会人员包括内务部总长王揖唐、内务部前总长朱启钤、内务部次长荣勋和沈铭昌、交通部总长王景春、财政部总长周自齐、税务处督办梁士诒、司法部次长江庸、美国驻华公使保罗·芮恩施（Paul S. Reinsch）、北京青年会总干事格林（R. R. Gailey）、北京公共卫生会的金绍城和陈祀邦、北京协和医学院的斯迈利（Smyly）等，共同讨论了国民健康与国家富强的问题。

时任民国大总统的黎元洪，在得知毕德辉在全国各地开展的公共卫生运动之后,便通过中华基督教青年会副总干事王正廷邀请毕德辉前来总统府会面。1916年12月1日,毕德辉携带仪器前往总统府拜见黎元洪总统。在总统府,毕德辉放映了卫生影片,讲述了当时开展的公共卫生活动概况,做了"民众健康与国家力量的关系"的演讲,并与黎元洪讨论了卫生与工业、政治、教育和民众道德的关系。毕德辉在事后感叹道:"随着问题探讨的深入,我感觉我们之间的界限消失了。我们就双方共同关心的、以各自的不同方式为之努力的中国民众的福利问题进行了探讨,还从来没有一位传教士能与大总统进行如此深入的交流。"

几天之后,黎元洪又宴请了包括毕德辉在内的外国人士,并主动与毕德辉探讨了中国的卫生问题。毕德辉认为,黎元洪"对中国的卫生问题很清楚,而且当他提到卫生进步与教育、工业和政治的发展有着重大的关系时,也知道了这种情况的真实前景"。两次会面后,黎元洪还专门写信称赞了毕德辉开展的卫生教育工作,认为他领导的中华公共卫生教育联合会"通过向民众进行各种关于食物、饮水和环境卫生的演讲,使他们采取预防疾病的措施,这个活动方式很好。作为总统,我对该会的工作十分感兴趣。因此,我情不自禁地写下这寥寥几语,以表达我对这项工作的感谢"。

毕德辉曾骄傲地表示:"这几年来,公共卫生教育有了显而易见的进步。每到一处,中国人都对我极为尊敬,赶来听我演讲的人更是数以千计。"中央和地方官员的广泛参与,推动了公共卫生运动的发展,尤其是"总统的话对于官员们接受公共卫生教育有重大的影响"。黎元洪也曾表示:"传教士是我们的朋友,我非常支持更多的传教士来到中国传播基督教。我们会尽可能地帮助他们,来到中国的传教士越多,民国政府就会越满意。如果没有传教士深入中国各地,打破各地闭塞的状态,中国也不会像今天这样觉醒。"黎元洪的话表明,传教士开展的包括公共卫生在内的社会改良运动,确实改善了教会与政府的关系,并得到了政府官员的赞许和支持。

虽然毕德辉的卫生传教活动以传教为目的,但客观上传播了近代卫生知识,唤起了知识精英对公共卫生问题的关注,在某种程度上成为对国人的卫生"启蒙运动"。

二、公共卫生教育运动的举办与拓展

开展公共卫生教育运动,是中华卫生教育会进行卫生宣传与教育的主要途径,并将其作为民族解放之基本工作。卫生运动周是中华卫生教育会向公众开展卫生教育的主要方式,该会利用公共讲座、展览和海报、幻灯片、电影等形式传播卫生知识。丰富多样的宣传形式,能让当时大多数没有读过书或者文化水平很低的人们也能够理解这些卫生知识。中华卫生教育会领导的公共卫生运动,相当于一场场规模宏大的群众集会,不仅吸引社会名流、社会团体的参与,人们对这类运动也充满好奇心,渴望参与其中。

(一)举办讲座和展览,向民众宣讲卫生知识

中华公共卫生教育联合会成立后,只要有地方举行卫生大会,毕德辉等人就会携带各种图表、仪器、电戏、影片、幻灯前往,开设卫生展览,宣讲卫生知识。这类卫生大会已举行十余次,遍历十余省,如北京、天津、南京、上海、福州、厦门、广州、梧州、长沙等处,皆极称一时之盛。

1917年2月,在毕德辉的主持下,中华公共卫生教育联合会在浙江湖州发起了为期六天的公共卫生教育活动。活动分讲座和展览两部分,讲座地点设在孔庙的庭院里。除毕德辉外,另有4名中国医生和4名外国医生分别向公众讲授个人卫生和公共卫生方面的知识;展览设在庭院旁边的走廊里。该活动的主题是个人卫生、环境卫生以及疾病预防。此外,还开设了妇女专场,由医生向妇女讲授妇幼保健、育婴等方面的知识与技能,向她们演示如何给婴儿洗澡以及怎样喂养婴儿。讲座在白天举行,晚上则利用幻灯片向公众传授卫生知识,内容涉及苍蝇的害处、中国城市的环境卫生、天花接种、传染病等。这场卫生教育活动共吸引观众达23256人次,一些当地政府官员和士绅也参加了这项活动,地方政府承担了一半的费用。这场公共卫生教育活动对湖州的公共卫生产生了积极影响。

形象生动的卫生讲座是卫生教育活动的重要方式。例如,毕德辉在活动现场就以"中国的负担"为主题开讲。有一个人弯着腰背着一个很大的包袱走到讲台上,毕德辉指着这个人解释说:"这就是中国,看他的腰有多弯,背有多弓!我们怎样才能减轻他的负担呢?"然后,他解开这个人背上的包袱,从包袱里取出一个小盒子,上面写着"天花";他又取出另一个小盒子,上面写着"霍乱"。此时,这个人的腰稍微直起了一点儿。然后,毕德辉又取出写着"鼠疫"和代表其他一些疾病的几个小盒子。这时,这人几乎可以站直了,走到讲台幕后。有人将这些代表疾病的小盒子垒在一起,毕德辉告诉观众:"那就是中国的巨大负担。你们可以减轻这个负担,但这取决于你们。""中国现在背负这样的包袱,并不代表他会一直这样。你们可以接种天花疫苗,你们可以阻止鼠疫和霍乱的传播。""你们想看到中国丢掉这些疾病负担之后的样子吗?"这时,讲

台上的帷幕撒下，刚才那个背着包袱的人又一次出现在观众面前，只见他身体健壮，气宇轩昂，背上的包袱很小，他站在写满各种疾病名称的盒子上，一面中国国旗在他头顶升起，其健康的形象与之前形成了鲜明的对比，讲座结束。毕德辉就是通过这种表演和解说的讲座方式来吸引观众对卫生和疾病预防知识的兴趣，既通俗易懂又契合主题，同时又教育观众"卫生与保国"的重要性。

1918年，厦门青年会来函邀请中华公共卫生教育联合会前往厦门召开卫生演讲及展览大会。同年12月，胡宣明和青年会干事韩镜湖携带30余箱卫生展览品前往厦门，借长老会礼拜堂举办为期一周的卫生教育活动。在活动现场，他们将礼拜堂中男女校舍置为数十间陈列所，展览《肺病图说》《疫疠图说》《蝇虫图说》《传染病图说》等卫生图片及幻灯、显微镜等各种卫生展览品供人参观。约60名学生作为志愿者，为观众讲解这些图片和知识，使他们了解疾病和卫生方面的知识。展览期间，胡宣明等还做了二十余次演讲。参加者有政府官员与社会名流、中医、大中小学生、商人、妇女、劳工等，观众达13000余人次。《厦门卫生演讲会开会记》（中华医学杂志，1918，4(2)：55）对当时的情景进行了描述："每日上午九时至十时半来参观陈列所，下午二时至五时亦如是。晚间放映电影，如蝇虫生殖之理，蚊蚤除灭之方，肺菌蔓延之故……"《博医会报》载文称此次展览为"展览各品，陈列井然，殊足动目，为该会贺也"。活动结束后，厦门当地缙绅发起成立公共卫生协会，"意在多纳会员，广筹经费，以便特设专员，周流邻近村邑，演说卫生事宜，以为居民之先导"。该协会利用会员的会费雇佣全职人员继续在厦门对公众进行公共卫生教育。

厦门的卫生展览会结束后，胡宣明又应陈嘉庚先生的邀请，前往厦门集美村举办卫生演讲及卫生展览会。胡宣明向乡民的演讲内容涉及乡村卫生、家庭卫生、婴孩卫生、学校卫生等主题，还展示仪器、图画，放映卫生电影。胡宣明在集美举行大会两天，到会乡民约有两千人。

在福州开展卫生运动期间，社会各界争相从中华卫生教育会索取各类卫生图表、幻灯片、影片和宣传小册子等，聘请该会专家为公众做健康演讲并放映卫生幻灯片，听众和观众达7500余人。据《福建省卫生志》记载："幻灯片（时称'土电影'）是很引人注意的宣传方法，因为它不像看电影能活动，所以功效不如电影来得大，可是成本比电影小得多……在本省语言隔阂，每隔数百里即有一特别的方言，利用幻灯片来宣传是很适当的。"

1924年2月，中华医学会第五届大会在南京东南大学体育馆召开，会议期间举办了卫生展览供民众参观，共陈列了20家卫生机构的卫生展品，其中包括特效药品、用具、药材和卫生书籍等。

在这次展览上，中华卫生教育会的展品虽然内容简单，数量不多，但都选用上好的材料制作而成。展台用四张方桌拼合成十字形，铺上白布，把卫生图书、丛书、小册子、模型、幻灯片和电影粘贴画等悉数摆放在站台或旁边。在展台上，还矗立着一个高高凸起的展示装置，展台周边布设了多幅彩色的卫生图画，并附有相应的文字说明，还有一个表面写有"用模型以免说明"字样的展览模型，供人亲身体验之用。此外，展台旁还有一架大秤，专门用来为观众免费称量体重，并有专人记录称重者的姓名、身高、体重及称重日期等，然后将这些记录送给他们。卫生展示的主题则主要集中在诸如霍乱、结核病、鼠疫、天花、性病和疟疾等传染病的预防知识方面。卫生展览和演讲的重点在于教育民众如何确保饮用水的卫生与清洁、不让苍蝇靠近食物、使用蚊帐和灭鼠等。这些做法为中华卫生教育会赢得了良好的声誉，起到了一定的公共卫生教育效果。

（二）举行游行和演讲，向民众传播卫生知识

在安徽屯溪举行的卫生运动中（1926 年），当地民众手持写有"卫生能生利""屯溪医院卫生运动会"等字样的旗子，敲锣打鼓上街游行。在游行队伍中，击鼓吹号手开道，后面是屯溪医院的一面大旗、两面国旗、一个用纸做成的大苍蝇模型和一个食物大纱罩以及写有"你不杀苍蝇，苍蝇杀你""蚊虫生疟虫"的大旗。紧随其后的是胸前挂着花、身着布操衣服、戴白布操帽的 34 名小学生，护士和教民排队同行，整个场面蔚为壮观。每日游行结束后，即举办卫生演讲，晚上还放映幻灯片，主题涉及肺痨和城市卫生等，游行所用的旗帜、图表和模型等物品都摆放在会场周围，并向前来参观的人散发卫生小册子。

中华卫生教育会先后在北京、天津、杭州、开封等 15 个城市开展了卫生运动，吸引了近 20 万人参加，并得到了官方的支持。各地方知名人士和一些卫生组织也希望该会能帮助他们发起当地的卫生运动。例如，1927 年 3 月，冯玉祥、于右任等人在西安发起了一场清洁街道的卫生运动，他们亲率各机关人员上街进行清扫活动，每人配发扫帚，手持写有"清洁与人生"等标语的小旗子，还派出多组演讲队，随行宣讲卫生要旨。这些上层人士的积极倡导和参与，更加促进了中国近代卫生教育事业的发展和卫生知识的普及。

（三）印制文字宣传品，简化卫生教育方法

胡宣明认为，大张旗鼓的卫生活动大会并不是最好的卫生宣传方法，因为民众不明白卫生大会的性质，参与时多数人是抱着看马戏的观念。而且举办大型卫生大会的耗费极大，远非卫生教育联合会所能承担。于是，他建议换一

种简单的卫生教育方法,即通过发行卫生小册子,来宣传各种卫生知识。他认为这种小册子"能够到达中国的任何地方,包括云南、四川、甘肃和满洲。而且它记载精准,能够如实地按作者的意愿讲述。最不可思议地是它的耐久性,可以不限时间、不限次数地使用它。尽管有时它略显枯燥无味,但如果经过合适的装点,仍能够引起民众的兴趣"。

胡宣明的建议得到了毕德辉的赞同。鉴于经费缺乏,胡宣明写信给各教会医院,提出发行一种小册子:"内中的题目,都是可以实行的,例如肺痨、婴孩卫生、家庭卫生、普通伤风及预防、伤寒及虎烈拉、痰病之传染及预防……这种小册子,大约每册八页,用简明的中文陈述,形式可观,携带便利,每印三千册,需费十八元,一次发行五百册。"胡宣明的信函得到了各教会医院的热烈响应,一个月之内,预约订购的就有 15 万册之多。此后,文字宣传便成为卫生教育运动新的内容和形式。中华卫生教育会"为中国提供的最大服务就是预备印刷品以供医生、教师、宣教师、商人以及任何关心促进深入了解现有卫生问题及其解决办法的人们使用"。

胡宣明在倡导卫生常识宣传之余,还致力于卫生书籍的编辑出版工作,例如《痨病》《婴孩卫生》《疾病传染防御论》《中国城市卫生论》等小丛书以及《看护病人要诀》《病理探源》《摄生论》《婚姻哲嗣学》《卫生丛书》等大丛书。

1922 年 8 月 29 日发行的《申报》以"介绍中国卫生会译著"为题,对胡宣明编译的卫生书籍进行了推介:"摄生论专论饮食起居,免毒保身,以及卫生要领等种种,与体魄寿命系有密切之关系。哲嗣学为改良宗嗣之南针,凡遗传性一切之劣点,及其所有之病症,无不据实引证,我国风尚早婚,对于生殖遗传等事,素乏研究,致使国体日弱,今有此一书,可以作为参考。胡君尚著有卫生丛书一种,痛陈我国城市街道贫民居处之污秽,以及霍乱传染痨疾之起源。上述三书,凡有志改良中国或个人卫生上之种种弱点者,不可不读之。"

中华卫生教育会向民众提供的印制文字宣传品主要是各类书籍、会刊和传单等印刷品。例如,1924 年 3 月,中华卫生教育会开始出版的会刊《卫生季刊》,并附有胡宣明等中国人翻译和编写的一些卫生文章,图文并茂,深受广大读者喜爱;1928 年,上海卫生局与中华卫生教育会合作出版发行《卫生月刊》,内容包括国内外卫生著作的相关介绍、日常卫生常识、家庭医学及卫生教育和学校保健等。中华卫生教育会还编辑出版了一些卫生小丛书,如《个人卫生》、《牙齿卫生》、《卫生丛书》和《家庭丛书》等。中华卫生教育会为那些关心并致力于解决中国当时卫生问题的医生、教师、宣教师和商人们提供了大量的卫生印刷品,当时中国的几个大型保险公司、宣教师、部分教会学校和国立学校、上海公共租界卫生局等组织和个人都曾使用过这些卫生宣传材料。

除了印刷品,中华卫生教育会还制作了宣传画、图表、幻灯片、电影、卫生模型等供展览使用的卫生宣传品,例如,婴儿福利,防盲,结核病、性病、眼病、霍乱的预防,苍蝇、蚊子和老鼠的除灭,社区卫生的资产与负债,儿童生命的保护,世界强国与弱国的人口死亡率,中国与世界其他国家的人口比较等内容。在这些卫生宣传材料中,幻灯和图表等材料附有中英文演讲文稿,它们生动形象、易于理解,在普及卫生知识的过程中扮演了重要角色。

以 1920 年为例,中华公共卫生教育联合会共散发书籍 10 种 5963 册,会刊 26 种 404758 册,传单 5 种 133356 张,宣传画 2 种 5763 张,图表 4 种 255 套 8154 张;共售出幻灯片 5 种 5 套 167 片;出租幻灯片 16 种,放映 42 次,出租卫生影片 27 种,放映 139 次。这些卫生宣传品的内容涉及城市卫生、传染病及其预防办法,结核病、性病、天花、钩虫病、霍乱的预防,苍蝇的危害与杀灭,蚊子与疾病,个人卫生,鸦片与吗啡,防盲与婴儿福利等方面。

中华卫生教育会出版的所有卫生书籍和展览材料都只按成本价收取很少的费用,从而使更多的民众可以廉价购买到这些材料,在很大程度上扩大了近代卫生知识的普及范围。

(四)与地方政府合作,扩大卫生教育的影响力

中华卫生教育会与地方政府的合作,是公共卫生教育运动的重要方式。在长沙、湖州、上海、北京等地开展的公共卫生教育活动中,都有地方政府的参与。地方政府参与到卫生教育活动中,使得卫生教育更容易吸引各地社会各个行业和阶层的注意,扩大了卫生教育活动的影响力。在一些地方,政府承担部分活动费用,也方便卫生教育活动的组织。

地方政府掌握的行政资源巩固了卫生教育的成果,在公共卫生教育活动结束后,一些地方政府还建立了卫生机构,或在城市中建设公共厕所、下水道等卫生设施,这是公共卫生教育活动最为显著的成绩。例如,中华公共卫生教育联合会于 1917 年在浙江湖州举办的公共卫生教育活动结束后,湖州地方政府即召开公共卫生会议,讨论当地公共卫生方案,成立卫生局,在城市开设公共疫苗接种中心,当地学生强制接种疫苗,在城市建立公共厕所以及建立下水道等一系列公共卫生措施,并由地方财政负责开支。

中华卫生教育会在举办卫生展览时,都会招募一些当地的学生志愿者充当现场解说员,向观众详细讲解卫生展览的主题内容。举办的卫生展览一般

都会受到当地政府官员、商人和教育工作者的大力支持。该会还积极地促成举办过公共卫生运动的地方建立公共卫生组织或天花种痘服务站。

在卫生宣传队每次赶赴既定城市进行卫生展览之前,中华卫生教育会通常会给当地政府邮寄《如何举办一次成功的卫生运动》的卫生宣传手册和一些既往卫生活动的照片,以使当地政府知晓卫生展览究竟是做什么的以及如何举办卫生展览等信息。卫生展览的门票通常是免费向公众发放的,而每当有很多人想要参观卫生展览时,门票就显得非常紧张,甚至在一些城市还出现过倒卖卫生展览门票的黑市。黑市贩卖卫生展览门票的现象,从侧面反映了中华卫生教育会举办的卫生展览是非常受民众欢迎的,也是相当成功的。在举办公共卫生运动大会时,当地政府一般会负责组织一些卫生活动并负担相应的费用,这也是中华卫生教育会与当地政府进行合作的重要表现。

通过这些公共卫生运动,向民众宣传霍乱、结核病、鼠疫、天花和性病等传染病的防治方法,向公众宣讲卫生健康与国家实力之间的关系,帮助地方政府制定公共卫生计划、建设公共卫生组织以及促进天花疫苗接种等,为我国近代地方公共卫生事业的发展做出了贡献。

此外,中华卫生教育会还经常在全国各天花疫区开展形式多样的种痘避花运动,获得了各省医院学堂、红十字会和青年会等机构的协助,通过分贴五彩小儿种痘图和施种牛痘等活动,取得了很好的防治效果。

1922年,潮州地区遭遇飓风袭击并引发水灾,导致当地居民大量伤亡,数万间房屋损毁。中华卫生教育会立即组织卫生人员前往灾区开展救护与防疫工作,有效地抑制了传染病及其次生灾害的发生与扩展,为保护当地居民的生命健康做出了积极的贡献。这次灾后防疫实践,不仅在当地民众中普及了卫生知识,扩大了卫生教育的影响,而且为其他地区的卫生教育工作积累了经验,树立了典范。

三、学校卫生教育工作

在近代中国,虽然有一些教会人士和非专业的卫生工作者在关注学校的卫生教育,但并未引起职业医生的关注。尤其是在一些偏远地区的乡村学校,卫生条件极差,学生普遍缺乏应有的卫生意识。学校卫生教育是近代"西学东渐"的产物。近代中国建立的新式学校(既有官方学堂,又有教会学校)已经认识到校医的重要性,例如,天津水师学堂最早设立了校内医生(1881年),广州岭南学堂正式将校内医生定名为校医(1898年)。很多新式学校的师资建设与课程设置已经部分地涉及医学与卫生,有的学校还分别开设了中医和西医课程,目的是要通过提高学生的防疫意识,来认识学校卫生教育的重要性和紧迫性。

当时的清政府也在一定程度上开始重视学校卫生工作。例如,1902 年颁布的《钦定中学堂章程》规定:"学生因于疾病应予剔退出校","中学堂每学生百人应有食堂、盥所各一处,浴所、厕所各三间以上"。

学生是中华卫生教育会开展工作的主要目标。青年学生容易接受卫生新观念,而且接受卫生教育的学生也可以帮助传播卫生知识。中华卫生教育会成立了学校卫生部,专门负责学校的卫生教育工作。该会卜设的医学职业委员会每年赞助一些医学院校,帮助一些学校开展卫生教育工作。其重要的方式就是印发卫生书籍和卫生宣传手册,例如,截止到 1925 年 1 月,该会印刷的相关书籍和小册子就已达 99 种。

(一)建立暑期学校,传播卫生知识

为推动学校卫生教育工作,中华卫生教育会在各地建立了一批暑期学校,对学生进行集中的卫生知识培训。该会的很多成员到一些教会学校教育学生卫生知识,学校卫生部主任宓爱华医生还亲往各省暑期学校任教并指导工作。

以福州暑期传习所为例。受华南基督教教育会之聘,宓爱华医生于 1926 年主持福州暑期传习所,该暑期学校的大多数学员为各教会学校、小学、初中的教职工,共 151 人。授课课程分为主课和副课,主课包括国语、宗教教育和卫生教育,规定每天学习时间在 1 小时以上;副课包括儿童心理、教学、普通科学、心理测验、绘画、手工和音乐等。其中,卫生教育课分小学和初中两班,小学班开设"小学卫生教授法"课程,授课人员先用国语讲解,再由翻译人员用福建方言加以说明;初中班则直接采取国语授课,不需要翻译。学员们白天上课,晚上则召开卫生会议,专门放映卫生影片,表演卫生新戏,解说儿童卫生展览品。

中华卫生教育会通过对中小学教师进行集中的卫生知识培训,培养了一些卫生骨干人员,再由他们将这些卫生知识和理念传授给自己的学生,为以后的卫生教育工作打下了基础。

(二)举办卫生论文竞赛,激发学生的卫生意识

卫生论文竞赛也是中华卫生教育会对学生进行卫生教育的重要手段。通过在学校举办卫生征文比赛,借以传播近代卫生知识,培养学生的卫生意识,对提高学生的综合卫生健康素养起到了一定的促进作用。

1917 年,中华公共卫生教育联合会举办了"全国卫生论文竞赛",以激发学生对公共卫生的兴趣,竞赛的题目为"中国目前卫生情况如何更进一步发

展",组委会共收到论文 51 篇。1919 年,中华公共卫生教育联合会举办的卫生论文竞赛分为大学、中学和小学三组,论文题目包括"什么使人生病""个人卫生""家庭卫生""卫生作为导致国家兴亡的一种因素""国家卫生和国家福利之关系"等,共有 11 个省的 61 篇论文进入决赛。此后,类似的卫生论文竞赛举办了多次,收到了良好的教育效果。

1925 年举办的全国学生卫生征文比赛,将题目定为"我家乡的卫生和医药设备的实况及其改良方法",希望以此激起广大在校学生对卫生的兴趣。比赛分大学和中学两组,为保证比赛的公正性,此次比赛不允许医学专业的学生参与。各校学生踊跃投稿,组委会在一周之内就收到征文稿件 120 篇(中文稿件 95 篇,英文稿件 25 篇),总字数达 40 余万,内容涉及各地的卫生实况、医药设备及改良方法等。这些征文来自全国 15 省的 65 所学校,其中中学 33 所,师范学校 10 所,大学 22 所。组委会从征文中评选出优秀作品,并登报表扬,给予获奖学生奖金。1926 年,中华卫生教育会医学职业委员会举行全国学生征文比赛,将题目定为"中西医理对于促进我国人民之健康与国家之进步,孰较有效,并述其理由"。

通过卫生论文竞赛,显示出当时的学生对中国所面临的卫生问题已有一定的认识。他们在论文中呼吁中国政府和全体国民对卫生问题给予更多的关注,并提出了许多如何提高国民卫生与健康水平的建议。这些卫生论文提出了自己的见解:中国人旧有的饮食、居住和衣着习惯具有一定的合理性,但由于缺乏完善的近代卫生体系,近代卫生知识的传播十分有限,从而导致了国人的高死亡率,而因早婚、缠足和迷信思想造成的身体伤害是可以通过医疗手段得以解决的。他们还建议,在中国所有学校都应开设一门更具综合性的公共卫生课程,各地卫生委员会都应该积极与本地医学专家合作,以解决当地存在的卫生问题,政府可以在首都设立一个全国性的公共卫生组织,以指导各地卫生委员会的工作。

通过举办全国性的卫生征文比赛,使越来越多的年轻人逐渐对户外体育运动和西式教育理念充满兴趣,使中华卫生教育会的影响扩展到了全国大部分学校,这正是中国近代卫生教育发展的希望所在。"卫生"俨然已成为多数在校学生的口头词,为以后中国公共卫生事业的发展打下了坚实的智力和群众基础。

(三)胡宣明的学校卫生教育实践

时任中华公共卫生教育联合会中国秘书及副总干事一职的胡宣明主张,

卫生事业应该从教育入手。当时的普通民众非常缺乏卫生常识，而对于卫生一事，只觉新奇，未必十分信任。"若要得他们的同情，须先使他们知道内中意思及利益，不从教育着手，但望他们来支持你的新事业，譬如希望商人来投资于他所不知的事业中，如何可能呢？"

胡宣明认为，卫生教育需以学校为中心，因学生于学校中聚集，且已接受有程序的教育，对于"卫生"这一当时之新鲜事物，较易于接受和经训练而养成卫生习惯。对于学校卫生的各项事务，胡宣明亦将其大致归结为："①校内医药事宜概况，包括检验体格、改正不良卫生习惯、医治患病的学生、预防及治疗传染病等；②视察校内卫生，包括光线、通风、厨房与膳堂、浴室的卫生以及灭除蚊蝇等；③督察卫生教育，关于简单的卫生习惯，尤应注意，督率户外运动，可以当作卫生习惯的一种。"

胡宣明

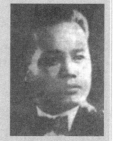

胡宣明(1887—1965)，福建龙溪人，1910 年毕业于上海圣约翰大学，获文学学士学位。1910 年，考入美国约翰斯·霍普金斯大学(Johns Hopkins University)，学习医学和公共卫生学。1915 年毕业于该校，获医学博士学位。1925 年，进入美国哈佛大学与麻省工科专门学校合办的卫生行政专门学校学习。

1917 年 6 月，胡宣明应中华公共卫生教育联合会之聘，自美国回到上海，担任该会中国秘书及副总干事一职，兼任会刊《卫生季刊》中文总编辑。发表的《细菌学及原虫学的鼻祖安多尼·李欧范贺克》《中东医圣阿维森纳》《因苏林的简史》《曼松的"蚊-疟学说"》等文章，对医学名人和专业学说进行介绍；发表的《霍乱》《婴孩卫生》《家庭卫生》等文章，向民众普及了日常卫生知识；发表的《我国的学校卫生问题》《卫生教育的主要目标及方法》等文章，阐述了卫生事业应有的地位、卫生教育的具体方法及卫生行政的若干问题。所著的《瘠病》《健康法》《健康浅说》《卫生概要》等书籍，涉及卫生学各个方面，由中华卫生教育会出版。

1921 年，胡宣明应时任广州市市长孙科之邀，出任该市卫生局局长，"以学术之见解，参实际之状况，作为行政及设施之标准"。1922 年他卸任回到上海,提议并组织成立了中国卫生会,该会在中国卫生事业发展进程中有着可圈可点的功绩与贡献。1927年,担任民国政府内政部卫生司技正;1928年,担任民国政府铁道部技正;1929年,担任铁道部卫生处处长。1932年,他辞去铁道部卫生处处长的职位,专心在家读书休养。1948年,胡宣明回到上海,与担任上海允中女子中学音乐教师的妻子周淑安过着清寒、淡泊的生活。1965年,胡宣明因脑出血在上海病逝。

他不遗余力地倡导和开展公共卫生运动,成为20世纪20年代我国公共卫生运动的主要倡导者和实践者。作为一名公共卫生专家和最早从事健康教育的专业人员,胡宣明对于公共卫生事业,穷其一生,孜孜不倦地追求和学习。在他主持中华卫生教育会期间,为该会的发展多方奔走、献计献策,并积极撰写文章,阐发其有关发展中国公共卫生事业的基本主张和独到见解。

2009年由中国文史出版社出版的《闽南儿女》,将胡宣明誉为中国"第一位公共卫生专家"。他留美期间专攻公共卫生,回国后致力于开展公共卫生运动,创建公共卫生组织,对中国近代公共卫生建设做出了重要贡献。

由胡宣明作词、其妻周淑安作曲的《运动歌》,宣传了运动使人健康的卫生观念和知识。抗日战争期间,二人合作创作了《同胞们》等家喻户晓的爱国歌曲。

胡宣明积极提倡开展学校卫生教育工作。他认为,卫生教育的中心"厥惟学校",因为"青年学生的心理,容易感化,记忆力强,又无悲观,他们天真烂漫而无成见;学生对于时间方面,不发生问题,但是成人不能得充分时间了;卫生知识的价值,全靠实行,单有知识而不实行,我们可以强迫学生,养成卫生习惯"。

1918年6月,胡宣明向中华公共卫生教育联合会总干事毕德辉提议:"希望各学校都热心于公共卫生,并且组成团体,参与的学校,须付入会费,我们就供给他们关于卫生的著作、展览品并告诉他们学校的特别卫生问题。"该提议得到了毕德辉的大力支持。1918年9月,胡宣明向各教会学校的校长建议合办学校卫生教育,得到教会学校的积极响应。不久,中华卫生教育联合会即成立了学校卫生部,负责学校的卫生教育。学校卫生部由胡宣明主持,其工作范围"或作学校环境卫生之调查,或作学生体格检查,或驻校免费治疗,或住在一城市,轮流教授卫生课程,种种方法,不一而足"。

1923—1924 年,在华东基督教教育会的支持下,胡宣明负责在杭州、苏州、宁波和南京四地开展了学校卫生工作,希望通过卫生教育使学生养成良好的卫生习惯,促进学生的健康成长,以提高他们现在学习和未来工作的效率。

教科书是教授学生卫生知识的重要载体,为此,胡宣明与毕德辉针对不同学校和年级的需要,编制了不同种类的卫生书籍(见表 3.2)。胡宣明认为:"大多数之教员,对于卫生学既无专门之学识,又少预备之时间,若无卫生教科书以为之助,何以教人?无卫生教科书,则学生除听讲之外,无书可读,不但所学不纯熟,且足以养其惰性。"

表 3.2　胡宣明与毕德辉编辑出版的卫生教科书

目标学生	一年级	二年级	三年级	四年级
初级小学	关于卫生习惯的招贴、卡片和小册子			
高级小学	《卫生教科书(卷一)》	《卫生教科书(卷二)》	《卫生图说》《眼睛卫生》《牙齿卫生》《天花》	《灭蝇》《防蚊说》《男儿之属性卫生谈》《烟草利害论》
高级中学	《摄生论(上)》,(1-47)	《摄生论(上)》,(48-97)	《摄生论(下)》	卫生丛书
大学本科	《婚姻哲嗣学》	《病理探源》	《卫生丛话》《慈善医院之广建》《瘟热症》《卫生歌》《鸦片与吗啡之流毒》《啤酒和黄酒我们可喝么》《哲嗣歌》	

资料来源:W. W. Peter, S. M. Woo. Texts for Health Teaching in Mission Schools, Educational Review, 1922,14(4):378-380.

针对刚入学的初级小学学生,为了吸引他们的注意力,主要通过散发招贴、卡片等方式传播卫生知识,重点在于使小学生养成良好的卫生习惯;对于高级小学学生,便由教员使用卫生教科书,开展系统的卫生教育,同时提供诸如《卫生图说》《眼睛卫生》《牙齿卫生》《天花》等简短的卫生科普读物;对于中学生和大学生,则通过阅读《摄生论》《婚姻哲嗣学》等书籍,使他们养成正确的生活方式。对于师范学校的学生,除了使用上述书籍外,胡宣明与毕德辉还为他们编撰了《疾病传染预防法》《眼睛卫生图解》《贫民弱种的钩虫病》《灭蝇》《婴孩卫生》等演讲图表,并附有详细的文字说明,以便于师范生能在将来向学生讲解。此外,针对教会学校的女学生,还提供了一些特殊的卫生课本,如《家庭防病救险法》《看护病人要诀》《孕妇须知》《婴儿保育法》等,以便为她们未来的生活提供指导。

为强化民众的卫生意识,中华卫生教育会还在一些地方建立了健康中心,特别重视儿童和婴儿的卫生和健康问题。健康中心的建立,为卫生知识和卫生理念的传播提供一个长期的平台,对周围人群的卫生教育更具有持续性。例如,1922年,长沙成立了中国第一个健康中心,为当地儿童提供健康教育和指导。不久,北京也建立一个健康中心,它不仅给儿童提供卫生教育和服务,而且还派护士到家中指导家长关注儿童的健康问题。该中心还设立一个诊所,专为孕妇提供诊疗和卫生教育。1923年,香港等地也陆续建立了一些健康中心。健康中心一般由教会医院提供医务资源和医学知识,使教会医院也拥有了对社会进行卫生教育的功能。

(四)胡宣明的公共卫生教育观

时任中华公共卫生教育联合会(中华卫生教育会)中国秘书及副总干事的胡宣明在考察中国的公共卫生问题时,不仅仅局限在卫生问题本身,而是把公共卫生放到社会系统中进行思考,并与当时中国的道德、教育、经济等社会因素联系在一起来论证。他认为,中国人的愚昧无知、贫穷落后,导致了公共卫生的落后;而公共卫生的落后,又影响到了中国人的道德提升以及教育、经济的发展。《中华基督教会年鉴》(1921年版)记述了胡宣明的这种观念:"身病则多忧而易怒,尤人怨天,尝思自己身之疾苦,而不顾他人之利益;我躬不阅,遑恤我后,此病者之心理然也。而健康者反是。虽有例外之忧患,亦只认为阅历中不可解免之事而已。至经济有赖乎健康,虽五尺童子,类能知之。中国疾病废残死亡之人,则生之者寡,食之者众,虽欲不贫,乌可得乎?由此观之,道德、教育、经济、卫生,四者不可缺一。"

胡宣明在《中国公共卫生之建设》(亚东图书馆,1928年版)一书中坦言:"我国向来没有经验,不得不到外国去学。但是外国的公共卫生约有一百年的历史,已经到了开花结果的时期了。我们公共卫生,连一点根芽儿也没有。""若不朝前一百年去研究他们当时培植卫生根芽的方法,却要立刻学他们今日的卫生制度,那是万万办不到的。"应该"用历史的眼光去研究西人卫生的进化,领略公共卫生的大纲"。为此,胡宣明从当时中国的实际出发,结合西方卫生行政发展的历史经验,提出中国公共卫生建设应包括卫生知识的教育、卫生人才的训练、卫生经费的筹集、卫生法律的制定和卫生行政的建立六个方面的内容。胡宣明认为,中国的公共卫生建设应该是循序渐进的,其发展应分为三个步骤:第一步为草创、预备、提倡、鼓吹之时期,这一时期要做好基础工作,即制造舆论,搜罗学识,调查问题,研究办法,培养人才;第二步为建设、立法及推广之时期;第三步为卫生普及时期。

胡宣明尤其强调卫生教育的重要性。他认为,卫生教育是开展公共卫生建设的基础。但中国对举办卫生教育却无人关注,以致"上而政府,下而士民,皆不知卫生为何物。关窗闭户,杜绝空气之流通,反以为合乎摄生之道;弯腰驼背,阻碍血液之循环,反以为中乎礼仪之表。大疫临门,不知消毒隔居,以防病之传染,而惟祈祷醮禳是赖;不幸短命而死,不知研究病因,以求善后之策,而徒命运气数是咎"。

近代中国卫生教育的缺失,致使国民卫生常识的缺乏,制约了中国公共卫生的实施。胡宣明的《中国公共卫生之建设》(亚东图书馆,1928 年版)阐述了卫生教育的必要性:普通民众常常认为公共卫生为"某厅某局之责也,非关人民之事,始则袖手旁观,不闻不问;继则联合同业,反对取缔,以至于国民之卫生知识幼稚若此,何以解决我国数千年来所积之卫生问题"? 要解决中国公共卫生问题,必须从卫生教育入手,"士则训以教育卫生,农则教以乡村卫生,工商则教以工厂实业卫生。遇家长,则论家庭卫生;遇慈母,则谈婴孩卫生;疫症流行时,则多讲疫症之预防;大火焚毁后,则重提消防之重要;将设自来水,则力言自来水之利益;欲人种牛痘,则详述种痘之功效……总之,卫生教育当使人人有卫生常识,私足以保卫自己,促进家人健康,公足以协助政府,共谋公众卫生"。

胡宣明的公共卫生观念及卫生教育实践,与当时中国的社会需求和时代背景是紧密联系在一起的,烙上了明显的时代印记。他的公共卫生教育观,是中西方卫生观念交互杂糅的产物,也体现了近代仁人志士探索"卫生救国"道路的努力。

1. 公共卫生教育的目标及实现途径清晰明了

对于公共卫生教育的主要目标及方法,胡宣明主张,公共卫生教育的最大目标有积极的和消极的两方面:积极的一面在于强健个人之体格,增进国人平均寿命;消极的一面在于杜绝传染病之侵袭,免意外之伤亡。实现该目标的途径包括五个方面。①卫生宣传:凡家庭、学校以及公共场所都应订立卫生规则或张挂卫生标语,使民众知晓并自觉遵守,并随时检查,以便取缔或纠正;②体格检查:凡家庭子女、学校学生、社会工作人员,每年均应接受体格检验 1~2次,并将发现的缺陷或暗疾迅速治疗;③卫生设备:凡学校及公共场所之设备,在经济能力范围内,应力求合乎卫生原则;④举行卫生展览:各学校、团体尽可能多地举行卫生展览,陈列卫生模型、标本及挂图,并放映卫生电影、举行卫生话剧表演等更直观地进行卫生知识传播;⑤急救训练:凡家庭子女、学校学生,均应酌情授之各种急救方法。这些主张和见解,朴实、通俗、易懂、易行,对于民国时期公共卫生事业的发展进步影响很大,至今仍有一定的借鉴意义。

2. 公共卫生教育理念蕴含着强烈的民族主义精神

近代中国社会动荡不安,积贫积弱,民生凋零,国际地位低下。为争取中华民族复兴,有识之士选择了实业救国、教育救国、卫生救国等不同的道路。胡宣明在留学美国期间,毅然选择了公共卫生专业,回国后也一直致力于公共卫生事业。他先是参加中华公共卫生教育联合会,开展卫生教育工作;后又有感于国人自办卫生的需要,发起成立了中国卫生会,致力于公共卫生运动的本土化,以传播近代公共卫生观念,培植了各项公共卫生事业的幼苗,推动了近代中国的公共卫生建设,成为当时"卫生救国"的倡导者和实践者。

胡宣明清醒地认识到,"卫生"是解决其他社会问题、发展各项事业的基础。他在《卫生教育会的事业》一文中提到:"我并不说公共卫生可以解决中国的一切问题,然而没有它的帮助,什么事业都难有好结果。工业果然可以致富,但是疾病可致贫穷。谚云'身健则心明',可见教育也不能离卫生而收效。海陆军队而不习卫生,则战斗力一定薄弱。"

由于近代中国民众贫弱不堪而无暇顾及卫生问题,又缺乏相关卫生知识而处于愚昧之中,即使富足却缺失卫生道德素养,使得国人处于卫生状况的混乱之中而难以自拔。要彻底解决这类问题,有赖于经济、教育和道德水平的提高,而经济和教育的发展、道德水平的提高,又须由健康卫生作基础。

3. 公共卫生教育及其实践有着强烈的务实精神

胡宣明是近代中国最早从事公共卫生教育的专业人士之一。在近代中国,要全面开展公共卫生教育活动,需要用历史的眼光去研究西方的公共卫生,并结合中国的实际来引进西方先进的公共卫生理念。

由于西方人自古尊尚法律,且普遍接受了卫生教育,逐渐养成了良好的卫生习惯,因此在当时的西方国家,在公共卫生方面首重立法,以此来取缔卫生弊病。而中国国民一向不尚法治,多数民众并无卫生之观念,因此在近代中国开展公共卫生建设,胡宣明主张应先教育而后取缔。胡宣明认为:"若遽仿西人之制度,规定种种卫生规则,而求行于根本不同之人民,实非所宜。"他在回国后,便着手务实的公共卫生教育运动,向公众大力提倡卫生知识宣传和学校卫生教育,开创了卫生教育的新模式。通过开展公共卫生教育活动,有效地传播了卫生知识和理念,唤起了民众的卫生意识,其影响是深远的。

虽然胡宣明的公共卫生实践对民众起到了卫生启蒙的作用,推动了近代中国的公共卫生建设,但也很大程度上受到了当时国内社会环境的限制。在近代中国,社会动荡不安,开展公共卫生工作异常艰辛,很多专业人员有劲使不上,多半得靠个人努力,千方百计地创造条件,常常还是没法工作。胡宣明也感同身受,例如,他极力主张开办的中国卫生会,原本希望建立一个完全由中国人自办的全国性的公共卫生组织,但在征集会员和经费时,仅从商人和医生那里筹集到了 8000 元,完全没有达到预期的支持,该会仅维持两年就不得不解散了;再如,胡宣明虽然担任民国政府卫生行政职务,但是,由于政府"对于卫生机关的组织,从无严密的规定",且"组织常变",使得胡宣明难以有效地开展公共卫生工作。

第四节　中华卫生教育会的卫生知识传播理念

20 世纪初,教会医疗事业的发展与中国众多的人口相比,仍"全然不足以补此数"。医学传教士们普遍感到"病人之多,未免有医不胜医之憾也。于是进而谋所以预防之道,日夜从事于施医散药救急,然终不能杜渐而防微,辄引以为恨事"。毕德辉以肺痨为例,指出中国死于肺痨的人数是美国的四倍,而"如果民众了解最基本的常识的话,肺痨是完全可以预防的"。面对这种情况,教会医院却未采取任何防控措施,而只是满足于"纷发治疗蛔虫病及其他肠寄生虫病的打虫药",他对此感到十分不满。

随着预防医学的发展,医学从医治个人疾病发展到关怀整个国家和社会,医学活动的范围也从治疗疾病进而转向预防疾病,医学的这种新变化改变了毕德辉对疾病的观点。毕德辉指出,在细菌学和病理学发现之前,无论何种性质的疾病,都是病人与医生之间的事情,但是,随着对病原学和许多传染病传播方法的了解,人们逐渐认识到"大多数的可预防疾病是由社会环境引起的,这意味着疾病的治疗不仅仅局限于病人和医生之间了"。西方国家纷纷开展公共卫生运动,先是个别的,后来逐步全面而有组织地将细菌学和生物学的研究成果应用到公共卫生方面,公共卫生建设取得了显著进步。毕德辉提出,为了预防和消除疾病,中国"应该在所有建设性力量的参与下,开展公共卫生运动,医学界应该在其中占有一席之地"。

随着美国的海外传教运动发生重大变化,"拯救"的重点从个人转向社会,教会致力于改革社会,希望通过建立改造社会的机构,使自己成为社会发展中越来越重要的力量。来华传教士宣传福音的方式也出现了很大改变,"由单一的直接宣传,变为包括各种有利于国计民生的社会问题都用作宣传素材"。当时,中国知识精英界也正在"极力寻求着西方强盛的秘诀","成百上千的学生、官员和商人来参加西方宗教领袖们所举办的演讲与讲座"。

在这种背景下,毕德辉建议:"应该像世界其他地方一样,在中国民众中传播预防医学知识,向人们展示应该做些什么就能够改善卫生状况,以加强教会与民众的联系","并影响他们对待基督教的态度"。毕德辉的提议,得到了多数传教士们的认可。医学传教士们认为,通过开展公共卫生运动,"会给我们教会带来接触社会各阶层的机会,做得好的话,还会赢得朋友。如果我们想要在医疗事业或者布道传教事业上取得成功,我们就需要与人的接触点,而这个接触点必须赢得人们的同情,这项工作就是最好的接触点"。此时,毕德辉已经"决心成为一名公共卫生专家",想通过在华开展公共卫生运动,改善中国的卫生状况,并加强与中国社会的联系,为基督教在中国的传播创造条件,他逐渐提出了自己的卫生传教策略。

一、毕德辉的卫生传教策略是以公共卫生运动为媒介

毕德辉设计的卫生传教活动路径,是希望通过公共卫生运动,与以官绅为代表的知识精英建立联系,"先影响社会领袖,然后再通过他们影响到普通民众"。毕德辉认为,"我们的工作主要是面向占全国人口百分之五的知识精英,即学者、官员、商人等各界的领袖"。但是,如何才能够与这些精英层建立起联系呢?如何使他们信仰基督教呢?毕德辉提出,"解决这个问题的方法就在于寻找不同阶层的人都感兴趣的事情"。

毕德辉发现,中国人会因为生活地域或掌握知识的不同而被分为不同的阶层,官员和士绅中的许多人乐于就共同赞成的事情而一起努力,尤其是公共卫生"使得之前从未一起工作的人们现在富有激情地开展了合作,这是一件令人感到震惊的事情"。"有很多传教士想要接触的人虽然对教育和宗教不感兴趣,但一场卫生教育运动就能使上述问题迎刃而解。"

通过走上层路线,可以保证公共卫生教育活动的顺利进行。对于公共卫生运动,中国民众并不熟悉,而官绅的"一举一动都会使得全城尽知"。官绅等

社会精英的参与,不仅是对公共卫生运动的"一种很好的宣传",而且可以得到当地人士的帮助,"即使是公立学校的学生,也有可能拿出半天的时间担任我们的志愿工作者"。官绅们可以邀请到各界人士参加到公共卫生运动中来,因为他们对于官员的邀请是难以拒绝的,"如此一来,教育长就会带来大量的学生,警务长会带来所有的警员,军官则会带来一队队的士兵"。

毕德辉的目的并不是公共卫生运动,而是如何通过公共卫生运动来开展传教活动。毕德辉提出了一场成功布道的四个因素:接触、立志、进行、服务,并据此制定了具体的卫生布道计划。首先开展卫生等科学演讲,举办卫生展览和卫生游行等活动,使布道人广泛接触知识精英,与他们建立联系。然后,在当地教会团体的配合下,开展布道活动:①举行一个星期的布道大会,宣讲基督教义;②开办约六个月时间的查经班;③举办约六个月时间的慕道班;④开展包括卫生运动在内的社会服务活动,使更多的民众对教会产生敬意,为将来更大规模的布道运动奠定基础。这就是毕德辉坚信的"公共卫生运动与布道之间的确切关系"。

毕德辉确立了一条以官绅为代表的知识精英为对象、以强国强种为号召、以公共卫生运动为媒介的卫生传教路径。公共卫生运动的目标,"不仅仅是中国四万万人的身体,还有这四万万人的灵魂。我们的手里握着在中国扩张基督王国的强有力的武器,如果教会通过自己的机构而不是世俗性团体,开展彻底影响中国人卫生状况的有效工作的话,谁能估量它的结果。因此,我坚信这个卫生领域虽然鲜为人知,却是在中国传播基督教最好的机会了"。

二、卫生教育的重要内容是传播卫生知识

卫生常识和防病治病的医学知识是卫生教育的重要内容。在举办卫生展览时,中华卫生教育会经常使用许多相关的卫生图片来展示怎样的行为是卫生的,怎样的行为容易传播疾病。例如,有一幅描绘一位老人抱着他的孙子时打喷嚏的图片,为公众展示这样的行为容易向儿童传播疾病;还有一幅图片,一个小孩正在吃饭,他的桌子上有一只巨大的苍蝇,图片上标有"勿使苍蝇近小孩的食物"。在举行讲座时,中华卫生教育会经常以个人保健、蚊子传播疾病以及诸如肺结核、天花等疾病作为讲座的主题,以使听众能够学习正确的卫生习惯和健康行为,了解疾病及其预防的相关知识。

20世纪早期,中华民族面临着严峻的生存危机与竞争,而民族自强的根本在于民众身体的健康,没有健康的身体就没有健全的精神,就无法摆脱被奴役的命运。要实现民族解放,就一定要提倡近代卫生,普及卫生教育,提高自

身身体素质。中华卫生教育会引领的卫生知识和观念的传播,在某种程度上对大众的启蒙运动,对民国政府建立卫生机构起到了积极作用。由于博医会、中华医学会、中国护士会等中国西医界最重要的力量均参与了这场卫生教育运动,使得中国医学界将自己的视野主动投入到了公共卫生领域。

三、卫生教育的思想精髓是"卫生能生利"

在近代中国,"卫生"一词频繁出现在广告、演讲、电影、招贴画、杂志、报纸和官方宣传中。"卫生"的含义并非固定不变,很多人将它与国家、民族的现代性联系在一起。"卫生能生利"是卫生教育运动中的一个重要宣传口号。在很多卫生教育活动现场,观众往往可以在醒目位置看到印有"卫生能生利"(health pays dividends)字样的大型双语横幅,充分体现了卫生教育的思想精髓,具有浓厚的思想启蒙意义。"卫生"不仅代表个人身体的健康、生活条件的改善,还代表了国家与民族的复兴与强大,这就是"利",正是当时贫弱的国人迫切需要的。"卫生能生利"对国人是一种全新的观念,引起了国民思想上的强烈震荡与共鸣,也使国人对卫生问题的重要性有了更深刻的理解和认知。

"卫生"的本意是"维护生命"或"保护身体"。当"卫生"作为名词使用时,其含义是"维护生命或保护身体"的行为,或"维护生命或保护身体所采取的一切措施",包括预防和治疗疾病、维护和增进健康所采取的一切措施。

"卫生"具有多重含义,对个体而言,良好的个人卫生习惯能够避免疾病,强健的身体是创造个人美好生活的前提;对群体而言,环境卫生、公共卫生是一个城市乃至一个社会进步的标志,也是预防瘟疫的重要条件;对国家而言,国民身体素质的强健既是国家发展的基础,也是国家的重要目标,而建立完善的公共卫生体系则是其前提。在不同主题的讲座和宣传中,"卫生能生利"具有契合主题的含义,向公众传达个人卫生和公共卫生的好处,以及它们对国家未来的重要性。"卫生"不仅包含了政府的科学管理、疾病预防、环境清洁,还预示政府要运用行政力量对致病微生物进行检测和消灭。

在历次卫生教育活动中,中华卫生教育会的演讲者往往不是通过辩论,而是通过摆事实、讲道理的方式与观众进行情感上的沟通。通过这种方式,不仅使民众能够理解演讲者的思想和心理,还与他们建立了友谊和信任关系,从而为卫生教育工作的顺利展开打下了良好的基础。

四、个人卫生与公共卫生既有区别又有联系

随着西方卫生观念的传入，"卫生"已成为中国传统卫生观念与西方卫生观念融会之后形成的新名词，其中、西差别已逐渐淡化，而个人卫生与公共卫生的界限却日益清晰。

在《中国公共卫生之建设》（亚东图书馆，1928 年版）一书中，胡宣明将卫生分为个人卫生和公共卫生。个人卫生的目的，"不外发展固有之健康，防免未来之疾病二者"。胡宣明的个人卫生观念，虽然继承了中国传统的个人"摄生"（保养身体、持养生命）理念，但也强调通过近代卫生学、生理学、解剖学来促进个人的健康，这与传统个人卫生观念已大异其趣。他在《中国公共卫生之建设》（亚东图书馆，1928 年版）谈到："凡关系民众之健康而为众人所应共同负责实行者，则谓之公共卫生。""略明公共卫生之意义、组织、目的、办法、利益及义务，谓之公共卫生常识。"他一直强调，公共卫生并非一人之事，"须集众思，广众益，各出金钱才力，以相维持，此公责也"。胡宣明的卫生观念，兼顾了中国传统卫生与西方近代卫生的基本内涵，又对个人卫生和公共卫生做了明确的区分。同时，他也阐述了个人卫生与公共卫生的联系，认为民众"对于自己的卫生，如此放弃，对于公众的卫生，自然更谈不到的了"。

五、公共卫生代表了西方先进的科学观和社会观

在西方资本主义的语境中，"卫生"俨然成为文明与现代性的代名词，它是衡量一个国家是否拥有完整主权的象征，而殖民地与半殖民地国家只能被迫接受这一概念，并试图通过改变现有卫生状况来提高自己的政治地位。中国人的"卫生"理念似乎很难靠自己的力量来实现，而必须借助于西方，通过把西方的卫生理念引入国内，进而发动一场医学革命来实现。"卫生"似乎代表了西方先进的科学和社会观念，彰显了西方的现代性和旧中国的落后性。甚至还被用来突出西方人身体健康的优越性和中国人体质落后的先天性，进而将它上升到文化话语权的高度，把"卫生"作为西方文明优于东方文明的一个标志，试图把西方的价值伦理观念凌驾于东方的传统道德体系之上。

在近代中国，国民一方面饱受"东亚病夫"之讥讽，另一方面又正视"愚、贫、弱、私"的社会现实，逐渐将"卫生"与"强国强种"联系起来，提出了"卫生救国"的口号。卫生事业的发达与否已成为判断国家富裕与贫穷、文明与野蛮的一个标志。

1920年7月3日《申报》发表的《沪女青年会举行卫生运动展览会》一文，发表了胡宣明的看法："国而不注重卫生，即不成强国，观夫英、美、法、意诸国，其街道之清洁，人民之强壮，皆远过于他邦，于是乎有强国之称也。观夫埃及、印度等国，街道则污浊，人民则萎弱，病夫遍地，于是乎有弱国之称矣。"

胡宣明表示，中国开化最早，素称文明，但对于公共卫生却不讲求，以至于"外人讥我为半开化，为病夫国"，使中国被排除于世界文明国之外（胡宣明.中国卫生行政刍言[N].申报，1922-10-10）。

胡宣明深知，近代中国公共卫生的落后带来的"国体荣辱，犹其小焉者"，若长此以往，"特恐国将不国矣"。通过考察世界历史，他在《中国卫生行政刍言》中指出："凡灭国丧邦者，必其人民体质脆弱，精神萎靡，道德坠落，有以使然者。希腊、罗马、埃及、印度等国，皆其明证也。"他认为，希腊、罗马亡于鼠疫，印度亡于霍乱及鼠疫，埃及则因民众多患疟病、钩虫、痨病等症而衰落下去。在近代中国，"鼠疫、霍乱、疟疾、钩虫，以及花柳诸病，皆极盛行。国民每年因此而死者，以数百万计。病而不死，为数且千百倍于此。其以此种疾病，而致体质脆弱，精神颓唐，道德陷溺者，更不可胜计也。余如儿童夭殇，则父母之刍劳枉费。中年殂谢，则一家之衣食难周。败业耗材，伤心惨目，宁有止底，无怪乎国之不振也"。

中华卫生教育会领导的卫生运动，通过开展各种卫生宣传工作，传播了近代卫生知识，培养了民众的卫生意识，对改善人们的身体健康状况和促进社会进步都起到了一定的促进作用。中华卫生教育会在近代中国的公共卫生事业中发挥了不容忽视的积极作用。

六、公共卫生教育运动的局限性与历史意义

中华卫生教育会领导的卫生教育运动，在推进中国卫生行政机构的建立、提高社会上层的卫生意识方面取得了积极的成效，但是在提高中国人的整体健康水平方面收效甚微。由于中华卫生教育会始终缺乏稳定的财政来源，也未能与中国地方卫生组织协调卫生运动的后续服务事宜，且卫生教育的资金投入和精力都十分有限，导致地方的卫生教育事业后续发展缺乏后劲。通过举办轰轰烈烈的卫生教育运动，的确唤起了民众的公共卫生热情，但随着时间的推移和卫生活动的结束，当地民众的参与热情也逐渐消退。

在哪些城市举办卫生运动周？相隔多长时间举办一次？对这些问题，中华卫生教育会均没有很好的计划。在很多地方，举办卫生运动周活动之后，往

往几年后才会在那里举办第二次这样的活动,卫生教育的实际效果就大打折扣了。当时,中国缺少足够的卫生专业人员,即使有些城市在举行卫生运动周后成立了专门的卫生机构,但也因为缺少足够的资金、人员和知识去长期维持这些卫生机构的正常运转,从而大大削弱了卫生教育的效果。由于缺乏相对稳定的资金来源,许多卫生教育活动不能实现常态化,从而限制了其社会服务功能的进一步发挥。由于该会缺乏医学专业人才,加之当时动乱的时局,许多卫生教育活动只能停留在口号上,无法付诸实践,极大限制了卫生教育活动的影响。

"什么能救中国"成为有识之士面对的首要问题,而传教士似乎都用了这个问题作为出发点,将福音"阐释为一种民族复兴的方法",中国的知识精英对于中华卫生教育会的公共卫生运动却日渐失去了兴趣。虽然中华卫生教育会以"卫生与保国"作为公共卫生运动的号召,引起了政府官员的关注,但是中国的卫生问题"不是一个孤立的、与其他事物不相联系的问题。疾病、贫穷和愚昧是相伴随的,不可能期望人民所面临的这些卫生问题可以单独解决而不顾及经济和教育等方面的发展情况"。

中华卫生教育会仅仅试图通过卫生知识的宣传和普及来提高民众的健康水平,而没有提出并实践改善社会生活条件的措施,这类纯粹的公共卫生运动给社会带来的进步是很难实现的。"因为有些华人急于立即看见成效,而当希望落空时,他们便会抛弃基督教,甚而反对它。"为此,毕德辉不得不承认"近年来,中国各界领袖关注更多的是其他事务,公共卫生成为一个次要的问题"。

中华卫生教育会的卫生传教策略也受到了来自外界的质疑。在一些国民的眼中,中华卫生教育会更像是一家外国公司,对他们所主导的卫生教育活动的动机怀有较强的警惕心理,他们认为进入中国的所有西方事物都是应该被怀疑的。毕德辉领导的中华卫生教育会过多地考虑了解决公共卫生问题的技术途径,却忽视了近代中国的现实社会和经济状况,导致很多卫生教育活动无法取得更大的成绩。例如,毕德辉于1923年在昆明举行卫生演讲时,就有云南学界呛声:"须知人家是基督弟子,是指东杀西,别有用意的,当真为讲学而来的吗? 不过人家是善探我们的心理,因为我们近来恨听上帝耶稣,爱听科学社会问题,所以就拿这些问题来钓我们,看我们去不去吞那饵。"

中华卫生教育会试图用近代卫生知识和理念为武器来提高中国人的健康水平,但是,近代中国内忧外患不断,天灾人祸并存,人们因战乱、饥荒等原因而流离失所,食物匮乏,居住环境恶劣,普通百姓最基本的生计问题都难以解决,他们根本无暇顾及卫生问题。在这样的背景下,该会开展的各种卫生教育、宣传活动的效果无疑是十分有限的。中华卫生教育会开展的卫生教育活动,始终缺乏一个稳定的社会环境和足够深厚的群众基础,也就注定其难以取得预期的效果。

中华卫生教育会领导的卫生教育活动,是由医学界和基督教会联合发起的,具有浓重的宗教色彩。以传教为导向的卫生教育策略,在很大程度上影响了卫生教育的效果。在中华卫生教育会的成员里,除了中华医学会的代表外,其他会员均有基督教背景,所开展的卫生教育活动主要影响教会学校和教徒们。在卫生教育活动中,接受卫生教育主要是基督教徒、教会学校的学生。据中华卫生教育会的统计,1922—1924年,从该会领取卫生教育材料的1765人中,传教士人数为1192人,而中国人仅有308人。可见,卫生教育活动能够覆盖的范围是很有限的。

随着中国近代民族主义的高涨,中华卫生教育会开展的卫生传教活动也受到了部分知识精英的质疑和反对,中国近代著名的公共卫生专家伍连德便是其中之一。伍连德十分支持毕德辉开展的公共卫生运动,他也参与了中华公共卫生教育联合会的组建工作。1915年,伍连德邀请毕德辉共同前往山东济南的广智院(基督教浸礼会在中国兴办最早的博物馆之一)进行考察。在旅行途中,毕德辉试图劝说伍连德信仰基督教,而伍连德却向毕德辉控诉了基督教的列强帮凶行为。伍连德指出:"在中国,我们最恐惧的就是基督教和那些号称是代表基督教的人,他们是如此的强大和无所不能,而隐藏在基督教面具下的是准备偷盗和劫掠的武力威胁。"他强调参加公共卫生运动的"目标只是教育民众,培养他们对于卫生事务的公共意识,并在中国建立现代的医学教育体系,这对我来说就足够了"。可见,两个人在开展公共卫生运动的目标方面是完全相悖的,毕德辉劝说伍连德信仰基督教的努力也以失败告终。

随着非基督教运动的高涨,毕德辉领导的卫生教育会的活动大受影响。中国内地许多省份已陆续建立起了卫生行政机构和公共卫生协会,表明中国政府和社会的卫生意识已经觉醒。中华卫生教育会利用他们掌握的近代科学知识和理念来改造传统、落后的中国社会,这是西方世界利用公共卫生和近代医学作为工具在中国推行他们的价值观。中华卫生教育会的西方背景和基督教背景,在当时也代表了帝国主义势力对中国的渗透。20年代中期中国社会反帝运动的兴起,不可避免地波及了中华卫生教育会,在一定程度上影响到卫生教育活动的推进。

中华卫生教育会尽管帮助中国建立了一些地方性的卫生教育组织,但始终没能建立一个全国性的卫生教育网络,无法从根本上改变中国卫生教育整体落后的局面。此外,该会总干事毕德辉很少把中华卫生教育会的领导权交给中国本土的卫生人员,不让中国人过多地参与活动的决策,各种卫生教育活动俨然成为毕德辉的个人表演秀,导致其卫生教育工作难以真正实现中国化,很难有进一步的发展。

1926 年,毕德辉携家人离开中国回到美国,中华卫生教育会的活动逐渐减少。直到 1929 年,他才应中国政府的邀请,独自一人回中国居住了 9 个月的时间,并为当时中国公共卫生教育事业的发展提出了一些切实可行的建议。1930 年,民国政府设立卫生部,中华卫生教育会认为在中国提倡公共卫生的目的已经达到,已完成了其历史使命,遂宣告解散,毕德辉则被任命为卫生部顾问。此后开展的一系列卫生运动都或多或少地受到了该会的影响,其卫生教育的策略与形式一直被沿用至今。

1931 年 3 月,毕德辉参观了吴淞卫生模范区,对模范区取得的成绩给予肯定,并就模范区的未来发展提出了自己的见解。1932 年,按照中国政府与国际联盟有关技术合作的合约规定,"国际联盟"聘请毕德辉帮助中国办理卫生事务。

国际联盟

国际联盟(League of Nations,简称国联)成立于 1920 年 1 月 10 日,是第一次世界大战后建立起来的一个国际组织,其宗旨是促进国际合作和世界和平。国际联盟卫生组织(The Health Organization of League of Nations)隶属于国联,下设顾问委员会和卫生委员会。其中,卫生委员会是国联的常设技术机构,以解决国际间各项疑难卫生问题为目的,推动与各国卫生行政当局的合作,派遣技术团指导公共卫生服务事业,以促进各国的公共卫生事业。中国于 1920 年 6 月 29 日加入国际联盟。随着第二次世界大战的结束,国际联盟于 1946 年 4 月 18 日宣告解散,国联卫生委员会也就自动停止了它的活动,取而代之的是新的国际组织——联合国和世界卫生组织。

毕德辉、胡宣明等领导的中华公共卫生教育联合会(中华卫生教育会)在中国开展的一系列公共卫生教育活动,其形式与内容在当时都是很新颖的,他们所宣教的近代卫生知识和卫生理念,逐渐被国人所理解、接受和践行,这为改善当时中国落后的公共卫生状况起到了积极的促进作用,也为此后中国公共卫生教育事业的发展积累了宝贵的经验。

中华卫生教育会所开展的公共卫生教育实践证明,国家职能的发挥和扩展都离不开社会力量的广泛参与,国家与社会在维护国家根本利益上的立场是一致的。中华卫生教育会在公共卫生领域内的所有活动,都或多或少地得到了地方政府和上层社会的支持与默许。该会所开展的各种卫生服务事业,实际上都是政府的分内之事,是对政府行政能力不足的补充,并凭借自身的影响向政府传达民意,为政府政策的制定与行政体系的完善提供依据。国民卫生意识的不断提高和卫生行为的改变,是国家与社会共同努力、相互协作的结果,民间力量的发挥并没有削弱政府职能的履行,相反政府可以利用和整合这些社会力量,让它们在政府的监管下做更多的社会公益事业,从而为建立起统一的卫生行政体系积累经验。

作为推动近代中国公共卫生教育的一股重要力量,中华卫生教育会的主要工作包括:准备和散发公告、传单、卡通、海报、附带电影幻灯片的演讲图表和书籍以及展览材料等卫生文献资料,并参与卫生会议、运动、育婴周、学校视力保护和卫生检查等当地的卫生计划;通过卫生运动、演讲和展览来宣传霍乱、结核病、鼠疫、天花、性病和疟疾等传染病的预防方法;在每个城市举办的卫生巡回演出,都为当地制定公共卫生计划、组织地方公共卫生协会和促进天花疫苗接种方面提供了一定的帮助;当某地发生传染病或自然灾害时,该会还经常在当地发起一场场新的卫生教育运动;通过与当地政府、商人、学校和军队的合作以获取他们对卫生论文竞赛、防痨和防霍乱运动、育婴周、视力保护、天花牛痘和学校卫生检查等公共卫生计划的兴趣和支持。中华卫生教育会所开展的这些卫生宣传活动,得到了社会各阶层的人们广泛支持与参与,推动了近代中国城市公共卫生事业的社会化,为近代中国卫生行政体系的建设起到了一定的推动作用。作为近代中国第一个专门从事公共卫生教育的全国性民间组织,中华卫生教育会开展的许多公共卫生教育活动不仅向民众传播了西方先进的卫生知识,还向他们灌输了近代卫生理念,在某种程度上改变了国人的传统卫生观念,对改善国人身体健康状况起到了积极的作用。

近代中国的公共卫生教育运动,已被赋予了丰富的政治与文化意义,这些活动常以"卫生与国族命运的关系"为主题,有意将爱国与卫生联系起来,试图在激发国人爱国热情的同时,传播近代卫生知识,从而引发人们对卫生重要性的认识。公共卫生问题不仅仅关乎个人的身体健康,它还被赋予了更深、更广的民族与国家意义。西医被西方国家作为一种统治工具来对被征服地区的人民实行身体殖民,西医已变成了一种新的文化霸权和新兴政治秩序的组成部分;"卫生"则成了近代文明和国家主权的一种标识,成了被征服地区的民族精英们用来质疑殖民霸权的一种工具。在民族精英们看来,身体已不再属于个人,而属于整个国家和民族。

（范春,郭东北）

第四章　洛克菲勒基金会对近代 中国公共卫生的影响

　　1904 年,洛克菲勒设立公共教育基金。成立于 1910 年的洛克菲勒基金会组织,是对公共教育基金的补充。1913 年 5 月 14 日,纽约州议会通过了一项合并洛克菲勒基金会的法案,对其颁发了特许令,在纽约州正式成立洛克菲勒基金会(Rockefeller Foundation)。创办人约翰·戴维森·洛克菲勒(John D. Rockefeller)首次捐赠 3500 万美元,一年后又捐赠了 6500 万美元。1928 年,与创立于 1918 年的以资助社会科学为主的劳拉·斯培尔曼·洛克菲勒纪念基金(Laura Spellman Rockefeller Memorial)合并。

　　洛克菲勒基金会董事会每三年改选一次,领导层包括会长、副会长、各部门主任,由董事会任命。会长任期不限,对基金会的决策起决定性作用。第一任会长是小约翰·洛克菲勒(John D. Rockefeller Jr.),四年后接替老约翰·洛克菲勒(John D. Rockefeller Sr.)为董事长达 23 年。基金会的工作方向、主导方针以及重大决策,在很大程度上都体现了小约翰·洛克菲勒的意志。洛克菲勒基金会宗旨是:"提高全世界人类社会的福祉"。基金会最早的资助发展领域是医学、公共卫生和农业,目标重点是中国。

第一节　洛克菲勒基金会与中国公共卫生的渊源

　　洛克菲勒基金会采取的首批行动之一就是调查中国在医药卫生方面的需求,于 1914—1915 年先后派遣两个"中国医药调查小组"来华,加上 1909 年派往中国的"伯顿(Burton)小组",洛克菲勒基金会在中国共进行了三次医学考察活动。在这三个调查组提交的详细报告的基础上,决定成立"中华医学基金会(China Medical Board,CMB)",开始了以医学为中心的对华工作。

一、对华资助的历史背景

19 世纪末,老约翰·洛克菲勒(John D. Rockefeller Sr.)从所经营的标准石油公司和其他投资中获得巨大的收益,成为世界首富。他是虔诚的浸礼教徒,遵循宗教缴纳捐税的教义,将自己收入的 10％ 捐献给教会和做其他善举。他相信有钱而得到愉快来自"能做一些使自己以外的某些人满意的事"。19 世纪 90 年代,他每年向社会团体和个人捐款已超过百万美元。他意识到,即使散尽家财也不足以拯救世上所有受难者,于是决定把钱集中用于寻求造成公众苦难的根源。老洛克菲勒认为,教育是根本,遂以教育事业作为他捐助的中心。他的第一笔捐助,就是建立了芝加哥大学,但是这还不足以应付纷至沓来的要求捐款的呼吁。后来,老洛克菲勒发现自己很难亲自处理慈善捐款事宜,并感到自己不仅有责任给予,而且还要做得聪明,因为"给钱很容易造成伤害"。1892 年,他求助于他所钦佩的一位好友浸礼会教育社秘书长弗雷德里克·盖茨(Frederick T. Gates)牧师,为他制定一个周全、系统的捐赠方式。

1897 年,盖茨阅读了被誉为美国四大名医之一的威廉·奥斯勒(William Osler)所著《医学的原理与实践》(*the Principles and Practice of Medicine*),使他对医学产生了极大的兴趣,并预见到 20 世纪医学不仅会有迅速的发展,而且将给人类带来更大的福祉。支持医学、促进健康,应成为慈善基金彰显最大作用的舞台。可以说,《医学的原理与实践》对洛克菲勒基金会重点支持医学事业起到了关键作用。

盖茨对时任美国基督教公理会会长、被誉为"在中国的美国政治元老"亚瑟·史密斯(Arthur Smith)所著《中国特征》和《中国乡村生活》充满好奇,他对中国的兴趣受到了美国来华传教士的极大影响。在盖茨的心目中,医学被看作现代神学,是对现代社会的科学治疗。他认为,医学的价值是这个地球上最普遍的价值,也是每一个人的最重要的价值。他对医学科学及其社会功能的认知,反映了 20 世纪初近代医学迅速发展对人们思想观念的影响。

从 1907 年开始,盖茨与史密斯及其他传教士频繁接触,让他们知道洛克菲勒基金会对"发现为中国人谋福利的最好方法"很感兴趣,并希望得到传教士的帮助。博医会的代表告知盖茨,中国非常需要西方教育,尤其是医学科学的教育。但是,博医会对洛克菲勒基金会的意图喜忧参半,传教士医生既希望能得到洛克菲勒基金会的经济支持,又担心洛克菲勒基金会另起炉灶,忽视或损害教会的医学努力。

　　洛克菲勒基金会是一个具有全球眼光的慈善组织。在基金会成立之前,早期捐款就以医学领域为重点。1901 年,老洛克菲勒捐款成立了美国第一家医疗研究所——洛克菲勒医疗研究所(Rockefeller Institute for Medical Research),对流行性脑膜炎、小儿麻痹、黄热病、狂犬病和梅毒等疾病的治疗取得了很大成绩。小约翰·洛克菲勒继承父业后,他把这家研究所视为洛克菲勒慈善事业中的第一大事。1913 年洛克菲勒基金会正式成立之后,把捐助医学事业作为重点就顺理成章了。在海外,也把捐助医药卫生、农业以及相关的自然科学领域确定为基金会"造福人类"的途径。

　　美国对华文化事业的主导思想是,通过教育培养未来的领袖人物,在中国建立起与美国相似的制度。美国第 28 任总统托马斯·伍德罗·威尔逊(Thomas Woodrow Wilson)指出,美国不能输出它的各项制度,只能通过榜样示范和文化交流来影响世界,使之随着时代的发展走向自治。他认为,美国对中国的责任是间接的,应通过榜样和文化交流起作用。洛克菲勒基金会秉承美国对中国文化政策的基本理念,强调用美国教育体系来培养中国自己的医学人才,日后成为中国各项事业的领导者,并力争削弱日本对中国的影响。

　　美国对中国的文化策略取得了很大的实效,使得美国与日本在中国的文化竞争中占据了上风。与美国人在中国文化、教育、医学领域的积极活动相比,日本人显得沉寂。日华实业协会在《欧美人在中国的文化事业》一书的序言中指出,欧美人对华文化事业的影响根深蒂固,枝繁叶茂,而日本文化事业在华还没有什么进展。日本外务省在北京主办的《顺天时报》则感叹道:中日两国,虽其文化之根基相同,国民生活关系极密切,而两国人士文化之携手,反渺焉鲜见。甚至有日本人认为,美国的文化政策从清末以来经过充分准备,最终在列强角逐过程中获得了成功。

　　1907 年初,美国伊利诺伊大学(University of Illinois)校长埃德蒙·詹姆斯(Edmund J. James)强烈主张同欧洲和日本争夺中国留学生。1908 年,美国政府决定退还庚子赔款,用于资助中国学生赴美留学。洛克菲勒基金会遵循美国对中国的文化策略,积极资助中国的医学教育。

　　19 世纪后期,随着微生物学和免疫学的发展,人们逐步接受了传染性疾病是由具体生物而不是环境所致的观点。1893 年,以威廉姆·亨利·韦尔奇(William Henry Welch)为代表的美国医学界接受了德国医学家罗伯特·科赫(Robert Koch)以微生物为基础的病原说,创办了以实验室为基础的医学教育机构——约翰斯·霍普金斯医学院(Johns Hopkins Medical School)。

1909 年,卡内基基金会(Carnegie Foundation)资助了一项旨在改进美国医学教育的调查。1910 年,亚伯拉罕·弗莱克斯纳(Abraham Flexner)在完成了对美国和加拿大 155 所医学院校的调查评估后,发表了著名的弗莱克斯纳报告(The Flexner Report on Medical Education in the United States and Canada 1910),倡议在美国和加拿大的医学教育中将"微生物学"确定为必修课程。

在美国医学教育发展史上,弗莱克斯纳报告引发的医学教育改革具有划时代意义,它使现代医学教育体系在美国确立起来,为美国医学教育走在世界前列奠定了坚实的基础。20 世纪以来的医学发展,已不再是过去低成本的肉眼观察所能完成的,也不是某个科学家的单打独斗和兴趣所致,需要更多人的参与,需要在更先进的实验室来完成。要实现所有这些,资金保障是前提。在此过程中,美国洛克菲勒基金会的作用举足轻重。医学技术的发展为解决社会问题提供了可行性,许多流行病是由特殊微生物引起的观点已被医学界普遍接受,使得诸如美国洛克菲勒基金会这样的慈善组织愿意为之投入大量资金,以达到造福更多人的目标。洛克菲勒基金会成为美国医学发展的最大资本来源。

老洛克菲勒本人坚信健康为人类福利之本,发展医学可以解决一切问题,在教育方面的特色是发展和改善医学教育。洛克菲勒基金会相信,医学研究的价值是普世的,与世间每个人都有着密切关系;医学在人类发展历史中可扮演重要的文化角色;医学对微生物的研究能够造福社会。洛克菲勒基金会采纳了约翰斯·霍普金斯医学院院长威廉姆·亨利·韦尔奇(William Henry Welch)将科学技术手段用于解决公共卫生问题的理念,资助大学医学院开展细菌病原学和传染病防治方法的研究,以消灭或预防疾病,进而达到增进公众健康的目的。

洛克菲勒基金会早期的重点是支持医学、公共卫生和教育事业的发展。在推动医学事业方面,确立了三大策略:建立医学科学研究机构,改革医学教育,协助改善公共卫生。基金会在资助控制钩虫病、黄热病、疟疾、肺结核以及其他传染病方面开展了富有成效的活动。

洛克菲勒基金会在中国采取的具体措施可以概括为四类:帮助公共卫生工作职业化;推动成立地方公共卫生机构;聘用全职公共卫生官员;建立公共卫生学院。

二、筹备海外最大的捐资计划

1908—1915年,洛克菲勒基金会成立中国公共卫生和医学状况专门委员会(中国医学委员会),赴中国考察医疗卫生与医学教育的发展状况。这些考察活动,不仅是基金会论证捐助中国医学项目可行性的事务性工作,也是美国医学界对中国医学状况进行深入、全面了解的调研,对中国近代医学和公共卫生的发展布局产生了深远的影响。经过近10年的精心准备,洛克菲勒基金会最终做出了它在海外的最大慈善捐资计划。

洛克菲勒基金会从在华传教士那里获取了有关中国的大量信息,但是他们认为要实施中国项目,还必须多方面了解,尤其是要掌握有关中国情况的第一手资料。洛克菲勒基金会董事、时任芝加哥大学校长亨利·裘德逊(Harry P. Judson)建议盖茨(Frederick T. Gates,浸礼会牧师、洛克菲勒的顾问)"广泛研究中国情况,不仅要听取传教士的意见,而且也要听取经济学家、教育家和政府官员的意见"。1909年,洛克菲勒基金会在美国成功地资助了一系列的研究计划之后,盖茨提出了资助中国教育事业的设想:"我们或许可以自己在中国建立一所如同西方大学那样的名副其实的大学,其本身可为中国政府提供一个模式,并且可为中国的新教育培养师资。"他建议洛克菲勒成立一个东方教育委员会去研究远东地区的教育问题。同年,东方教育委员会委派芝加哥大学神学教授欧内斯特·伯尔顿(Ernest D. Burton)、地理学教授托马斯·钱伯林(Thomas T. Chamberlin)对中国、日本和印度进行了6个月的考察。在提交给洛克菲勒基金会的5册考察报告中,伯尔顿全面论述了在中国发展高等教育的可能性与困难。

伯尔顿在考察报告中指出:对于一个拥有4亿人口,且广泛地遭受流行病、地方病和营养缺乏性疾病侵袭的国家,医疗保健还是主要依靠古代的医疗技术,而正在学习西方医学的学生尚不足400名;在医学教育方面,中国人办的医学院校只有三所,其中两所是军医学校,在广州、杭州、上海等地有教会办的医学校,但印象最深的是北京的协和医学院。因此,伯尔顿提出发展医学教育的迫切性。

盖茨原本希望东方委员会的考察能为他要求洛克菲勒基金会资助中国建立一所一流大学的计划提供有力依据,但在看过伯尔顿的考察报告后,盖茨感到实施计划的时机尚不成熟。他认为,如果在中国还不适宜办大学教育,是否可以在医学教育方面有所作为呢?盖茨的想法得到了洛克菲勒基金会秘书、董事杰罗姆·格林(Jerome D. Greene)的支持。格林在 1913 年 10 月 22 日举行的洛克菲勒基金会董事会上建议,如果要捐助中国的医学教育事业,必须对所涉及的问题进行全面的研究。董事会采纳了格林的建议,并决定举行一次专门的会议研讨中国的医学与教育事宜。

1914 年 1 月 19 日,关于中国医学与教育工作会议在洛克菲勒基金会总部召开。会议邀请了一些教育和医学界的著名人物参会,如芝加哥大学校长亨利·裴德逊、哈佛大学校长查尔斯·威廉·艾略特(Charles W. Eliot)、约翰斯·霍普金斯医学院院长威尔奇(William Welch)、洛克菲勒医学研究所所长西蒙·弗莱克斯勒(Simon Flexner)、著名的《美国医学教育报告》作者阿·弗莱克斯勒(Abraham Flexner)、哥伦比亚大学汉学家保罗·门罗(Paul Monroe)、大众教育委员会主任华莱士·巴特利克(Wallace Buttrick)、国际基督教青年会代表约翰·莫特(John Mott)、国际卫生委员会主任威克利夫·罗斯(Wickliffe Rose)以及 1909 年曾代表东方教育委员会赴中国考察的芝加哥大学教授欧内斯特·伯尔顿(Ernest D. Burton)和托马斯·钱伯林(Thomas T. Chamberlin)等。

老洛克菲勒(Rockefeller Sr.)在开幕式上解释了这次会议的目的:"本机构对中国的问题感兴趣已有几年了……我们已经感到在中国正在发生巨大的变化,这个变化提供了千载难逢的机会,或许基金会应当考虑。"基金会秘书格林在会上提出了两个议题——教育与医学教育、公共卫生。在 1914 年 1 月 21 日的工作会议上,董事会做出了洛克菲勒基金会在中国开展医学捐助的决定,并强调这些工作应由现有的机构来承担,无论是传教士还是政府举办的机构。

1914 年 1 月 29 日,洛克菲勒基金会开会讨论了盖茨提交的报告《在中国逐渐和有序地发展广泛有效的医学体系》。这份报告提出,在中国最适当的工作是支持医学科学的发展,并建议未来的行动分四步展开:第一步,派专家去中国调查当前的医学和教育现状;第二步,选择最好的医学机构提供基础性资助;第三步,制定海外访问教授计划并培训中国医生和护士;第四步,把证明是可行、有效的体系扩展到其他类似的领域。这次会议决定,成立一个专门研究中国公共卫生和医学状况的委员会,芝加哥大学校长、洛克菲勒基金会董事及总教育委员会成员裴德逊任委员会主席。基金会要求委员会提供一份详细的调查报告,以供基金会最终决策所用。会议还决定,成立中国医学考察团前往中国进行医学考察。

三、第一届中国医学考察团与《中国的医学》报告

第一届中国医学考察团成员包括亨利·裘德逊（Harry P. Judson，芝加哥大学校长）、弗朗西斯·毕巴礼（Francis W. Peabody，哈佛医学院教授）、美国驻汉口总领事罗杰·顾临（Roger S. Greene），考察团秘书为乔治·鲍德温·麦基斌（George Baldwin McKibbin）（图4.1）。

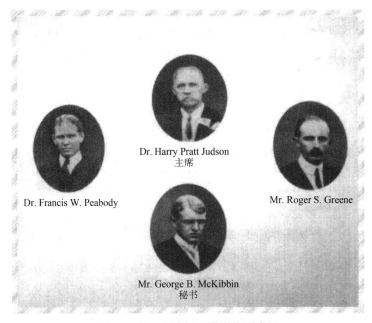

Dr. Harry Pratt Judson
主席

Dr. Francis W. Peabody

Mr. Roger S. Greene

Mr. George B. McKibbin
秘书

图 4.1　第一届中国医学考察团成员

1914年3月21日，裘德逊、毕巴礼及秘书麦基斌一行乘坐当时世界上最大、最豪华的邮轮"皇帝号"离开纽约，经法国的瑟堡（Cherbourg）抵达莫斯科。稍作停留后于4月8日乘火车从莫斯科出发，经西伯利亚于18日抵达北京。4月19日，考察团的另一名成员罗杰·顾临（Roger S. Greene，美国驻汉口总领事）也从汉口来到北京。

虽然洛克菲勒基金会的中国医学考察团开展的是一次非官方的访问考察（1914年4月18日—8月17日），但也受到了美国政府的高度重视。考察团在离美赴华之前，受到了美国总统伍德罗·威尔逊（Woodrow Wilson）的接见和前国务卿约翰·福斯特（John W. Foster）的盛情款待。国务卿威廉·布莱恩（William J. Bryan）为考察团写了引荐信，带给美国驻华公使保罗·芮恩施

(Paul S. Reinsch)、驻日大使乔治·格斯里(George W. Guthrie)以及地方的领事,要求给予考察团大力协助。

中国方面也非常重视洛克菲勒基金会中国医学考察团的来访。在北京停留期间,北洋政府总统袁世凯接见了考察团成员,副总统黎元洪设晚宴款待来访者。北洋政府官员表示,欢迎考察团的访问并承诺提供所需要的任何支持。北京学界也热烈欢迎考察团的到来,认为"我国学校苟能得其资助,教育当日趋有功"。著名学者、时任北洋政府币制改革署负责人梁启超会见了考察团,他对考察团的工作十分感兴趣,并告诉考察团他进行的社会改革将包括医学教育和公共卫生服务。洛克菲勒对考察团在中国的工作非常满意,尤其是得知中国官方愿意与洛克菲勒基金会合作后表示,这将有利于基金会在中国发挥更大的影响。

1914 年 4 月 20 日,考察团举行第一次正式会议,确定了中国医学考察团来华的总体计划:通过向各个医学院和医院分发由委员会准备的调查表,了解中国医疗保健的一般状况;考察团访问医学院和医院。

在北京,裴德逊和秘书麦基斌考察了协和医学院、北京医学专门学校和几所教会医院;在天津,毕巴礼和顾临考察了北洋医学堂和几家医院。经过实地考察,考察团相信中国人已接受西方医学,中国政府将给予合作。因此,按照洛克菲勒基金会原来考虑的计划,能够开展大量的工作。

接下来,裴德逊和秘书麦基斌前往山东济南,再经芝罘(今山东烟台)和青岛,到达上海、南京,然后乘船经九江赴汉口;毕巴礼和顾临从北京直下汉口,再赴长沙及周边地区考察医学院和医院。考察访问结束后,考察团成员在汉口会合,开会讨论已了解的情况并安排下一步的计划。会后裴德逊访问长沙,然后前往北京参加教育部会议。毕巴礼和顾临先后访问了香港、广州、汕头、厦门、福州、上海等地的医学院和医院。8 月,考察团成员在日本京都会合再次开会,讨论所收集的资料并起草考察报告。

考察团的调研主要在华北、华中和东南沿海地区,没有前往东北和华西地区。考察团成员访问了全国几乎所有重要的医学院和医院,并获得了未访问的主要机构的相关资料。共访问了中国 11 个省的 17 所医学院、88 家医院,包括教会和政府开办的大学和医院,与许多医学院教师和医生进行了交流。考察团成员还与博医会、基督教青年会、中央政府、各省的官员以及各界名流举行了一系列会议。考察团的调查得到了中央政府和地方官员的支持,为调查提供了所需要的信息。

20 世纪初,美国在中国开办医学教育的有 3 所大学——湘雅医学院(长沙)、哈佛医学院(上海)、圣约翰大学医学院(广州、上海)。洛克菲勒基金会对湘雅医学院的情况颇为满意,同意将之纳入资助的考虑范围。通过这次考察,基金会意识到中国医疗工作的需求非常多,应集中发展医学精英教育,把有限的捐助资金集中在北京、上海等少数地区。考察团在仔细地研究了中国的现状、法律和经济等情况后,认为北京协和医学院是获得基金会支持的首选机构。

美国在中国开办的 3 所医学院校(20 世纪初)

湘雅医学院于 1905 年在湖南长沙创建。创办人爱德华·胡美(Edward H. Hume)于 1897 年毕业于耶鲁大学,1901 年于约翰斯·霍普金斯医学院毕业。湘雅医学院对中国现代医学教育具有重要影响,它获得了中央政府和地方的支持。

上海的哈佛医学院成立于 1911 年 5 月,创办人为几位哈佛毕业的传教士医生。医学院董事会主席由哈佛大学名誉校长埃利奥特出任,董事会成员包括医学院院长亨利·克里斯蒂安(Henry A. Christian)、著名生理学家沃尔特·坎农(Walter B. Cannon)和病理学家威廉·康寿曼(William T. Councilman)。上海哈佛医学院依托已有的美国人建立的医学机构圣约翰大学医学系和圣路克医院,与哈佛大学并没有正式关系,也不归属教会管辖。学院的资金主要来自哈佛校友会、中国人的捐赠和私人慈善捐助。哈佛医学院由于资金来源不稳定,名誉校长埃利奥特希望洛克菲勒基金会接管学校。洛克菲勒基金会也曾考虑这一建议,但后来受第一次世界大战等因素的影响而未能实现。上海的哈佛医学院也因经济等原因于 1917 年关闭。

圣约翰大学医学院创建于广州。1907 年,宾夕法尼亚大学的麦克拉肯(Josiah C. McCracken)在广州岭南大学建立了医学系。1914 年,广州的宾夕法尼亚医学院与上海圣约翰大学合并,更名为圣约翰大学宾夕法尼亚医学院。1928 年改组后更名为圣约翰大学医学院。该校得到过洛克菲勒基金会的部分资助。

1914 年底,中国医学委员会出版了调查报告《中国的医学》(Medicine in China)。报告的内容包括导言、中国的卫生状况、中国本土的医学与外科、西方医学在中国、教会主办医学教育的标准、解剖与尸体解剖、中国人对待现代医学的态度、建议和附录共 9 个部分。该报告对中国传统医学评价不高,如医生行医不需要行医执照、外科治疗与西医差距很大等;对中国人开设的医院,医生大多为留日医专毕业,该报告对他们的评价也不高。

报告重点描述了对医学院和医院的考察情况。报告将所考察的医学院分为政府举办、私立、教会和非教会外国人开办四大类,分别对医学院的入学标准、学费、师资、课程设置等作了介绍。总体看法是"目前中国尚无合格的医学院,但有些医学院已在考虑提高师资水准和改善教学环境"。报告还把考察的 88 家医院分为教会医院(59 家)、中央和地方政府举办的医院(10 家)、私人开办的医院(15 家)、中式医院(4 家),分别对医院的院舍、病房、实验室、手术室、药房、盥洗室、厨房等设施进行了评估。其中,教会医院主要为慈善事业,由于经费有限,很难聘用经验丰富的医生;许多教会医院的医生是教会派出的医学传教士,大多受过医学训练但并非职业医生,主要应付日常应诊,水平并不是很高;在教会医院工作的中国医生中,少数人具有英美留学的背景。报告认为,当时的中国中央政府和地方当局都支持现代医学的引入,并愿意为医学院和医院的创办和发展提供必要的援助。

《中国的医学》建议:与其他工作相比,基金会在中国开展医务工作是最重要的,可与教会医学院和医院合作开展;基金会可通过医院来推进疫苗接种和疾病预防等公共卫生工作;基金会考虑在北京建立一所医学院,第二所可选在上海,同时资助湘雅医学院;基金会设立研究金和奖学金,资助研究生和学者赴海外学习深造;基金会资助高水准的医务工作,资助医院改善医疗条件,如医生和护士的薪金、设备、图书等;基金会邀请专家来华讲学,设立驻华管理机构,建立一个顾问委员会等。

1914 年 11 月 5 日,洛克菲勒基金会开会通过了《中国的医学》考察报告,并接受了考察团关于资助中国医疗卫生事业的提议。11 月 30 日,基金会董事会投票通过成立洛克菲勒基金会中国医学部(China Medical Board of the Rockefeller Foundation,简称 CMB),由小洛克菲勒(Rockefeller Jr.)出任首届主席,华莱士·巴特利克(Wallace Buttrick,大众教育委员会主任)任执行主任,顾临(Roger S. Greene,美国驻汉口总领事)任 CMB 驻华办事处主任,委员都是美国教育界和医学界的著名人物。会议决定重新建立北京协和医学院,并资助部分中国医学院和医院的建设与发展。CMB 的成立引起了美国社会的广泛关注,《纽约时报》和《华盛顿邮报》分别以"洛克菲勒向中国的疾病宣战"和"对中国的医学援助"为题,报道了洛克菲勒基金会将在中国建立医学院和现代化医院的消息。

中华医学基金会

中华医学基金会(China Medical Board,CMB)创始于1914年,是洛克菲勒基金会的第二大项目,并于1928年在纽约改组为一个独立的基金会。通过资助医学、护理以及公共卫生研究和教育来改善中国及其亚洲邻国人民的健康状况。

CMB委员会成员包括:小约翰·洛克菲勒(John D. Rockefeller Jr.)、华莱士·巴特利克(Wallace Buttrick,大众教育委员会主任)、罗杰·顾临(Roger S. Greene,CMB驻华办事处主任)、亨利·裴德逊(芝加哥大学校长)、亚伯拉罕·弗莱克斯纳(Abraham Flexner,著名的《美国医学教育报告》作者)、弗雷德里克·盖茨(Frederick T. Gates,浸礼会牧师、老洛克菲勒的顾问)、弗朗西斯·毕巴礼(Francis W. Peabody,哈佛医学院教授)、威廉姆·亨利·韦尔奇(William Henry Welch,约翰斯·霍普金斯医学院院长)、威克利夫·罗斯(Wickliffe Rose,国际卫生委员会主任)、约翰·穆德(John R. Mott,基督教青年会总干事)、弗兰克·古德诺(Frank T. Goodnow,袁世凯总统府首席政治顾问)、斯塔尔·默菲(Starr J. Murphy)。

CMB最初的职责是创建并运营北京协和医学院,该使命从1914年一直延续至1950年。自1950年从中国撤出后,CMB便开始在日本、韩国、中国香港、菲律宾、泰国、印度尼西亚、马来西亚、新加坡和中国台湾等亚洲国家和地区开展工作,促进其医疗能力建设。自从1980年应邀返回中国后,CMB在华的资助对象逐步扩展到二十余所医学院校,帮助改善和提高医学教育和研究水平。除此以外,柬埔寨、老挝、缅甸、泰国和越南等东南亚国家的十几所医学院校也是CMB的资助对象。

1915年,中国医学考察团访京期间与时任天津北洋西学学堂总教习的美国公理会传教士特尼·查尔斯·丹尼尔(Tenney Charles Daniel)讨论过CMB中文译名问题。丹尼尔(Daniel)认为,不必将China Medical Board of the Rockefeller Foundation全部照译,名字太长既不合中文习惯,也不好记忆,一般最好用两三个汉字表示。顾临建议叫"中美医学会",

弗莱克斯勒认为不准确,巴特利克提出中文名字中应表明我们的动机,有"爱"的含义,中国人能接受。丹尼尔说可将 Rockefeller 音译为一个字,顾临说中国朋友(方石珊)建议译为"传医会"。因意见不一致,考察团最后未能就 CMB 中文译名明确下来。

1947 年,洛克菲勒基金会决定 CMB 独自运作,中文译为"中华医学基金会"。

CMB 执行主任华莱士·巴特利克上任后,深感承担中国项目的巨大压力。他认为,要想使项目实施获得成功,必须选派最好的医学专家深入、全面地了解中国的情况,制定出合理、可行的实施方案。他决定再次进行中国医学考察并亲自担任考察团团长,老洛克菲勒的顾问盖茨的儿子弗雷德里克·盖茨(Frederick L. Gates)担任秘书,成员包括约翰斯·霍普金斯大学医学院院长威廉姆·亨利·韦尔奇(William Henry Welch)、洛克菲勒医学研究所所长西蒙·弗莱克斯勒(Simon Flexner)。

四、第二届中国医学考察团与"中国医学计划"

1915 年 8—12 月,洛克菲勒基金会中国医学考察团(图 4.2)对中国进行了第二次考察访问,历时 4 个月 20 天,考察大学、医学院 35 所,医院、诊所 37 家。

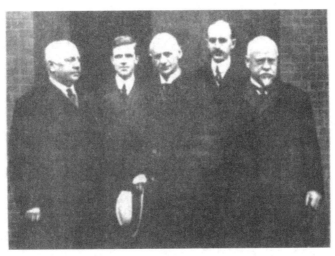

图 4.2　第二届中国医学考察团成员

1915 年 8 月 7 日,考察团一行乘日本"天洋丸"号邮轮从旧金山出发,经夏威夷于 8 月 23 日抵达日本横滨。在日本短暂停留,会见了日本医学界,参观了北里研究所。9 月 13 日抵达韩国汉城,访问了世富兰思(Severance)医学院和医院(韩国第一所教会医学院,现延世大学医学院和 Severance 医院)。9 月 16 日,考察团抵达沈阳。

在来华的船上,CMB 执行主任巴特利克(Buttrick)向考察团介绍了收购和接管北京协和医学院的概况。洛克菲勒医学研究所所长弗莱克斯勒(Flexner)提出,CMB 不是单纯资助现有的医学教育和医疗工作,而是要创办一所中国的约翰斯·霍普金斯医学院,在中国甚至在远东都是最高水平的医学机构,它不是一个地方性的机构,而应成为一个有广泛影响的医学教育与医疗机构。约翰斯·霍普金斯医学院院长威尔奇认为,这个医学教育与医疗机构应该设在北京,弗莱克斯勒和秘书盖茨都赞同设在北京,而 CMB 执行主任巴特利克建议设在上海。考察团还研究了齐鲁大学医学系与医院、岭南大学医学院、湘雅医学院的材料,以及收集的中国人对待西医态度的报告等。

1915 年 9 月 16 日,考察团在沈阳考察了南满医学院和医院、奉天医学院和医院。9 月 21 日抵达北京,考察了协和医学院、协和女子医学院、循道会女子医院、循道会男子医院。

9 月 22 日,北洋政府外交部长陆征祥会见了考察团一行,他高度赞扬了基金会在帮助中国提高医疗工作水平方面的努力,并表示尽力提供协助。陆征祥指出,中国需要高水平的医学院,但最好是中国自己的。威尔奇代表考察团感谢中国政府的热忱欢迎和积极协助,并表示 CMB 在中国医学发展中的作用是临时的,一旦时机成熟就会交给中国人自己管理,目前首先需要解决的问题是希望中国政府承认协和医学院的文凭。他还向中方介绍了 CMB 计划在上海、广州和长沙开展的医学工作。陆征祥表示赞同,并希望计划能圆满完成。

9 月 27—29 日,考察团赴天津考察了北洋军医学院、伦敦会医院、北洋医学院、循道会女子医院;9 月 30 日达到济南,考察了齐鲁大学医学系、齐鲁医院并与教师进行了座谈。10 月 2 日,考察团回到北京,访问了北京大学、清华学校、北京医学院、通州医院、北京传染病医院。

10 月 4 日,中国医学界在北京中央公园举行欢迎晚餐会,国立北京医学专门学校校长汤尔和代表中方发表了热情洋溢的演讲。他在演讲中表示:美国医学考察团的来访,标志着现代医学在中国将进入一个新开端,虽然传教士医生做了许多工作,但毕竟不是他们的主要关注点,而考察团是世界医学的专家,将使中国人民认识现代医学。当前在中国认识西医重要性的人数还不多,大多数人还持怀疑态度,你们这次的访问将改变这些怀疑。汤尔和校长希望与美国加强合作,推进现代医学在中国的发展。

10月9日,北洋政府总统袁世凯接见了考察团一行。随后,应汤尔和校长的邀请,威尔奇和CMB驻华办事处主任顾临访问了北京医学专门学校。该校已开办3年,有16位教授任教,目前尚无毕业生,医院还在建设中,目前有一诊所。北京医学专门学校主要受到日德医学教育的影响。汤尔和校长本人曾留学日本,毕业于金泽医专,后又游学德国,获柏林大学医学博士学位。

10月11日上午,在伍连德的陪同下,威尔奇和秘书盖茨访问了北京传染病医院,它是1915年10月1日创办的中国第一所传染病专科医院。医院建设花费了23900元,设有40张病床和化验室。该院将接诊白喉、伤寒、麻疹、猩红热等患者,而鼠疫和霍乱病人将在市郊的专门医院收住。伍连德还介绍说,城内还有一小型的专门收治天花的医院,由一位毕业于剑桥大学的陈姓医生(原为伍连德的助手)负责。

10月11日下午,威尔奇在北京协和医学院为学生发表了演讲。他说:现代医学发展迅速,对传染病的认识日渐丰富,也有了有效的控制手段。医学技术、医疗仪器的发展也非常快,医学知识进步加速。我们这次来中国访问就是为了了解这里需要什么。你们从医学院带走的知识和实践经验是很少的,只是最基本的,是今后的基础。需要指出的是,由于洛克菲勒基金会接管老协和后立即着手的是按约翰斯·霍普金斯医学院的标准重建医学院,因此协和医学院的这些学生将被安置到其他医学院学习。

10月12日,考察团离京赴汉口考察,访问了武昌文华大学。10月17日,考察团抵达长沙,参观了湘雅医学院、雅礼女子医院、长沙红十字会医院。威尔奇还在湘雅医学院发表了演讲。考察团与湘雅医学院胡美、颜福庆就洛克菲勒基金会资助学院的事宜进行了讨论。胡美和颜福庆希望能在化学、物理、生物实验室建设、医院建设方面获得资助,也希望补助教师的部分薪水,但提出教师的选任应由湘雅医学院负责。

10月20日,考察团返回汉口做短暂休息。10月23日,考察团乘船经九江前往南京、上海、杭州等地继续考察。考察团先后访问了南京大学、南京鼓楼医院、上海圣路克医院、圣伊丽莎白医院、上海哈佛医学院、红十字会医院、同济医院、杭州麻风病院、浙江医学专门学校等机构。

10月30日,华东教育会在上海举办了星期六俱乐部午餐会,欢迎洛克菲勒基金会中国医学考察团的来访。上海市卫生局医务官亚瑟·斯坦利(Arthur Stanley)在会上说:科学无国界,不分种族,医学科学引入中国不仅有益于中国,也有利于世界各国;中国存在许多流行病,是医学研究的重要问题。

美国医学界的权威专家威尔奇发表了题为"现代医学的若干进展"的演讲。他简要地介绍了医学科学的最新进展,并指出中国已落后于西方。威尔奇表示,通过引进西方医学不仅可以改善病人的医疗保健,而且可以提高整个现代科学在中国的影响;我们来中国不仅给你们带来新的知识,也将带走更多的信息;很高兴会见这么多的医学界人士,希望有更多的合作。他强调了应用卫生学知识解决传染病预防问题以及实验方法的重要性。他指出,全世界都认识到医学科学有能力为人类谋福利,而中国医学还停留在亚里士多德和盖仑的时代,因此中国应当努力学习现代科学。他对解决中国医学发展的方法问题充满兴趣,考察团将落实洛克菲勒基金会在中国发展现代医学教育的目标。

威尔奇在会上表示,洛克菲勒基金会在中国开展医学教育是慈善性质的,目的是训练中国的医务人员;洛克菲勒基金会成立了国际卫生委员会、洛克菲勒医学研究所等医学机构,旨在推动全球的医学事业;洛克菲勒基金会在中国的主要任务不是一般性质的医疗服务,而是集中支持几个医学中心,开展现代医学教育,提升整个社会的文明水平。他赞扬了教会在中国开展的医疗工作,肯定了传教士医生的功劳。但同时又指出,传教士医生只是满足了一时的需要,要发展中国的现代医学应加入新的力量。

11月10日,考察团从上海乘船赴香港、广州考察,参观了香港维多利亚大学和广州的Kerr医院、光华医学院、岭南大学等机构。11月17日离开香港,在上海短暂停留后,于12月2日抵达日本京都。12月27日,考察团回到美国旧金山。

经过三次来华考察,洛克菲勒基金会确定了中国医学计划的主要内容、发展目标和实施方案,并决定成立CMB作为执行该计划的驻华管理机构。洛克菲勒基金会的目标是在中国建立现代医学体制。从洛克菲勒基金会考察团的考察,到CMB成立后在中国开展的活动,都不是仅仅限于北京协和医学院,还拟在上海建立一个医学中心。

1916年4月6日,洛克菲勒基金会决定成立"洛克菲勒基金会上海医学院"(Shanghai Medical School of the Rockefeller Foundation)。4月11日成立董事会,由洛克菲勒基金会会长乔治·文森特(George E. Vincent)任主席,亨利·霍顿（Henry S. Houghton，胡恒德）被指派为执行院长。CMB 计划将圣约翰大学医学院、上海哈佛医学院和南京大学医学院合并组建洛克菲勒基金会上海医学院，并在法租界购买了 20 英亩土地建立校舍。然而，因受第一次世界大战和经济不景气的影响，这项计划在拖延几年后最终被取消。

CMB 的其他项目均按计划在中国实施。这些项目主要包括：

（1）在北京协和医学院设立医预科学校、护士学校。资助齐鲁大学医学院、湘雅医学院、华西协合大学医学院、福州协和医学院、奉天医学院、华北女子医学院、广东公益医学院和夏葛女子医学院等医学院，资助圣约翰大学、金陵学院、福建基督教大学等开办的医预科学校。

（2）资助北京、天津、上海、沈阳、保定、德州、烟台、太原、苏州、南京、南通、扬州、宁波、芜湖、安庆、九江、常德、宜昌、厦门、广州等地的教会医院，这些资助大多用来购买 X 线机、实验室和手术设备等。

（3）设立奖学金和研究金，资助中国医生与护士去美国进行专门研究和培训，提供给愿意到中国服务一段时期的美国传教士医生和护士。例如，1915—1919 年，有 25 位中国医生赴美国医学院或医院进行 1～3 年的专题研究，14 人回国后分别在协和医学院、湘雅医学院、齐鲁医学院和湘雅医院任职。

（4）支持中国的医学学术活动。CMB 与中国教会医学联合会（China Medical Missionary Association，简称博医会）合作。医学教科书翻译和医学名词的统一，是西医传播和医学教育中的核心问题。CMB 资助出版了博医会出版委员会编译的《欧氏内科学》《克氏外科学》等主要医学教材，以及护士协会出版的护理教科书。CMB 也对 1915 年成立的"中华医学会"给予资助。

至 1919 年，CMB 通过规划与经济资助，建构了一个中国近代医学教育和医疗体系。虽然，CMB 并没有完全掌控中国的医学体系，但其总体上的布局与重点支持已能充分左右中国近代医学和公共卫生的走向。

第二节　洛克菲勒基金会推行的公共卫生项目

洛克菲勒基金会在中国开展工作的是国际卫生部（International Health Division，IHD）和中华医学基金会（China Medical Board，CMB）。IHD 的工作任务是推广公共卫生，CMB 的任务是建设北京协和医学院以发展医学教育。

1914—1933 年，洛克菲勒基金会对中国医学领域的资助总额为 3700 万美元,其中,资助给协和医学院的资金达 3300 万美元,占全世界资助中国总额的 1/3。而基金会同期对中国公共卫生项目的支持极为有限,资助额仅 25.6 万美元,占资助总额的 6.92%。

一、湖南萍乡煤矿钩虫病防治项目

1921 年之前,无论是洛克菲勒基金会的 CMB 还是 IHD,都认为中国不具备推行公共卫生的条件,仅由 IHD 在中国推行钩虫病防治项目。

CMB 拒绝资助在中国的公共卫生项目。CMB 认为,公共卫生是政府的职能,私人机构对公共卫生有时能提供一些有价值的帮助,但只有当私人机构从属于各地政府认真设计的公共卫生规划时,才能发挥效用。当时的中国时局不稳,政府不断更迭,根本不可能制定出发展公共卫生的大规模计划。CMB 强调,预防医学是西方生物学、社会或经济条件的产物,中国既没有适合的人才,政府官员和公众也没有为公共卫生做好准备。要在与西方社会环境迥异的中国有效推进公共卫生,必须认真研究中国当地的实际情况。

虽然洛克菲勒基金会的两大机构 CMB 和 IHD 都表示中国不具备大规模发展公共卫生项目的机会,但 IHD 认为"尽管中国的公共卫生处于真空,但在未知的某日可能找到机会发展出其感兴趣的项目"。

1909 年,洛克菲勒基金会发起一项根除美国南部钩虫病的运动。洛克菲勒基金会卫生委员会(IHD 的前身)投入 100 万美元,在美国南部 11 个州开展防治钩虫病工作,治疗了大约 70 万钩虫感染者,激发了公众对提高卫生水平的广泛关注。此后不久,洛克菲勒基金会以防治钩虫病的经验为模式,发起了一项世界范围控制钩虫病行动。钩虫病在世界各地都有发病,且易于治疗,被视为推广公共卫生最有效的项目。

1913 年 6 月 27 日,洛克菲勒基金会设立国际卫生部(IHD),力图在美国之外推行公共卫生计划,旨在"提升公共卫生,传播医学科学知识"。IHD 的第一项任务,就是把洛克菲勒基金会发起的防治钩虫病和公共卫生工作向全世界推广。IHD 的钩虫病防治工作遍及六大洲 62 个国家,后来又开展了疟疾、伤寒的防治,取得了相当大的成绩。同时,该委员会在美国和其他国家建立常设公共卫生机构,从事更加广泛的公共卫生工作,并在美国和世界各国培训公共卫生医务人员。

萍乡煤矿位于湖南、江西两省交界处,是当时中国最丰富的储煤区之一,1917 年煤年产量已达 100 万吨,焦炭 25 万吨,雇佣各类人员 12000 人,其中

70%是井下矿工。煤矿的地理位置、地质构造和气候条件都为钩虫病的传播提供了温床。颜福庆在调查时发现,井下没有厕所,矿工们只能在巷道和采煤区随地大小便。当有钩虫卵的粪便感染土壤后,便在适当温度下发育成幼虫,裸露的皮肤一接触到被感染的土壤,幼虫就会穿透皮肤进入体内,引起"着地痒",逐渐发展成钩虫病。

1917年夏,IHD中方负责人维克多·海瑟尔(Victor G. Heiser)等来华调查发现,中国中部地区钩虫感染率非常高,遂呼吁中国政府对此予以重视,并在湖南煤矿地区试行消灭钩虫病的干预项目。IHD希望通过该项目的实施,唤起政府官员和社会知名人士形成预防医学的观念。

1917年秋,湘雅医学专门学校颜福庆受聘调查萍乡煤矿钩虫病流行状况。IHD投入约2万美元用于萍乡项目,1919年继续资助该项目7000美元。

颜福庆

颜福庆(1882—1970),字克卿,祖籍厦门。1882年7月28日出生于上海江湾的一个清贫的基督教牧师家庭,从7岁起就寄养于伯父颜永京(原上海圣约翰大学校长)家。中国近代著名医学教育家、公共卫生学家,为中国医学教育事业做出了不可磨灭的贡献。

1904年,毕业于上海圣约翰大学医学院。毕业后,他应召报名到南非多本金矿担任矿医,为华工治病,深受矿工们的尊敬。1906—1909年,赴美国耶鲁大学医学院学习,获医学博士学位;1909年,赴英国利物浦热带病学院研读,获热带病学学位证书。1910年,接受美国雅礼会的聘请,在湖南长沙雅礼医院任外科医师(曾为杨开慧烈士诊治过疾病)。

1914年,创办长沙湘雅医学专门学校(湖南医科大学前身),任第一任校长。他在医疗工作中深感预防医学的重要性,决心从临床医学转向公共卫生学。1914年,再度赴美国哈佛大学公共卫生学院攻读,获公共卫生学证书。

1914年5月,颜福庆联合了伍连德等在上海的医务工作者发出了组织中华医学会的倡议。1915年2月,在上海正式成立了中华医学会,颜福庆被选举为首任会长。

1926年秋，北伐军抵达长沙，湘雅医学专门学校爆发了学潮、工潮，学校的外籍教师离校回国，颜福庆等中国教师也纷纷离开长沙，他被聘到北京任北京协和医学院副院长。在北京协和医学院任职期间，他深感外国人把持学校大权的弊端，决心要创办一所由中国人自己办的、规模比较大的、设备比较齐全的医学院。1927年10月，在上海创办国立第四中山大学医学院，并任第一任院长。他亲自组建公共卫生科，并于1928年7月创建吴淞卫生公所，作为公共卫生实验区，积极开展城市和农村卫生工作。1928年，国立第四中山大学医学院先后改名为国立江苏大学医学院、国立中央大学医学院。1932年9月，更名为国立上海医学院。1933年6月，创建澄衷肺病疗养院（上海市肺科医院前身），并任第一任院长。

1937年8月，日军大举进犯上海，中国守军奋起浴血抗战，颜福庆奋起组织医疗救护队，并任上海市救护委员会主任委员。1938—1939年，任武汉国民政府卫生署署长。

1949年，上海解放，国立上海医学院由上海军事管制委员会接管，并成立临时管理委员会，颜福庆任副主任委员。1951年，上海医学院改组，颜福庆被任命为副院长。1952年，改名为上海第一医学院，颜福庆和学校的广大师生到上海市郊、嘉定、嘉兴等地为人民解放军突击诊治血吸虫病和核黄素缺乏症，取得很大的成绩。

在抗日战争期间，颜福庆担任上海市救护委员会主任委员，发动学校的广大师生和医务人员组织医疗救护队，奔赴抗日的前方、后方，为伤病员服务。

在"文革"期间，颜福庆受到迫害，于1970年11月29日含冤与世长辞。粉碎"四人帮"以后，中共上海市委、上海第一医学院党委为他彻底平反昭雪，恢复名誉，并举行了隆重的追悼会，骨灰安放在龙华烈士陵园"革命干部骨灰存放室"。

颜福庆曾多次受到毛泽东、周恩来等党和国家领导人的接见。他曾任第一、二、三届全国人民代表大会代表，第二届全国政协委员，九三学社中央委员兼上海分社副主任委员，中华医学会名誉副会长和基督教三自爱国运动委员会委员。

1917年，大学毕业的兰安生（John B. Grant），在其导师的鼓励和推荐下，进入洛克菲勒基金会国际卫生部工作。1919年,兰安生(Grant)受国际卫生部派遣,协助颜福庆开展钩虫病的防治工作。他把自己的工作重点放在了湖南萍乡煤矿。在这里,兰安生看到了煤矿工人地狱般的工作条件和悲惨的健康状况,感到非常震惊和愤慨,他对感染钩虫病的工人进行了治疗,并撰写了考察报告,并向汉冶萍公司提议改善工人的待遇,但是没有起到什么效果。两年后,兰安生完成调查任务回到美国,之后到约翰斯·霍普金斯医学院进修了公共卫生学硕士。此后不久,他便把自己的命运与中国的公共卫生事业紧密地联系在了一起。

IHD所推行的公共卫生计划是把双刃剑,一方面是要提高人们的健康水平,另一方面促进美国对受助国的经济和政治控制,其终极目的旨在帮助美国发展和控制其市场与资源。

二、兰安生与北京公共卫生试验事务所

约翰·格兰特(John B. Grant,中文名兰安生)是中国公共卫生历史上的重要人物。1921年,兰安生被洛克菲勒基金会IHD派往北京协和医学院担任教职人员。他在协和医学院获得两年副教授任期,领取系主任的薪酬,其工资由IHD支付。在协和医学院,他为医学生开设了公共卫生课程,这些课程的主旨是:走出医院,走进胡同,超越个体,关注更广泛的人群,到达底层北京人生活的真实世界。在协和医学院,他开启了为医学社会化而努力的历程。

兰安生在中国出生长大,长大后在约翰斯·霍普金斯医学院学习,他的父亲是医学传教士。兰安生受父亲影响很大,父亲告诫他:做医生不仅仅是为了赚钱和治好几个病人,医生应更多关心社会问题。他除了致力于公共卫生的课程教育,还身体力行地从事公共卫生的实践活动。兰安生是个性鲜明的公共卫生专家,他有着其他书斋型专家不具备的人际交往能力,这对他拓展公共卫生实践至关重要。他非常注重发展人际关系网络,利用良好的人际关系来推动公共卫生事业的发展。在对中国政治深入观察的基础上,兰安生认识到要发展中国的公共卫生事业,必须首先教育、说服那些高级行政官员了解公共卫生事业。他认为,只有这样才能使政府官员能够理性地任用真正懂得公共卫生内涵的人,这样所取得的进步将远远大于仅仅专注培训公共卫生工作人员;必须努力建立现代公共卫生行政必备的权力部门,训练合格的公共卫生工作人员。兰安生强调,公共卫生不再是一件与医学相关的简单事物,也不再是任何只要拥有医学学位的人就可以管理的事务,而是必须由接受过美式公共

卫生教育的专业人士来从事的职业。

在中国复杂的政治环境中,至少有 5 个国家(日本、德国、英国、法国、美国)对公共卫生具有重要影响。当时的中国留学生主要接受的是德、日医学教育,他们回国后实际上控制了所有国立医学校和医院,形成了日本、德国对中国医学教育体系和医学行政的控制。兰安生认为,要在中国发展公共卫生项目,必须直接面对日本医学与公共卫生已有的影响力。洛克菲勒基金会若要参与中国的公共卫生,将面临来自其他国家尤其是日本的竞争。接受日本医学教育的中国人并未受到最好的教育,因为他们没有进入日本的帝国医科大学,而是在水平不高的地方学校完成学业。兰安生认为,日本完全复制诞生于 1870 年代的德国公共卫生模式,未能认识到德国系统的缺点并加以改进,而且日本建立公共卫生的目的是符合当时政府的要求,而未考虑到如何达成有效的公共卫生,因此日本的公共卫生模式是失败的。

最初,兰安生认定青岛具备推行卫生行政的必备条件,但青岛是日本人的势力范围。此后,经过考察,他又提出江苏、山西和广东适合推行公共卫生项目。这些提议都未能付诸实施,他最终选定北京作为试验地。他评判当时北京的公共卫生只有一些志愿协会做点零碎的福利工作,并未形成专门的社会组织。例如,灯市口地方服务团是设在基督教青年会之下的机构,他们的工作仅仅引起人们对公共卫生的注意,并未改变什么。

当时北京已有的卫生机构是仿照日本公共卫生模式建立的,兰安生必须使北京公共卫生摆脱日本的影响。他否定日本公共卫生的有效性,旨在增强他所倡导的美式公共卫生的合理性。无疑,兰安生的选择对旨在扩大美国对华影响力的洛克菲勒基金会来讲,是非常有说服力的。从公共卫生本身来看,每种模式均诞生于特定时期和特定社会,带有鲜明的时代和地域特征,很难比较优劣。兰安生对日本公共卫生的否定并非基于客观事实,而是基于洛克菲勒基金会对其资助的公共卫生新思想的笃信,彰显了美国人急于取代日本对华公共卫生事业的影响力之决心。

1921 年,被美国洛克菲勒基金会派往中国的兰安生提议:在医学院开设卫生系,培养公共卫生人才;在特定区域,建立预防医学与临床医学相结合的卫生中心,兼具医学生实习和卫生行政的双重职能。

兰安生除获得 CMB 和协和医学院的支持成立卫生系外,还必须得到 IHD 对卫生中心构想的支持。1922 年 1 月 13 日,兰安生向 IHD 中方负责人维克多·海瑟尔(Victor G. Heiser)提出了设立卫生中心的计划。他提议,卫生中心服务对象包括 1 万人,设立由 5 名成员组成的卫生委员会,包括 2 名医生、2 名地方绅士、1 名警察官员;委员会下设 1 名医官及下级雇员,主要活动包括控制传染病、食品检查和执照、学校检查、生死统计、控制下水道、医疗中心和规范行为。

由于海瑟尔的反对,该计划未能获得基金会的认可。海瑟尔认为,中国处于军阀混战中,没有一个稳定的政府,而设立卫生中心不是中国政府推行的计划。多年后,兰安生承认,海瑟尔所代表的 IHD 的担心是非常实际的。兰安生一直试图将临床医学和预防医学结合起来,而这一观念遭到 IHD 的反对。当时,IHD 在美国南部推行乡村卫生机构,只有保证不从事临床医学才会获准建立。

但是,兰安生并没有放弃努力,他巧妙地将创设卫生中心与卫生系的教学需求结合起来,赋予卫生中心卫生实验室的功能,劝说 IHD 接受他的计划。1923 年 10 月 6 日,他在提交给 IHD 的备忘录中,详细阐述了设立卫生中心的理由:为协和医学院卫生系的学生提供门诊机会,满足本科学生和护士的实习需求,使其发挥最大限度的作用;卫生中心将满足医学教育三方面的需求,即本科教育、研究生教育以及公共卫生研究。

兰安生设立卫生中心的构想得到了 IHD 的支持。IHD 随后确定了资助中国公共卫生事务的若干原则:①必须由工程师、统计员和卫生教师才能担任卫生官员,对门外汉或医生兼职卫生官员的做法不予采纳;②IHD 不支持非政府的公共卫生工作,IHD 的奖学金只提供给全职的公共卫生官员,非政府组织、社团、学会等将仅被邀请派遣观察员参观试验区域的公共卫生工作;③接受来自内务部的邀请,在北京开设公共卫生试验区,细化相关项目,建立与美国相似的小区卫生。可以说,IHD 确立的原则体现出强烈的公共卫生职业化的意识,仅仅接受过医学教育者不能从事公共卫生工作,必需再接受专门的卫生工程、生死统计、卫生访问等方面的训练。

1924 年,兰安生的计划得到了洛克菲勒基金会的支持,他利用在北京已建立的广泛社会关系,促成了北京京师内外城巡警总厅同意开设试办公共卫生事务所。1925 年 5 月 29 日,兰安生得到京师内外城巡警总厅的同意,在北京市东城内左二区正式成立"京师内外城巡警总厅试办公共卫生事务所"(以下均称为"公共卫生试验事务所",简称"事务所")。1928 年,改称"北平市卫生局第一卫生区事务所",辖区人口由最初的 5 万人增加到 10 万余人。公共卫生试验事务所是北京公共卫生治理的重要变革和创新,也对北京公共卫生的制度变迁产生了重要影响。

在行政上,公共卫生试验事务所最初是由京师内外城巡警总厅管理的,后来归属北平市卫生局管理;在业务上,事务所则由北京协和医学院公共卫生系负责规划和管理,并提供绝大部分经费;在名义上,事务所是政府机构,实际上是北京协和医学院公共卫生系的教学试验区。在组织结构上,事务所自成立之初就设立了由 7 人组成的董事会,京师内外城巡警总厅厅长为董事长,警察厅卫生科科长、卫生事务所所长以及兰安生、首善医院院长方石珊等知名人士为董事,董事会负责制订工作计划、经费预算和财产保管,并负责聘请卫生事务所所长等重大事项。

所长负责事务所的具体行政事务。在事务所所长之下,设立了 5 个股:①统计兼防疫股,主要负责全区的生命统计、死亡调查、传染病管理等;②环境卫生股,主要负责饮水、食品的卫生检查检验,公共场所的公共卫生检查等;③卫生保健股,主要开展妇幼卫生、学校和工厂的治疗保健、居民普通医疗、牙病和结核病的防治等门诊工作;④公共卫生护理股,主要负责地段家庭护理(妇幼、传染病),开展学校、工厂等群体护理保健及全所的健康教育工作;⑤总务股,负责秘书、后勤等事务性工作,并配合牙科门诊开设了一个生产保健牙刷的工厂。

事务所的服务对象是整个示范区的 10 万居民。为解决这些居民从生到死各个生命时期可能出现的疾病和健康问题,事务所建立了自己的医疗保健网。

医疗保健网的基层是地段保健,包括学校卫生和工厂卫生在内。事务所把示范区划分为 20 个警察派出所地段,每个地段约有 5000 名居民,地段居民的卫生保健工作主要通过家庭访视来实现。除了节假日以外,地段公共卫生护士每天要进行 5~10 次的家庭访视。凡经地段护士访视过的病人或病家,不仅有访视记录,事务所病案室也存有他们的家庭健康档案,将家庭每个成员的患病及健康情况按规定的表格记录下来。每份家庭记录都有家庭编号和个人编号,查找起来非常方便。

地段保健还与事务所的各科门诊紧密配合,对病人进行及时治疗。事务所门诊设有各科服务门诊、普通门诊(包括健康检查)、普通外科、结核病科、牙科和妇幼保健科。根据 1937—1938 年年报,就诊人次为 3 万多次。当地段护士发现有急性传染病患者时,立即转送事务所门诊进行诊断和治疗;如果患者需要住院治疗,则由事务所转送至合同医院;如患者不需要住院治疗,则由事务所转回地段,由护士设"家庭病床"进行床边护理和治疗,并采取必要的和可能的隔离和消毒措施。如果发现患者家庭有经济困难,地段护士则将病案转给事务所的社会工作人员帮助解决。

事务所门诊设立的目的是想通过疾病治疗来做好疾病预防工作。兰安生认为,在中国当时社会经济和教育落后的情况下,如果想单纯提倡预防来实现预防是不现实的,因为居民是不会接受的;必须把疾病治疗作为载体,把预防和健康传送给居民。因此,事务所尽量设法在门诊开展卫生教育宣传。医生在看病的同时,还要向病人做卫生宣传,护士也不厌其烦地向病人和其家人反复介绍治病防病的基本知识和方法,并充当卫生保健咨询服务员。

兰安生坚信,公共卫生试验事务所是培训公共卫生专业人员和护校学生的"社会工作的实习基地"。他认为,只有在全社会推广公共卫生,才是解决广大人口卫生保健的有效办法。北平协和医学院高级护士学校把公共卫生护理作为本科护理教学的重点,事务所成为该校的主要实习基地,也接收协和护校的毕业生作为公共卫生护士。

公共卫生试验事务所对公共卫生护士的职能是这样界定的(1928年第1期《卫生月刊》刊发《公共卫生看护》一文):"协助医士一切治疗及预防之医务;掌理病人家中调理疾病、预防传染事项;卫生教育;报告病人疾病之状况及家中不合卫生事项,或传染病之发生。"事务所的公共卫生护士深入社区、工厂、学校,帮助居民转变观念,积极主动地要求预防保健,使预防保健的观念深入人心,从根本上提高了公众的健康水平。正是因为有了公共卫生护士的工作,事务所的社区卫生保健才能够被称作社区工作,而且是立足于个案工作基础之上的社区卫生工作。

公共卫生试验事务所举步维艰,它必须满足美国洛克菲勒基金会的基本原则,否则会失去资金支持;它还必须适应地方情势,否则会失去政治的支持。公共卫生试验事务所实际上是美国式公共卫生制度扩散和本土化相结合的产物。兰安生将基金会提倡的公共卫生原则与北京地方已有的制度相结合,创造出了一个既能满足基金会宗旨,又能成为官方体制组成部分的机构。

为了得到京师内外城巡警总厅的支持,兰安生注意处理与各级官员之间的关系,在有些事物上保持妥协态度,以保证公共卫生试验事务所的正常运行。兰安生在后台实际掌控着公共卫生试验事务所的财政和人事任免权,保证该所按照医学科学的原则开展公共卫生业务。尽管由于深层次的文化和经济原因,这类机构没能得到普及,但是它对北京乃至整个中国的公共卫生的影响是深远的,在近代中国公共卫生历史上具有里程碑意义。

兰安生

约翰·格兰特（John B. Grant，中文名兰安生，1890—1962），著名公共卫生学家。1890 年 8 月 31 日，兰安生出生于中国浙江宁波的一个加拿大传教士家庭，起名为路易斯·麦伯里（Louis Milbery）。1889 年，他的父亲詹姆斯·S.格兰特（James Skiffington Grant，中文名为兰雅谷）毕业 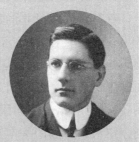 于美国密歇根大学（University of Michigan）临床医学专业，受浸礼会国外传教会的指派到中国宁波传教行医。

兰安生的童年是在中国度过的，他的玩伴也都是中国孩子。8 岁时，他被父母送到烟台的一所由教会为外国在华人士子女办的学校接受教育。他的父亲兰雅谷希望他能学习理科，曾经把他送到德国人在青岛办的高中学习了一年。16 岁时，父亲把他送回加拿大新斯科舍省读高中。

1913 年，兰安生考入美国密歇根大学医学院。1917 年，兰安生大学毕业后，本打算做一名内科医生。当时，密歇根大学医学院院长维克多·沃恩（Victor Vaughan）对他未来的职业方向产生了重大影响。沃恩（Vaughan）是一名公共卫生学教授，又是洛克菲勒基金会国际卫生部（International Health Division of Rockefeller Foundation，IHD）的成员，他向兰安生建议：做一名内科医生可以赚些钱，但是仅此而已，而从事公共卫生事业更有利于他未来的发展；IHD 正在世界各地开展公共卫生项目，需要人手，可以有机会回中国工作。兰安生接受了沃恩（Vaughan）的劝导，并经著名公共卫生学家维克多·海瑟尔（Victor Heiser）的面试，顺利进入 IHD 工作。从此，兰安生把公共卫生作为自己的毕生职业。

兰安生到 IHD 工作后不久，就被海瑟尔派往中国湖南从事公共卫生调查工作。兰安生在湖南的工作重点放在了萍乡煤矿钩虫病的防治项目。在湖南工作期间，兰安生结识了中华医学基金会（China Medical Board，CMB）驻华办事处主任罗杰·顾临（Roger Greene），两人彼此都非常欣赏，并形成了要在北京协和医学院成立公共卫生学系的共识。

1920 年，兰安生完成了在中国的调查任务后回到美国，在约翰斯·霍普金斯医学院获得公共卫生硕士学位。1920 年 11 月，洛克菲勒基金会主席乔治·文森特（George Vincent）与中华医学基金会（CMB）主席理查德·皮尔斯（Richard Pearce）商定"公共卫生应当是北京协和医学院最重要的工作领域"，决定在协和医学院开设公共卫生课程，顾临向北京协和医学院推荐了兰安生开设这门课程。1921年，受洛克菲勒基金会指派，兰安生又回到了中国，任IHD驻远东代表兼任北京协和医学院病理系副教授。他在病理系建立了公共卫生研究室，并以此为基础筹建公共卫生系。

1922年，兰安生在病理系课程中设置了预防医学课程。1923年8—9月，他为协和已经毕业的学生特别开设了补习班，讲授"公共卫生的教授法""公共卫生教育的学理和实行""预防医学的进步"。

1924年，兰安生正式创办了北京协和医学院公共卫生系，担任首任系主任。经过多年的努力，公共卫生系后来共有4个研究室——生物统计学、流行病学、城市公共卫生和乡村公共卫生，1932年又增设了生物统计学实验室。其中，生物统计学和流行病学是基础医学学科，城市公共卫生和乡村公共卫生属于现场研究的实践领域。

1925年，兰安生争取到了北京市政府的支持，在北京京师内外城巡警总厅内左二区设立公共卫生试验事务所，后改称第一卫生事务所。他把事务所办成了协和医学院的附属教学机构和公共卫生教学现场，把公共卫生教育的理论与实践工作结合起来。

1937年日本侵华战争毁灭了他多年的公共卫生事业。1939年，兰安生离开中国到印度去继续自己的公共卫生事业。

兰安生对中国近代公共卫生的发展做出了杰出的贡献。在北京协和医学院任教期间，兰安生极力主张在中国要特别重视公共卫生教育。他认为，在全社会开展公共卫生事业，是解决中国广大人口的医疗卫生问题的最有效的办法，做好这一工作要依靠政府的力量和群众的合作。他创建的北京东城区"第一卫生事务所"成为城市卫生的楷模。他提出了著名的"兰安生名言"："60%有效的本土运动，强过100%有效的西方运动"，推进了北京协和医学院扎根在中国的大地上。他和晏阳初联合创建的河北定县卫生实验区，成为农村卫生的典范。

1939—1945年，兰安生出任全印卫生和公共健康研究所所长。之后，还担任了美国公共卫生服务部国际卫生处官员、联合国东南亚医务顾问、世界卫生组织西太区顾问、波多黎各福利基金会顾问等。1960年获得美国拉斯克奖。

1962年，兰安生在美国去世，他被国际公共卫生界奉为泰斗。

1926 年，兰安生总结了公共卫生试验事务所的成效：①吸引了北京的行政长官对疾病防治感兴趣，开始在辖区调查公共卫生状况；②在中央防疫处负责人的合作下，警察厅长官彻底改组了有碍公共卫生的卫生处；③兰安生本人应邀成为内务部卫生荣誉顾问，取得了参与卫生事务的机会；④事务所参与了一些公共卫生事务，如指导其他机构开展的灭蝇运动、对农村地区新生儿破伤风的调查及预防指导、训练警官、为学校草拟卫生培训课程以及担任其他卫生项目的顾问。

客观上看，公共卫生试验事务所探索出了适合在中国推行的小区卫生管理办法，设计出既适合医学生又适合护士生实践的方案。事务所试图使医学生通过实习，学会中国最需要的公共卫生工作是什么，在当时条件下什么方法是可行的，什么方法是最可能成功的。正是由于重视公共卫生实践的本土化试验，使公共卫生试验事务所在中国公共卫生事业发展历史中留下了深深的烙印。

事务所在组织形式上有两个创新之处：①建立董事会制度，邀请各界力量，尤其是权力部门，参与公共卫生事务；②开办兼具临床医学与预防医学相结合的诊所。兰安生认为，区分临床医学和预防医学是非常荒谬的，他力主事务所应坚持临床医学与预防医学的结合。事务所是一个与警察厅派出所性质相似的基层卫生组织，不仅兼具临床医学与预防医学的职能，而且公共卫生人员能够直接关照个人的卫生与保健。事务所开办的诊疗所为居住在附近的居民提供便利的诊疗，使人们方便地接受治疗，并获取一定的预防医学知识。时至今日，这种形式的小区卫生中心仍然服务于基层社会。

公共卫生试验事务所成为中国公共卫生人才的孵化器，并形成了基层公共卫生人员的培训方式。时任北京协和医院院长的刘瑞恒曾评价道：北平试办公共卫生事务所对中国公共卫生事业的发展有着不可低估的影响；必须提到当时的顾问已经成为副部长和另一位高级官员，还有一位担任特别市卫生委员；三个分支机构的负责人现在已经成为上海和卫生部卫生工作的负责人。可以说，这些公共卫生人才走向领导岗位后，直接决定了未来中国公共卫生的走向。

兰安生对公共卫生试验事务所的局限性是有清楚认识的。他认为，从长远来看，小区卫生要取得成功应当是政府的责任，而不是一项志愿者的慈善事业；事务所所在的内左二区很少是真正的穷人，事务所获得的经验有很大的局限性，且很难推广，公众也不欣赏这种公共卫生服务；小区卫生成效缓慢，不像临床医学那样，或抢救病人，或手术成功，每天都能看到一些特别的立竿见影的收获；对事务所的工作人员来讲，还得面临心灵的煎熬。兰安生在访谈中无奈地表示：小区卫生工作者必须忍受两点考验，一是社会进化或革命是长期的，不能指望立即取得成果，即使在革命中，社会进化也可能很慢；二是需要承受失败与挫折，当有人打你的左脸时，应当把右脸也让给他打。

三、洛克菲勒基金会对中华卫生教育会的影响

1916 年 3 月，中华医学会、中国教会医学会、中华基督教青年会在上海共同组建了中华公共卫生教育联合会，后更名为"中华卫生教育会"，是一个全国性的卫生教育机构，主要负责推进卫生教育，举办卫生展览、卫生演讲，进行卫生宣传等工作，旨在唤起人们对公共卫生的兴趣。下设学校卫生部、城市卫生部、孩童卫生部、中文编译部和营业部。到 1919 年时，参与该会的组织机构包括中华医学会、中华基督教青年会全国协会、博医会、中华基督教女青年会全国协会、中国基督教教育会、中国护士会等。

中华卫生教育会的工作不仅得到对公共卫生感兴趣的人们的支持，而且得到当时中国官员的支持。1920 年 12 月，教育总长范源濂曾致信该会表达他的支持。1930 年，该会董事会认为提倡政府注重公共卫生建设、唤醒民众公共卫生意识的目的已经基本达到，故决议结束该会。

1. IHD 拒绝资助中华卫生教育会

兰安生刚到中国的时候（1921 年），正值中华卫生教育会兴盛之时。1922 年 4 月 10 日，他致信洛克菲勒基金会 IHD 海瑟尔，提议基金会应资助中华卫生教育会。他认为，中华卫生教育会是一个在中国已被公众广泛关注的社会组织，如果该会因财政支出而难以为继，将严重损害公共卫生在中国的成长，因此来自基金会的资助将提振该会对公共卫生计划的信心。如果对中华卫生教育会持续进行资助，支持一个很有声誉的项目，将起到影响整个中国开展公共卫生事业的宣传示范作用，其影响力势必扩大，更能得到来自其他社会团体的支持。

海瑟尔反驳了兰安生的提议，他认为洛克菲勒基金会更应取得与中国政府的合作，唯一应当合作的对象不是社会团体，而是政府。中华卫生教育会不符合洛克菲勒基金会的资助要求，中华卫生教育会（1916 年）成立 6 年后仍不能拥有健全的组织，即使获得洛克菲勒基金会的财政支持，也不可能取得实质性的进步。如果获得资助，还可能导致它的自满而促使其自我毁灭。海瑟尔认为，中国人对外国机构的抵触情绪非常强烈，中国人更愿意组织建立本土的卫生机构；不能期待一个靠外国人供养的中华卫生教育会能够发挥令人满意

的作用,希望资助的卫生机构能够在自己国家的土壤中吸取养分。

兰安生接受了海瑟尔的观点,从此改变了他对中华卫生教育会的态度。兰安生也逐渐认识到,中国公共卫生事业唯一应当合作的对象是政府,而不是社会团体。多年后,他对中华卫生教育会是这样评价的:该会对公共卫生并无太大作用,因为中华卫生教育会只有在特定的城市内某区域遇到瘟疫时,才会前往该区域举办大规模的公共卫生运动,尽是些难忘的、美好的游行和集会。但在短暂的喧嚣之后,什么也没有留下。总的来说,这类公共卫生运动是无效的。

2. CMB资助中华卫生教育会

海瑟尔的观点仅能代表IHD,而CMB仍为中华卫生教育会提供了一定金额的资助。1922年12月,CMB同意给中华卫生教育会提供每年不超过1万美元的5年资助。其中,7500美元用于提高公众对现代医学和公共卫生的了解,2500美元用于大学及中学学生了解医学科学的功能和价值。1923年,来自CMB的捐款占中华卫生教育会资金来源的15.57%。

第三节　洛克菲勒基金会与近代中国公共卫生教育

一、创办北京协和医学院并设立卫生系

美国洛克菲勒基金会在中国近代医学和科学的发展中扮演了一个重要角色,它对近代西方医学在中国的发展产生了极大的影响,而且这种影响的范围远远超出它的直接资助对象。1914年成立洛克菲勒基金会中华医学基金会(CMB),其目的是将现代医学引进中国,最初的职责是以约翰斯·霍普金斯医学院为模型创建并运营北京协和医学院,该使命从1914年一直延续至1950年。依靠CMB的资金支持,协和医学院不仅聘用世界一流的医学人才,而且拥有当时世界第一流的实验和医疗设备,成为享誉世界的医疗和医学教育中心。此外,CMB还资助一部分美国其他组织在华建立的医学教育机构,如齐鲁医科大学、湘雅医学院等。

洛克菲勒基金会在华最大、最著名、最得意的一项事业就是创建北京协和医学院(Peking Union Medical College)。1914—1915年,基金会开始筹建北京协和医学院,1916年选址动工,1917年开始招生,1921年举行落成典礼并正式命名。在美国医学专家威廉姆·亨利·韦尔奇(William Henry Welch)

的主持下,以美国约翰斯·霍普金斯医学院为范本,洛克菲勒基金会决心把协和医学院办成符合美国标准的一流医学院。1916—1947 年,CMB 用于创建、维持和发展北京协和医学院的拨款总数达 4460 万美元,每年经费达 60 万～70 万美元,是 CMB 在海外各项目中单项拨款数目最大、时间延续最长的。由北京协和医学院培养,或受过洛克菲勒基金会及 CMB 资助,具有美国医学科学培训背景的医务人员,他们后来都成为中国医学各学科领域的领军人物,成为中国近现代医学界令人瞩目的一个社会群体。

北京协和医学院的创立与当时美国政府的对华政策是息息相关的,是中美关系的历史产物。当时,美国对华采取了一些相对开明的政策,如退还"庚子赔款"用于资助中国赴美留学事业、支持在华兴办高等教育等。

为维持协和的高标准,基金会不仅要为医学院本身投入巨资,还需资助其他十几所中国高校的自然科学学科,为协和提供稳定的、受过充分基础科学训练的学生来源,这样才能持续保持协和医学院的高水平。基金会或多或少被维持这所"霍普金斯"的重负缠住而难于脱身,使得洛克菲勒基金会在进入中国后的头 20 年里几乎没有过多的余暇去从事其他事务。

尽管协和作为一所第一流的医学院取得了巨大的成功,并培养出了中国的医学教育和管理领域的众多领袖人物,但是医学院本身的表现也受到越来越多的批评,它被指责为过分精英化,脱离了中国社会的现实,并且不能满足中国对医疗和公共卫生的需要。洛克菲勒基金会对它在中国的成绩也并不满意。协和医学院公共卫生系约翰·格兰特(John Grant,兰安生)教授在批评洛克菲勒基金会对协和的巨大资金投入时写道:我们有理由问一问这些投资在多大程度上能协助达到建立一种新的社会秩序这一目标。

兰安生致力于争取洛克菲勒基金会资助中国公共卫生事业。他进入协和医学院后,开始考虑公共卫生发展计划:在北京协和医学院开设卫生系、创设卫生中心。不过,他的计划最初并未得到 CMB 的支持。

IHD 中方负责人维克多·海瑟尔(Victor G. Heiser)在与洛克菲勒基金会秘书、董事杰罗姆·格林(Jerome D. Greene)沟通时表示,如果基金会利用兰安生的影响在其他学校建立独立的卫生系,将公共卫生视作病理学的分支,与寄生虫学具有同等地位的话,将是非常不幸的;协和教职员可能会反对给予公共卫生更高的重视,但他仍会询问能否在不使用学校经费的情况下成立一个独立的系。

在格林看来,北京协和医学院的首要任务是培养临床医生和护士,而不是公共卫生人才;必要时,可从培养的普通医生和护士中挑选合适的人来担任公共卫生工作人员。1922年2月14日,格林致信洛克菲勒基金会上海医学院执行院长亨利·霍顿(Henry S. Houghton,胡恒德)时表示:即使公共卫生教育不会影响到协和医学院其他学科的发展,也不应成为该校的目标;该会大多数的官员和董事会成员都反对成立独立的卫生系。

格林对于公共卫生教育的这种观点,恰恰是兰安生坚决反对的。兰安生极力主张,普通医生不能随便充任公共卫生人员,必须建立专门的公共卫生人才培养机制。

1922年9月,兰安生向协和医学院提交了开设公共卫生学课程的计划,以便于评估在中国医学教育体系中加入卫生教育的必要性。当年10月,兰安生被北京医学专门学校聘为卫生学教授,讲授公共卫生课程。北京医学专门学校1922年课程表显示,这些公共卫生课程包括公共卫生法规、卫生行政机关管理法、水之供给法、污水扫除法、粪便扫除及处置、废弃物处置法、尸骸处置、道路清洁法、房屋建筑法、学校卫生、社会卫生、工业卫生、家庭卫生、个人卫生、各种卫生管理法、疾病预防法、关于卫生上注意之疾病、儿童卫生、学校卫生检查、学生身体特别检查、公共卫生看护学、牛奶检查、食物检查、药物检查、清洁检查和编选统计法等。

随着时间的推移,兰安生逐渐得到格林和亨利·霍顿的支持。从1923年开始,公共卫生教育体系渐渐地在协和医学院建立起来。1923年6月12日,霍顿致信格林,要求为卫生系聘请中国职员,以协助兰安生的工作。

兰安生开始为三年级学生讲授卫生学历史、流行病学、公共卫生组织、市政卫生等课程,为四年级学生开设学校卫生、卫生稽查以及公共卫生经济学等课程;他借鉴英美国家通过小区有组织地保护健康的经验,确定小区卫生的工作原则,并与学生们讨论如何在中国建立这样的机构。他强调,协和的学生应当具有足够的气魄担任小区卫生领袖,在第三、四学年之间的暑假进行卫生调查,为小区提供卫生学建议;他还提议,小区卫生应当设立公共卫生护士。这些设想后来在公共卫生事务所被付诸实施。

此时,协和医学院的刘瑞恒开始关注公共卫生,这为兰安生提供了积极支持。刘瑞恒认识到,公共卫生的推行,已是刻不容缓的事,于是他决定放弃多年努力的外科,而从事公共卫生的倡导,让普通人民都享受到医学发展的成果。

刘瑞恒

刘瑞恒(1890—1961),字月如,1890年出生于天津市。中国近代医学及公共卫生开拓及发展先驱。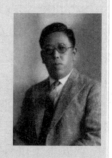

1903年,考入北洋大学堂(今天津大学),1906年尚未毕业即送美留学,是我国首批赴哈佛大学留学生之一。1909年获哈佛大学理学士学位后,专攻医学6年,1915年获哈佛大学医学博士学位,回国任上海哈佛医学校教授。1918年被北京协和医学院聘为外科教授。1920—1921年赴美进修专攻癌症外科。回国后,任北京协和医院第一任华人院长和中华医学会会长。

1924年,刘瑞恒积极参与通州婴儿破伤风预防后,决定放弃外科本行,转而从事公共卫生事业。次年,他与协和公共卫生教授兰安生一道在北京建立了第一卫生事务所,开创了中国公共卫生事业的先河。

1928年出任南京国民政府卫生部常务处长、部长等职,创立中央医院、中央卫生实验院,兼任两院院长,并任禁烟委员会委员长等职,还协助成立中央大学医学院。

1938年,他辞卸部、署职务,赴港从事医药器材之筹备运济工作,在香港建立协和医药公司。抗战胜利后回上海,任善后救济总署卫生委员会主委。1949年去台湾协助发展医学教育。1959年因病赴美就医。1961年在纽约圣路加医院逝世,享年71岁。

刘瑞恒是个有争议的人物。医史界、近代史史学界对他还是有褒有贬。褒扬他的观点:他是位医学名人、医学能人;曾担任国民政府卫生部长等系列要职,对中国近代医学发展起到重要作用,在公共卫生、医学教育、国际交流等方面做了大量工作;抗战期间积极为国效力,在医疗勤务保障上有一定建树;晚年在台湾仍为地区医疗卫生事业做贡献。贬斥他的观点:他不同意将孙中山遗体存放于协和,实属不义;医术不精,造成严重医疗事故(1926年3月8日为梁启超主刀割除右肾);利用权力强行取缔中医;任国民政府高官时,贪污舞弊。

1924年10月7日,洛克菲勒基金会确定支持协和医学院成立卫生系,确认北京公共卫生项目必须包括卫生中心。此外,洛克菲勒基金会还决定由

CMB 负责分配在华公共卫生项目的所有费用,IHD 不再参与其中。此后,IHD 淡出中国。

协和医学院成立卫生系之后,确定了它的基本原则:医学是生物学的分支,预防医学是社会学的分支。公共卫生一方面是提升健康和预防疾病的科学,另一方面也是一种机构,许多医学主题通过有关组织机构的努力,人人均可平等享用。公共卫生包括五大行政领域:环境卫生、控制疾病、组织疾病预防、发展社会机构保证维持健康的基本标准、教育个人如何保持卫生避免疾病及拥有小区卫生意识。

兰安生不仅将美国公共卫生教育体系引入中国,按照美国的严苛标准培养合格的公共卫生专家,而且针对中国国情举办各种形式的公共卫生官员培训。1929 年,杰罗姆·格林(Jerome D. Greene)在给洛克菲勒基金会的信中,肯定了兰安生主持的公共卫生教育所取得的成绩:“协和研究生在他手下做一年工作,比在霍普金斯或哈佛医学院接受一年公共卫生的学术训练更有用。这些协和研究生可成为未来中国公共卫生机构的脊梁。他成为协和最有价值的教职员,是对中国教职员最有影响力的一员。”

二、在中国乡村开展的“中国华北项目”

20 世纪 20—30 年代,中国出现了严重的乡村危机,各地为应对危机而产生了乡村建设、平民教育以及各种农村改良运动。有识之士尝试设立各种实验区,例如,1926 年黄炎培在江苏昆山成立的“徐公桥乡村改进试验区”、1927 年陶行知在南京创办的“晓庄学校”、1927 年山东齐鲁大学设立的“龙山实验区”、1929 年晏阳初在河北定县设立的“第一乡村社会区”、1929 年江苏省立教育学院在无锡设立的“黄巷实验区”、1930 年中央农业推广委员会和金陵大学联合创办的“乌江农业推广实验区”、1931 年梁漱溟领导的山东乡村建设研究院在山东建立的“邹平乡村建设试验区”、1932 年江苏省立教育学院在无锡设立的“北夏普及民众教育实验区”和“惠北实验区”等。

其中,河北定县的“第一乡村社会区”是晏阳初领导的平民教育运动的主要实验基地。平民教育运动从最初的扫盲,扩展到综合性的乡村建设,从而深入到农村生活的多个方面,包括开展农业技术培训,组织农民成立合作社,推进公共卫生,以及尝试地方自治等。晏阳初在河北定县推行的各项平民教育活动,都是从农民的实际需求出发。例如,为减少通过饮用水传播疾病,晏阳初领导的平教会指导农民修建井盖与围圈,适时消毒灭菌;训练公立师范学生与平民学校学生进行免疫接种;训练助产士代替旧式产婆,向旧式产婆普及医学常识;建立各区保健所,培训合格医生;从平民学校毕业生中培训各村诊所的护士与公共卫生护士;为村民引入优良棉花和蛋鸡品种;组织成立平民学校同学会,建立村民自治组织;改组县乡议会,改造县乡政府等。20世纪70年代,遍及当时中国农村的"赤脚医生"以及相关的培养计划,皆承袭自晏阳初在定县的实验内容。

晏阳初

晏阳初(1890—1990),别名晏遇春,1890年10月26日出生,祖籍四川巴中。晏阳初是民国时期著名平民教育家和乡村建设家,一生致力于落后地区的平民教育与乡村改造事业,被尊为"世界平民教育之父",与陶行知先生并称"南陶北晏"。著有《平民教育的真义》《农村运动的使命》《平民教育概论》《十年来的中国》等。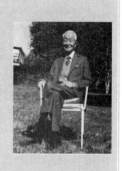

1913年就读于香港圣保罗书院(香港大学前身),后转美耶鲁大学,主修政治经济。1918年毕业,获学士学位。晏阳初大学毕业后,立志献身平民教育。1919年入普林斯顿大学研究院,攻读历史学,获硕士学位。1944—1945年,美国锡拉丘兹等三所大学授予荣誉博士学位。

1920年,晏阳初回到中国,首先在上海基督教青年会全国协会智育部主持平民教育工作,其间编制刊行了《平民千字科》等教材。1922年,晏阳初发起全国识字运动,号召"除文盲、做新民"。同年3月,他在湖南长沙组织平民教育讨论会,并推行他的《全城平民教育运动计划》。青年毛泽东就曾经作为义务教员参与过晏阳初在长沙的平民教育运动。

1923年,晏阳初来到北京,在文化名人张伯苓、蒋梦麟、陶行知以及时任北洋政府总理熊希龄的夫人朱其慧等社会名流的支持下,于1923年3月26日组织成立中华平民教育促进会(简称平教会),晏阳初任总干事。平教会成立后先后在华北、华中、华东、华西、华南等地开展义务扫盲活动。平教会设立了乡村教育部,选择河北定县作为平民教育的实验试点。

1926年,晏阳初来到定县翟城村,推行他的乡村教育计划。1929年,平教总会迁往定县,全力以赴地在这里开展乡村教育的实践。他提出了"以文艺教育攻愚,以生计教育治穷,以卫生教育扶弱,以公民教育克私"的农村改造方案。20世纪30年代初,国民政府民政部将晏阳初的经验向全国推广,设立了乡村建设育才院,1940年改名为乡村建设学院,晏阳初任院长。

1936年,日本对华北的侵略步伐步步逼近,晏阳初和平教总会在战争威胁下离开定县,向南撤退。1945年抗日战争结束后,晏阳初曾试图游说蒋介石为乡村教育投入更多资源,但是遭到蒋介石的拒绝。晏阳初转而寻求美国的支持,他游说杜鲁门总统和美国国会议员为中国乡村教育运动提供资助,最终美国国会通过了一条名为"晏阳初条款"的法案,法案规定须将"四亿二千万对华经援总额中须拨付不少于百分之五、不多于百分之十的额度,用于中国农村的建设与复兴"。

1949年,晏阳初辗转到了台湾。1950年,他移民美国,致力于向世界推广他的乡村教育理念,并担任联合国教科文组织的顾问。在美国,他协助南美、非洲和东南亚的发展中国家推进平民教育运动。1949年之后的台湾,在农村建设方面大量借鉴晏阳初的定县经验,农村的进步成为日后台湾经济腾飞的重要基础。

1985年,晏阳初访问河北定县,会见了一些亲戚、同仁和校友,并受到了当时政协主席邓颖超的接见。1987年他再次回国访问。1990年1月17日,晏阳初病逝于美国。

1928年,刚刚在河北定县(今河北省定州市)开始平民教育运动的晏阳初与兰安生结识。次年,经兰安生介绍,晏阳初任命协和医学院1925届毕业生姚寻源在定县开展农村卫生工作,搭起了公共卫生实验的初步架构,获得了一些宝贵实践经验。1931年,姚寻源前往美国进修,兰安生又向晏阳初推荐自己最喜欢的学生陈志潜接替姚寻源的工作。陈志潜是协和医学院公共卫生系1929届毕业生,已经取得了哈佛大学的公共卫生学硕士学位。兰安生多次前往定县考察,指导陈志潜并给他提供帮助。兰安生主张:改善国民健康卫生是国家和社区发展战略的一个组成部分,医学知识的应用和有效的卫生保健主要依靠的是社会组织;经济发展水平越低,医学知识应用对于社会组织的依赖性越强。在这一主张的指导下,定县实验区建立起了村、区(乡)、县三级农村医疗保健体系,在村设立保健员,村以上设立区保健所,县城设立县保健院,基本上解决了定县农民缺医少药的困难。定县实验区的公共卫生建设在当时国内外都达到了先进水平,得到了欧美卫生专家的高度评价。

20 世纪 30 年代初期,陈志潜创造性地为极端贫困的华北农村社区找到了一个享受现代医疗保健服务可行的模式。他根据自己多年的实践经验和对国外类似实验的观察,提出了一些带普遍意义的、根本性的指导原则:①必须通过调查了解并解决大多数群众的医疗保健需求,才能迅速得到最广泛的积极支持。②必须用现代医学科学为指导的、防治并重的医疗保健系统,但不排斥、不否定群众对传统医学的选择和应用,群众经过慎重比较会作出最优选择。③要有适合当地的组织形式(如定县三级保健网),一切模式,特别是引入的外来模式,不可贸然大面积推广,必须先经试点严密实验,经改进调整,确实适合当地具体情况后,经过示范稳步推广。④在经济上应为当地农民所承受得起的,像定县的保健网人均仅 0.05 美元费用,虽为数甚微,若能集中起来有计划、有重点地使用,就能为全县农民办起一个有现代医学作后盾的医疗保健网。⑤要有一批对农村保健事业有认识、有适当技术、有事业心和一定组织管理能力的公共卫生人员担任骨干和领导。⑥在最基层直接为农民服务的卫生人员,最好是受过短期训练的,经过扫盲,志愿为农民服务的本村不脱产的农村青年。他们在区保健所医师的监督辅导下,从事种痘、处理外伤、井水消毒、改良水井和厕所等有限的简单防治工作。⑦保健网的各个层次,都要有社区相应层次权威人士的赞助、支持和监督,以保证工作的顺利开展和服务质量。⑧农村的卫生建设最好配合社会发展同步进行,特别是要配合进行有关的健康教育,启发农民自己起来讲究卫生,预防疾病,向危害自己健康的因素作斗争,群众有要求,有行动,事情就好办了。

陈志潜

陈志潜,祖籍江苏武进,1903 年 9 月 10 日出生于四川华阳(今成都市双流县)。1921 年,考入北京协和医学院预科,连续三年获得医预科奖学金,于 1924 年顺利升入北京协和医学院本科,继续享受奖学金,免交学费。他在课余兼任学生宿舍管理员并到院部会计室帮助工作,所挣之钱用于补充伙食和零用。在大学读书期间,对陈志潜影响最大的是公共卫生学系主任兰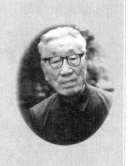安生教授。正是兰安生在教学中对中国农村保健问题的分析以及对中国实行公医制度的设想,使陈志潜产生了献身我国农村保健事业的志愿。

　　1929 年大学毕业后，在兰安生的支持和陶行知先生的感召下，陈志潜与新婚的妻子王文瑾一道到南京郊区晓庄师范学校，担任乡村卫生实验区主任。他为晓庄师范学校编写出版了一本《卫生教育讲义》，这对当时的农村卫生工作产生了一定的影响；他自编《农民卫生知识讲义》，给参加夜校的农民上卫生课，还带领并指导晓庄师范学校的学生实习；他还在余儿岗开设了一个"夫妻卫生所"，自己当医生，妻子当护士，为农民防病治病。

　　1930 年 4 月，南京国民政府勒令解散了晓庄师范学校。当年夏天，陈志潜经兰安生推荐到美国哈佛大学公共卫生学院研读，同时在麻省理工学院进修健康教育学。1931 年，陈志潜获公共卫生学硕士学位。此后，他又到德国德累斯顿市健康教育中心，进修健康教育技术及方法学。

　　1932 年，经兰安生介绍，陈志潜接受晏阳初的邀请，到河北定县平民教育促进会农村建设实验区任卫生教育部主任，同时还成为北京协和医学院仅有的两名中国董事之一，并担任北京协和医学院公共卫生学讲师，负责辅导本科医学生和护理专业学生进行农村卫生的实习。

　　1937 年，日军大举侵华使定县卫生实验区被迫全部停顿。陈志潜回到北京，继续在北京协和医学院公共卫生学任副教授、北京市第一卫生事务所城市与乡村卫生教育区主任。1938 年，经沪、港，只身到长沙、贵阳参加战时救护工作。1939 年 5 月，他受命出任四川省卫生实验处（1942 年改称四川省卫生处）处长，为数以百计的伤员组织救护、安置工作。他得到了当地教会医院、华西协合大学医学院和自沦陷区迁来的齐鲁大学医学院、中央大学医学院师生的大力支持和合作，挽救了不少伤员的生命。

　　在抗战后期，陈志潜利用担任四川省卫生实验处处长、华西协合大学医学院公共卫生学教授和战时救济工作负责人的身份和机会，为四川省创立了综合医院、传染病院、妇婴保健机构、公共卫生培训中心，以及供医学生和护校学生实习用的温江农村卫生实验区。他还争取到当时四川省政府的支持，建立起市、县公立公共卫生机构 80 余处，这在当时全国各省中是绝无仅有的。

　　1945 年，北京协和医学院聘请陈志潜为医学院董事，同时派他赴美国考察战后的公共卫生教育。1947 年初，陈志潜回到四川，筹建一所由中国人自办的医学院——重庆大学医学院。

1950年，陈志潜应邀参加了第一届全国卫生会议，参与制定了中国卫生工作的三大方针。会议通过了在全国普遍进行农村卫生建设的决定。为了农村的防病、治病工作，他跋山涉水实地考察，就地防治疾病，做了大量工作。

1952年，重庆大学医学院在院系调整中被撤销，并入四川医学院。陈志潜任四川医学院卫生学教授。1955年，他被任命为四川医学院卫生系代理主任。1957年，陈志潜在"反右派斗争"中被划为右派，不再兼任卫生系代理主任，只保留卫生学教授职称。1958年，在"上山下乡、除害灭病"的活动中，他与学生一起到川北山区剑阁县农村进行工作。从1970年起，他开始进行尘肺调查研究工作。1972—1985年，任四川医学院教授、卫生系尘肺研究室主任。

1981年，他受聘任卫生部医学科学委员会委员。陈志潜对基层卫生保健的认识比1977年世界卫生组织提出的"2000年人人享有卫生保健"的计划早40多年。他所创立的定县农村卫生保健网，已作为一种模式，在全世界特别是第三世界普遍推广。1985年，美国加利福尼亚大学请他撰写了《中国农村的医学——我的回忆录》一书，由中华医学会推荐给第三世界国家。

陈志潜先后在北京协和医学院、重庆大学医学院、四川医学院任教，形成了自己的公共卫生教育观念：①公共卫生专业学制过短及过早分化，造成卫生预防人员缺乏必要的医学科学基础，影响他们日后工作中的决策能力和学术水平，从长远看是不可取的；②培训卫生预防人员必须要像培训临床学科医务人员有实习医院一样，有城乡社区保健的实习教学基地，才能培养出既有理论知识，又能动手实干的公共卫生人员来；③卫生预防人员的工作对象是社会，是人群，因而在课程安排上应当有社会科学、人文科学、管理科学的课程；④要加强政治思想教育和对国家卫生事业全局及长远策略的教育，培养学生关心民族健康，不贪图名利享受的献身精神；⑤不鼓励脱离实际的纯试验室"科研"，反对学习苏联或东欧和欧美一些国家，把公共卫生学院办成科研机构，引导学生只关心发表科研论文，一心想成名成家的偏颇倾向。

2000年9月27日，著名公共卫生学家陈志潜病逝。他为我国的卫生事业，尤其是农村社区保健和公共卫生教育做出了卓越的贡献，是中国健康教育事业的奠基人之一，被誉为"中国公共卫生之父"。

20 世纪 30 年代初,晏阳初在定县的乡村教育实践得到国民政府民政部次长的肯定,并决定将晏阳初的经验向全国推广,设立了乡村建设育才院,在中国各省划出一个县进行乡村教育试点,其间先后成立了定县实验县、衡山实验县、新都实验县和华西试验区等乡村教育实验区。1940 年乡村教育育才院改名为乡村建设学院,晏阳初任院长。

晏阳初领导的乡村建设项目得到了政府的支持,带有半官方性质,也得到了美国 Milbank 基金会的资助,在河北定县开展农村建设活动,卫生工作是其中重要的组成部分。洛克菲勒基金会抓住了这一机会,经过北京协和医学院与中华平民教育促进会协商,双方达成了由协和为定县农村工作提供援助的合作协议。洛克菲勒基金会定向资助一些大学(如南京大学农业经济系、中央大学畜牧兽医系、燕京大学法学院)开设训练乡村管理人才的专业,在南开大学生物系和化学系开设面向农村的课程等,在协和医学院培训从事乡村公共卫生的护士。

1932 年,南京国民政府第二次全国内政会议通过了《县政改革案》,肯定了全国范围内兴起的乡村建设运动,同时设立了五大县政建设实验县,包括河北的定县、山东的邹平和菏泽、江苏的江宁、浙江的兰溪。其中,以山东和河北影响力较大,以至于一谈起乡村建设运动的理论,往往就会联想到邹平的山东乡村建设研究院的梁漱溟先生,而一谈到这个运动的实验工作,又多会联想到晏阳初先生所指导之下的定县工作。

1934—1935 年,定县农村保健网已发展到 6 个区,有 220 名村保健员,约覆盖半数的村庄。县级保健院收治住院病人 600 多人,共住院 1 万多天,做手术 260 例;6 个区的保健所共治疗患者 6.5 万人次;220 名村保健员做急救、治疗小病计 14 万人次,还给 14 万人接种了牛痘;轻、重病人都得到及时而科学的诊治;农民的卫生知识有了明显提高,很多家庭改良了水井和厕所;农民们不再受新生儿破伤风、产褥热、天花、黑热病等病的威胁,各种肠道传染病也大大减少。他们还经受住了 1934 年华北霍乱特大流行的考验,全县只发生少数几例,无一人死亡。特别难能可贵的是,整个保健网的经费平均每人每年仅为0.10 元(约折合 0.05 美元)左右,即使是比较穷的社区也能承受得起。

但是,由于缺乏彼此之间的合作、缺乏受过训练的合格人才,最主要是缺乏充足的资金支持,所以中国的乡村建设并不理想。此外,乡村建设还存在高等教育机构与乡村的脱节、地方政府对乡村建设运动的冷漠等问题。

"中国项目"构想的形成与美国洛克菲勒基金会及当时该基金会副主席塞

尔斯卡·冈恩(Selskar M. Gunn)有着密切的关系。冈恩是"中国项目"的构想者、组织者与实施者。

1931年6月9日至7月30日,冈恩来华对中国的乡村建设进行了第一次调查,撰写了《访问中国报告书》(*Report on Visit to China*),并于1932年被选为洛克菲勒基金会副主席。1932年11月,冈恩再次来华做进一步的调查。根据两次调查结果,冈恩于1934年1月23日在上海洛克菲勒基金会驻华代办处完成了《中国与洛克菲勒基金会》的调查报告。该报告是洛克菲勒基金会启动"中国项目"的基础。

在该报告中,冈恩阐述了中国的农村建设问题以及他对基金会在中国农村建设上的设想。他认为,河北定县、山东邹平、河北清河、江苏无锡、安徽徐州都有适合于本地的乡村建设方法,尤其是晏阳初在定县的平教运动给了冈恩深刻的印象。虽然各个地方取得了一定的成果,但它们之间缺乏合作,缺乏真正受过训练的乡建人员;中国的教育机构并没有训练一定数量的、熟练从事农村建设计划的人员,诸如此类的教育也只是理论上的,其突出的后果就是缺乏有实践经验的人员。这些不足,就给了基金会一个极其难得的机会。为了中国的稳定与进步,基金会理应扮演更重要的角色。冈恩提出了"中国项目"大纲。这一计划包括燕京大学农村行政研究所、河北定县中华平民教育会、南开大学经济研究所、华北工业研究所、南京金陵大学农学院以及北平协和医学院预防医学系六个合作单位。

1934年12月21日,洛克菲勒基金会通过了冈恩的《中国与洛克菲勒基金会》调查报告,批准了第一个中国农村综合建设项目。"中国项目"就此展开,而作为"中国项目"中心的"华北计划"也于1935年7月开始启动。自此,洛克菲勒基金会改变了单纯支持中国医学事业发展,而转向资助中国乡村发展的"中国华北项目"。当时,中国乡村危机加深,华北出现了以定县、邹平为代表的乡村建设运动,国民政府也积极致力于乡村建设。受此启发,该基金会随后才把重点放在了中国农村建设上,才有了"中国华北项目"的制定与实施。乡村建设与平民运动,是自然科学与社会科学相结合的一个项目,也是洛克菲勒基金会继协和医学院之后在华的重点项目。

1935年,洛克菲勒基金会开始拨款,首期拨款为100万美元,分3年(1935—1937年),每年大约30万美元。当时,参与的机构前两年共分配了约55.6万美元的华北项目,包括燕京大学、南开大学、清华大学、北京协和医学院,以及晏阳初领导的中华平民教育促进会。

从 1936 年开始,清华大学、燕京大学、协和医学院、南开大学、金陵大学、中华平民教育促进会六家大学或机构在北平组织成立华北农村建设协进会,协进会的成立是"华北计划"的重要组成部分,因而也成为基金会资助的重点。在基金会的资助下,上述各单位有了充裕的资金,开始了新的工作,开启了相互之间的合作,中国的乡村建设也有了新的发展。华北农村建设协进会发挥南开大学经济研究所、燕京大学社会学系、中华平民教育促进会、北平协和医学院、金陵大学农学系和清华大学各自优势,在河北定县、山东济宁建立实验县进行乡村实验,在 20 世纪二三十年代乡村建设运动史上留下了不可磨灭的一页。

抗战爆发后,"华北农村建设协进会"停止工作,相关机构转移到西南贵州省,原有的委员会名称已不再准确了,因此把"华北"改为"中国",故重组更名为"中国农村建设协进会"。洛克菲勒基金会依然决定继续资助"中国项目"。1938 年,基金会对中国境内教会大学资助 8.5 万美元。1939 年,"紧急资助"湘雅医学院、云南大学物理和化学系、清华大学农业研究所等 2.5 万美元,齐鲁大学、之江大学、金陵大学、岭南大学、上海圣约翰大学等 7.5 万美元。从 1940 年开始基金会对"中国项目"的资助逐年减少。

1944 年,洛克菲勒基金会结束了在中国大陆的农村项目,并于 1949 年从中国大陆撤离,而历经十年的"中国项目"对近代中国农村社会的影响至今在国际学术界仍备受关注。

在"中国项目"之前,中国各地的乡村建设运动以及乡村建设机构均单打独斗,且缺乏资金支持,以致这些机构无法正常运转。洛克菲勒基金会资助的"中国项目",就是为了联合这些机构,充分发挥各自的优势,在统一合作的基础上展开乡村建设。根据洛克菲勒基金会 1944 年年度报告,自 1935 年以来,基金会共投入 1885560 美元用于中国的乡村重建事业,在统一合作的基础上,充分利用现存各个组织,并发挥它们各自的长处,进而进行农业、共同体组织、公共卫生与大众教育的训练。

不可否认,洛克菲勒基金会对中国乡村重建事业的十年不断资助,对中国南北乡村建设起到了一定的作用。洛克菲勒基金会及其"中国项目"在中国 20 世纪二三十年代的乡村建设运动史上有着不可磨灭的历史地位。

三、对近代中国公共卫生教育的潜在渗透

20 世纪早期,洛克菲勒基金会投入大量的资金,用于医学教育和医学研

究,并在美国和海外推行公共卫生项目,促成了公共卫生学科的发展。洛克菲勒基金会以及其他慈善组织对近代医学和公共卫生事业的发展产生了重要影响。

第一次世界大战之后,因经济不景气,美国等西方国家投入医学领域的资源有限,医学经费锐减,这成为洛克菲勒基金会发挥影响力的前提。慈善基金会强大的财力和坚定的目标,使得他们相信通过他们的努力就能改变一个国家甚至世界的医学状况,如洛克菲勒基金会在控制钩虫病方面的成功。从总体上看,慈善基金会的作用尚不足以影响一个国家的医学发展和卫生政策,但在具体的、一些关键性的领域,基金会的影响力是不容忽视的,如洛克菲勒基金会提供的大量资助,为美国研究型大学的发展注入了活力。

洛克菲勒基金会的建立是"为了人类的利益,以永久慈善事业的法人团体的形式将巨大财富做最后处置",其宗旨为"在全世界造福人类"。洛克菲勒基金会的中国计划与当时美国的对华政策是一致的,但在政治上与政府保持既合作又有一定距离的策略,它所关注的是其从事的事业。洛克菲勒基金会及其 CMB 有其自己的价值观念和行为准则,它所推行的是科学和理性,因此,他们认为他们的事业符合中国人民的利益。当时,提倡和推行科学和理性,不仅是中国知识分子的追求,也是中国政治变革和社会革命的动力。

洛克菲勒及其顾问很清楚必须了解中国才能影响中国、改变中国。洛克菲勒基金会并不满足于通过传教士的眼光来看中国,因此基金会曾在辛亥革命前后花了十年的时间,派出三个考察团来了解中国国情,以便选择最有效的影响中国医学和公共卫生的项目。洛克菲勒人之间的通信和考察报告表明,当时他们所接触到的中国政府官方人士、新型知识分子和社会改革派,都对洛克菲勒基金会表示了希望他们来中国办教育、帮助中国建立新型机构的强烈愿望。正是这类来自中国的信息,使洛克菲勒人认识到,这是一个与中国打交道的"千载难逢的、最重要的机会",他们改变中国的时机到来了。

洛克菲勒基金会对中国的考察,不仅使他们了解了中国,也使他们清楚认识到来华传教士工作中的致命弱点:教会学校因注重传教而牺牲科学教育和教学质量。洛克菲勒基金会与传教士在如何发展中国医学科学与医学教育的问题上存在着根本分歧,中国形势的发展促使洛克菲勒做出与传教士分道扬镳的决定。参与洛克菲勒考察团的美国医学教育专家了解到,中国传统医学在中国文化中是根深蒂固的,传教士以皈依为目的的低质量医学根本不能动摇中医的地位。只有最先进的科学医学项目,才能说服中国知识分子认识到西方文明的高明之处,从而达到通过科学医学项目影响和改变中国的目的。中国民族主义的兴起、多数中国人对传教士的反感和中国的动荡时局,使洛克菲勒人深刻地认识到,只有不代表任何基督教教派的项目才能被中国人接受,他们要在中国兴办医学,因为这样的事业是"无党派的,无论在何种政府之下人民都会有兴趣的工作"。

美国知识精英们以"上帝的选民"的历史使命感、以拥有极大物质财富的自豪感和以传播先进科学技术的责任感,相信自己就是新文明的代表,去教化和改造贫穷、落后的东方国家。这种西方中心论的观点,已深深植根于美国知识精英们的思维范式里。但是,洛克菲勒基金会及其 CMB 来华之初,还是非常注意消弭或有意回避这种观念的。CMB 的首任主任巴特利克(Buttrick)认为,新闻媒体对中国的负面描述以及引用 CMB 报告中提到的问题,可能引起中国政府和人民的反感。美国驻汉口总领事顾临也认为,应防止采用一些敏感的问题如媒体报道中刻意突出中国不卫生的状况,引起中国人的反感。

慈善基金会向医学科学领域的转向,使得基金会更加遵循科学的方法,支持专家们的工作。例如,1901 年建立的洛克菲勒医学研究所聘请一流科学家和管理人才,并给予他们充分的权力,使得独立科学研究的政策得到严格的遵守。此外,基金会的工作也得到了国际组织,如国际联盟卫生组织、国际红十字会的大力协作,后者也希望借此确立医学和公共卫生的国际标准和疾病控制目标。

洛克菲勒基金会投入大量的资金,用于医学教育和医学研究,并在美国和海外推行公共卫生项目,促成了公共卫生学科的发展。通过资助公共卫生学院,洛克菲勒基金会成为美国公共卫生职业教育最重要的资金来源,进而形成了一套公共卫生学界的话语系统和理念。1916—1922 年,该基金会先后捐给霍普金斯大学 100 万美元,成立美国第一所公共卫生学院;1921—1927 年,捐给哈佛大学 350 万美元,成立第二所公共卫生学院。该基金会先后共捐给美国及海外公共卫生教育机构 2500 万美元,并为外国医学工作者提供公共卫生方面的培训。在 20 世纪上半叶的后 30 年间,洛克菲勒基金会的活动又扩及"从事现代医学教育,推广公共卫生事业,促进社会科学研究,参与乡村建设运动"。

20 世纪 20 年代,洛克菲勒基金会在中国全力打造了一所世界一流的医学院——北京协和医学院,它是中国第一个正规的西医学院,也是基金会历史上花费最昂贵的资助项目。北京协和医学院被老约翰·洛克菲勒(John D.

Rockefeller Sr.)高度赞扬为"中国的约翰斯·霍普金斯大学"。洛克菲勒基金会决心以建设协和医学院为契机,用美国的科学精神和文化观念改变中国。正如小约翰·洛克菲勒(John D. Rockefeller Jr.)在北京协和医学院落成典礼上宣布的:北京协和医学院"所希望给予中国人民的,不仅是医学科学,而且是思维发展和精神文化上西方文明的精华"。

在中国,对慈善基金会的行为有"动机论""目的论""后果论""阴谋论"等各种论断,但这并不能真正揭示慈善基金会的目的、作用与影响。民国时期,政府和医界对洛克菲勒基金会在华的医务事业基本持欢迎和支持的态度。中华人民共和国成立后,洛克菲勒基金会等美国在华事业,均被视为帝国主义的侵略行径。1950年12月,中央人民政府政务院发布命令,管制和清查美国政府和企业在华的一切财产,处理接受美国津贴的文化教育救济机关及宗教团体。1951年2月,华北五省二市接受美国津贴的医院举行会议,宣布摆脱美国在政治上、经济上、文化上、思想上的侵略,并致函毛主席表示今后将竭尽全力为和平建设新中国和人民的卫生事业而奋斗。从中华人民共和国成立初期到改革开放以前,慈善基金会常被看作西方文化渗入或帝国主义文化侵略的一部分,协和医学院也曾被当作"美帝国主义文化侵略的堡垒"受到长期、严厉的批判。

在美国,冷战时期慈善基金会也受到"非美和颠覆性活动,或违背美国利益与传统的目的"的调查。洛克菲勒基金会被指责"32年来在中国花了几千万美元,绝大部分是资助了中国的高等教育,培养了大批人才,而革命一来,这些人纷纷倒向共产党,所以是洛克菲勒基金会的钱培养了中国共产党的骨干力量"。在特定的政治环境下,慈善基金会与国家政治利益之间的矛盾,显然影响到对其价值的评判。

20世纪初,正值生物医学研究迅速发展和重大传染病控制始见成效之时,医学和公共卫生事业能直接解救疾病给人类造成的巨大苦难,洛克菲勒基金会以医学和公共卫生为优先是明智之举,不仅是政府的补充而且也是稳定社会的因素,并体现了人类的一种理想。因此,不能简单地从实用主义的观点来评判之。

西方学者对洛克菲勒基金会及其CMB在华工作给予高度评价:"没有哪个机构对(中国的)医学教育做出了如此巨大的贡献,对(中国)现代医学产生了如此深远的影响。""北京协和医学院的创建使我们显得比我们实际上做的更聪明。现代医学的观念从这里源源不断地进入中国,这里没有理念上的冲突,因为健康是所有人渴求之事,并不受限是何者提供健康的保障。现代医学是无须考虑观念差异和界限能将人类联系在一起的纽带,是构建社会和谐的基石。"

1965 年,美国公共卫生协会将拉斯克奖(Lasker Award)颁给了曾担任过洛克菲勒基金会主席的艾伦·格里格(Alan Gregg)。《纽约时报》对他的赞誉是:一位在 35 年里从未治疗过一例病人的医生,一位从未上过一堂课的医学教育家,一位从未做过任何研究的医学研究者。然而,他完成的医学研究、医学教育和医疗工作远非任何一位在这三个领域里杰出人物所能完成的任务。

洛克菲勒基金会在中国的经历充满了起伏、矛盾、失败与成就,基金会改变中国的努力,实际上是近代以来西方宗教与文化势力力图将中国纳入所谓世界主流文化之思潮的一部分。洛克菲勒基金会来中国的之初,抱着以西方科学的精华来改变和改造中国传统文化和知识分子的目的,因此基金会的捐助重心在于推广精英式的医学教育。20 世纪 30 年代,由于乡村建设运动的兴起和洛克菲勒基金会决策层对中国乡村建设的调查,使洛克菲勒人认识到北京协和医学院项目实际上脱离了中国变革的主调,基金会在中国的项目必须要有一个更符合中国需要的改变。洛克菲勒基金会的在华活动出现重大转折,从中国公共卫生基本模式的创立、医学教育的捐资转为开始深度介入中国的乡村建设。洛克菲勒基金会在中国的经历证明,中西文化多方位相撞、交流与相互影响是一个极其困难却逐渐有所进步的过程。它给中国知识界和科学文化界许多宝贵的支援和教益,为中国现代化的发展做出了令人难以忘怀的奉献,留下的教训也是值得我们共同吸取的。认真研究洛克菲勒基金会在华活动的经验教训,尤其是适合中国情况,改变我们在现代化进程中的思想观念、价值取向,通晓理财之术、散财之道,践行回报社会共同富裕之路,都是十分有益和适逢其时的。

(范春,郭东北)

第五章　近代中国卫生防疫事业及其体系

　　在晚清及民国时期,传染病疫情表现为无年不疫,无省不疫,疫情发生频率高,影响面广。不同的年份,传染病疫情的时间分布有所差异,发生传染病疫情的最高年份是 1942 年(30 次疫情),最低的是 1913 年(14 次疫情),全国平均每年发生约 22 次疫情。民国时期,传染病疫情的空间分布上也存在广泛性和差异性。发生疫情次数最多的是广东省和福建省,发生了 38 次疫情;其次是黑龙江、内蒙古、辽宁、湖南、云南、青海、湖北、山东、江苏等省份,发生疫情的次数在 30～37 次之间;最低的省份是西藏,仅有 8 次疫情。从全国疫情的空间分布上看,存在着由东部向西部扩张,由中部向东北、西北和东南方向扩散的态势。

　　鼠疫、霍乱、天花、伤寒、斑疹伤寒、痢疾、猩红热、白喉等传染病在全国几乎每个年份都有发生。这些传染病也曾不同程度地在绝大部分省市流行。例如,天花在各个省市都有发生;伤寒则在内蒙古以外的地区均有发生;除内蒙古和西藏以外,其他省市都发生过霍乱、痢疾、猩红热、白喉、回归热、疟疾等传染病;斑疹伤寒和脑膜炎在 27 个省市流行过;而鼠疫和黑热病在 20 个省市发生过。

　　各种传染病存在明显的季节性差异,例如,天花的流行高峰在 1—4 月份,伤寒的发病高峰月份是 7—10 月,斑疹伤寒的发病高峰期在 3—6 月,白喉流行的高峰期在 1—3 月和 11 月,脑膜炎发病的高峰期在 2—5 月,回归热的流行高峰期在 4—7 月,疟疾的流行高峰期在 7—11 月,黑热病的发病高峰期在 3—6 月。

第一节　民国时期的法定传染病种类

　　传染病是由病原微生物和寄生虫感染人体后产生的有传染性的疾病,它可在人群中传播并造成流行。而所谓法定传染病,是国家或政府用法令规定管理办法进行管理的传染病。在传染病管理实践中,国家或政府可以根据流行病学调查研究情况,根据不同的时段和不同的情况,对法定传染病的病种及其等级进行增减或调整。确定民国时期法定传染病的病种,只能以当时中央政府所颁布的相关法令为依据。

1912 年 3 月 26 日的《临时政府公报》载明:南京临时政府内务部鉴于当时"痘疮、白喉症、猩红热等传染病,已有发生之兆,非亟定预防法,不足以重卫生而便执行",特议定了《暂行传染病预防法草案》35 条,呈送孙中山交法制院审定后,交由参议院议决公布施行。孙中山在给参议院的"大总统咨参议院请议决内务部呈暂行传染病预防法草案文"中指出:"传染病发生甚易,传播至速,亟应制定预防法规,俾有司实力奉行,人民知所防范。该部(内务部)所称实为卫生行政最要之举,合将该部呈送之《暂行传染病预防法草案》三十五条咨送贵院,请烦查照议决见复,以便颁布施行。"遗憾的是,后来在参议院议案报告中将此列为"未经审查案",而使一部传染病预防法未能出炉。

1916 年 3 月 12 日,北洋政府内务部颁布了《传染病预防条例》,共 25 条。其中,第 1 条规定的(法定)传染病病种包括列拉(霍乱)、赤痢、肠窒扶斯(伤寒)、天然痘(天花)、发疹窒扶斯(斑疹伤寒)、猩红热、实扶的里(白喉)、百斯脱(鼠疫)共 8 种。"前项各款以外之传染病,有认为应依本条例施行预防方法之必要者,得由内务部临时指定之。"这是民国时期中央政府颁布的第一部传染病预防条例,由此也揭开了近代中国政府对传染病依法管理的序幕。

1928 年 9 月 18 日,南京国民政府内政部在对 1916 年版北洋政府发布的调理略作修改后,公布新的《传染病预防条例》,共 24 条。

1928 年 11 月 11 日卫生部成立后,对国民政府内政部公布的《传染病预防条例》又进行了几处修改,于 1930 年 9 月 18 日再次公布新的《传染病预防条例》,共 24 条。其中,第 1 条新增了"流行性脑脊髓膜炎",使法定传染病增加到了 9 种:伤寒或类伤寒、斑疹伤寒、赤痢、天花、鼠疫、霍乱、白喉、流行性脑脊髓膜炎、猩红热,并强调"前项以外之传染病,有认为应依本条例施行预防方法之必要时,得由卫生部临时指定之"。

1944 年 12 月 6 日,国民政府公布了《传染病防治条例》,共 35 条。其中,第 1 条新增了"回归热"为法定传染病;将原条例中的"赤痢"统称为"痢疾",并将引起痢疾的两种致病病原体"杆菌性"和"阿米巴性"明确列出,以示区别。《传染病防治条例》规定的法定传染病增加到了 10 种:霍乱、杆菌性及阿米巴性痢疾、伤寒副伤寒、天花、流行性脑脊髓膜炎、白喉、鼠疫、斑疹伤寒、猩红热、回归热。

1948 年 12 月 28 日,国民政府以"总统令"修正公布《传染病防治条例》,共 35 条。其中,第 1 条规定霍乱、杆菌性及阿米巴性痢疾、伤寒副伤寒、天花、流行性脑脊髓膜炎、白喉、鼠疫、斑疹伤寒、回归热等病种为法定传染病,与 1944 年 12 月 6 日国民政府公布的《传染病防治条例》规定的法定传染病病种相同。

需要指出的是,由于"黄热病"是 5 种国际法定传染病(黄热病、霍乱、天花、斑疹伤寒、鼠疫)病种之一,而中国一直没有发生过黄热病,所以就没有把黄热病规定为民国时期国内法定传染病。国际法定传染病和民国时期法定传染病有 4 个病种是交叉的,即霍乱、天花、斑疹伤寒、鼠疫。这说明,当时中国政府虽没有将黄热病列为国内法定传染病,但在传染病防治方面仍在履行着国际义务。

第二节　近代中国的传染病防治——以鼠疫为例

鼠疫,又名黑死病,是由鼠疫杆菌引起的一种烈性传染病。鼠疫是典型的自然疫源性疾病,病原体广泛寄居于鼠类及旱獭等野生啮齿类动物体内,由带菌跳蚤叮咬引起人类鼠疫。人类鼠疫分为腺鼠疫、肺鼠疫及败血症鼠疫。

1894 年,中国广东暴发鼠疫,并传播至香港。出生于瑞士的亚历山大·耶尔森(Alexandre Yersin)获得巴黎巴斯德研究所的授权,来到香港调查研究香港的鼠疫疫情。他从鼠疫病亡者肿胀的淋巴腺中,首次发现并分离出鼠疫杆菌,并确定它是该病的病原体,引起的疾病是"腺鼠疫"。1895 年,亚历山大·耶尔森制成了用于治疗鼠疫的血清,使得疫情也因之得以控制。医学界为了纪念亚历山大·耶尔森的贡献,将此病原体称为"鼠疫耶尔森菌"(*Yersinia pestis*)。

自从 1894 年发现鼠疫杆菌后,医学界普遍认为鼠疫杆菌是由跳蚤咬了染病老鼠后,又咬人才得以传播的。

在近代中国,鼠疫的流行是非常猖獗的。由于缺乏系统、准确的鼠疫疫情统计报告,发病人数和死亡人数主要是依据回顾性流行病学调查以及当时的文献报道而获得的。例如,1981 年由中国医学科学院流行病学微生物学研究所编撰的《中国鼠疫流行史》(上下册)、杨家骆主编的《大陆沦陷前之中华民国(五)》(1973 年,台湾鼎文书局出版)等,此外,国内期刊发表的学术研究论文也提供了一些文献数据。

据不完全统计,从 1644 年(顺治元年)至 1899 年(光绪二十五年),我国共有 13 个省、220 个县(市、旗)发生过鼠疫疫情,患病达 144 万人,死亡 137 万人。鼠疫流行地区主要以西南和华北为主。在 1910 年之前,鼠疫并未在我国东北地区泛滥,只有 1899—1907 年在辽宁部分地区有过流行,且是借由香港商船输入的。

一、东北地区第一次鼠疫大流行

1910—1911 年,东北地区暴发了 20 世纪以来人类历史上最大的一次鼠疫,其传播和影响范围波及中国的东北三省、内蒙古、山东、北京、河北、湖北和上海等地,死亡人数达 6 万人以上,并造成了巨大的经济损失和严重的社会灾难。以此为契机,中国近代化的防疫体制也开始建立。

(一)东北地区第一次鼠疫疫情概况

1910 年 11 月 9 日,在哈尔滨市傅家甸(今道外区)发现了鼠疫染疫者,染疫者由中东铁路经满洲里传入哈尔滨;当天,在秦家岗(南岗)马家沟中东铁路工人居住的房屋内,有一名中国工人因患鼠疫而死亡,染疫者是三天前由满洲里来哈尔滨务工的。

当时的哈尔滨傅家甸已形成了一个拥有 24000 人口的居住区。发现首例鼠疫患者的 11 月初,傅家甸每天还只有 1~2 例染疫之人的报道,1910 年 11 月初至 12 月中旬,每天已有 4~10 名患者,至 12 月下旬则猛增至每日数百人发病,鼠疫疫情就在这里暴发了。

由于鼠疫患病人数猛增,专业检疫人员已无法亲自检查每一个病例。在得到患者家属的报告后,只有依靠临时雇来且没有防疫经验的人前去甄别,对疑似染疫者移送至指定地点进行隔离。

东北地区第一次鼠疫大流行始发地的争议

关于东北地区第一次鼠疫大流行第一个病例的始发地,一直存在争议。

(1)俄国境内大乌拉尔始发说:1910 年 10 月 21 日,中俄边境小城满洲里,二道街张姓木铺接待了两名自称来自 130 华里外的俄国大乌拉尔站的伐木工。据这两名伐木工介绍,半个月前,有 7 名中国伐木工人暴毙于大乌拉尔的工棚里,俄国人焚烧了工棚和工人们的衣服行李,还把其余的工人全部赶回中国境内。出于对这两个人的同情,店主把他们安顿下来。6 天后,这两名伐木工在店内暴亡。同一天,又有同院两名房客也相继死亡。四个人不明不白地在小店里死亡,且症状相同:发烧、咳嗽、吐血,很快死亡,死后全身发紫。

后来的回顾性调查结果证实,早在 1910 年春夏之交,俄国西伯利亚就已经发生了鼠疫疫情,但由于西伯利亚人烟稀少,居住分散,再加上俄国方面控制严密,疫情没有扩大。出于对俄国自身安全的保护,他们把大量的疑似染病的中国劳工驱逐回国。1910 年 10 月 29 日察军教拉煤窑染疫,11 月 5 日扎赉诺尔染疫,11 月 8 日疫情传至哈尔滨。劳工们带着病原体,沿中东铁路一路向南迁徙,致使鼠疫疫情大面积扩散。

(2)中国境内满洲里始发说:1910 年 10 月 12 日,在满洲里的一个来自山东的王姓农民,他打死了一只生病的旱獭,就地剥皮食之。当回到客栈后就感觉头昏、咯血,不久即死亡。鼠疫由此从该客栈的密切接触者传播开来。在开始的一个月内,每日患病仅 1~2 起,后来逐渐严重到每日死亡十余人。至 1910 年 11 月 19 日,满洲里地区共患病 184 人,死亡 170人;11 月 24—25 日,哈尔滨傅家甸也发现了死于鼠疫的患者;同时,齐齐哈尔也发现了两名感染者。惊慌失措的人们开始沿中东铁路向外地奔逃,致使鼠疫开始在东北地区流行起来。

随着染疫者死亡人数的不断剧增,造成了人们的巨大恐慌。为了逃避警察的检查和强制性消毒、检疫及隔离,有些病患家属就趁夜幕将患者尸体(甚至垂死患者)直接抛弃在街道。次日,巡警便把这些尸体匆匆草收、掩埋。被临时征集来的护士、看护工、消毒工和埋葬工等,虽然都会被要求穿戴必要的防护服和佩戴口罩,但这些人大多缺乏防护意识或使用方法不当,因此仅仅在收葬尸体的环节,就造成了不少人被传染。

在疫情发生后,医护人员短缺、抗疫物资匮乏、防疫知识空白,致使疫情无法得到控制。哈尔滨市内每天平均死亡 50 余人,最多一天死亡 180 余人,已开始危及东北全境。疫情愈演愈烈,迅速蔓延,沿中东铁路一路南下,内蒙古、河北、山东、北京等地岌岌可危。

据不完全统计,1910 年 12 月,吉林、黑龙江两省因鼠疫死亡的人数已逾 4万,疫情呈失控状态。当时清政府尚无专设的防疫机构,沙俄、日本均以保护侨民为由,要求独揽防疫工作,甚至以派兵相要挟。迫于形势,经外务部右丞施肇基(1877—1958,著名外交官,是中国第一任驻美国大使)特别推荐,清政府紧急委派伍连德到东北领导与主持防疫工作。

通晓西方历史的施肇基初步判断,正在东北流行的传染病,可能就是让欧洲人谈之色变的"黑死病"(鼠疫)。历史上曾经发生过两次世界性的鼠疫大流行。第一次发生在6世纪,致使罗马帝国1/4的人口死亡,并直接导致了罗马帝国的衰落;第二次发生在中世纪的欧洲,鼠疫造成了2500万人丧生,使欧洲人口减少近1/3。伍连德比施肇基更清楚鼠疫的凶险,此病没有特效药,病死率奇高,染之必死。面对施肇基的邀请,伍连德毫不犹豫地答应了。

伍连德

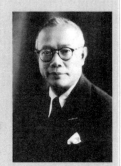

伍连德(1879—1960),字星联,祖籍广东新宁(今台山县)。1879年3月10日出生于马来亚槟榔屿(今马来西亚的一个州)。1896—1899年,留学英国剑桥大学伊曼纽尔学院(Emmanuel College, University of Cambridge, UK);1903年,获剑桥大学医学博士学位;1923—1924年,获美国约翰斯·霍普金斯大学公共卫生硕士学位、上海圣约翰大学名誉科学博士学位、日本东京帝国大学名誉医学博士学位,苏联科学院名誉院士及苏联微生物学会外国会员。

1907年,接受了直隶总督袁世凯的邀聘,归国赴任天津陆军军医学堂副监督(副校长职);1910年12月,清政府任命伍连德为东三省防鼠疫全权总医官,赴哈尔滨领导与主持东北鼠疫的防治;1911年4月,出席在奉天(今沈阳)召开的万国鼠疫研究会议,任会议主席;1912年,在哈尔滨筹建东三省防疫事务总管理处及附属医院;1915年,建立中华医学会,任书记并兼任《中华医学杂志》总编辑;1916年,当选为中华医学会会长,并兼任公共卫生部委员;1918年,任北洋政府中央防疫处处长、北京中央医院院长;1922年,在沈阳创建东北陆军医院;1926年,创办哈尔滨医学专门学校(哈尔滨医科大学前身),任第一任校长;1927年,国际联盟卫生处聘伍连德为该处中国委员,并被授予鼠疫专家称号;1930年,任上海全国海港检疫管理处处长、技监,兼任上海海港检疫所所长;1937年4月,任中华医学会公共卫生学会会长。

1937年8月13日，侵华日军在上海制造"八一三事变"后，伍连德举家重返马来西亚，定居怡保市，开设私人诊所。

1960年1月21日，伍连德博士病逝于马来西亚槟榔屿，享年82岁。

伍连德是中国防疫、检疫事业的先驱，杰出的社会活动家。由于他知识广博、敏于观察，具有强烈的事业心和组织才能，因而在卫生防疫与检疫、兴办医院和医学教育、创建中华医学会、促进对外交流等诸多方面都做出了卓越的贡献，在国内和国际医学界都享有盛名。

他晚年虽远居海外，但仍眷念为之奋斗一生的祖国。他在1959年出版的自传《鼠疫斗士》一书序言中写道："我曾将大半生奉献给古老的中国，从清朝末年到民国建立，直到国民党统治崩溃，往事在我脑海里记忆犹新。新中国政府的成立，使这个伟大的国家永远幸福繁荣……"

（二）伍连德与东北地区第一次鼠疫大流行

1910年12月22日，年仅31岁的伍连德临危受命，作为清政府任命的东三省防鼠疫的全权总医官，赶赴东北区处理疫情。

1. 最先染疫者是被俄国人驱逐回国的闯关东猎人

伍连德到达哈尔滨后，首先去拜访了于驷兴（吉林西北路分巡兵备道，兼滨江关道、哈尔滨铁路交涉局总办、铁路税捐局总办）。据于驷兴描述，当时哈尔滨的疫情主要集中在傅家甸，患者先是发烧，然后咳嗽、吐血，不久即死亡，死后全身皮肤呈紫色。早期发病的人是那些在俄境内捕捉旱獭的关内移民。

旱獭（图5.1）又名土拨鼠，在鼠类动物中形体较肥大，平均体重4公斤以上。感染鼠疫病原体的旱獭，表现为失明、失声、行动迟缓，会被健康的旱獭逐出巢穴。有经验的猎人绝不会捕猎有病的旱獭。但是，闯关东者还以为染病的旱獭容易捉，就大量捕杀、食肉、剥皮。这样，鼠疫杆菌最先由病旱獭传染给了这些捕猎者。

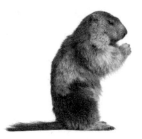

图5.1　旱獭（土拨鼠）

俄国人把大量疑似染病的中国劳工驱逐回国，被俄国人驱逐的劳工沿途住宿，将鼠疫一路传播开来。染疫的猎人们在集得了十几张旱獭皮之后,便寄宿客栈。那时的客栈极其简陋,几十个人挤在一铺大炕上,冬天为了保温,门窗紧闭,一旦有人感染鼠疫,几乎无人能够幸免。

2. 错失控制疫情的最佳时机

在傅家甸,有两名西医(姚××、孙××)是东三省总督锡良在疫情暴发后请来主持防疫的。姚医生向伍连德介绍了傅家甸的疫情相关情况:最初每天疫死者只有一两人,此后便一日多过一日。伍连德到达的这一天,已经有十余人丧命了。隔离工作尚未实施,被传染者越来越多,有的人为了避免官府的查究和消毒,甚至趁深夜把死去的亲人弃尸街头。傅家甸有两名医生,有五名看护协助,而养病院也只是临时改造的一间公共浴室。姚医生认为,这种病是人与人之间通过飞沫传播的肺部炎症。傅家甸民居低矮肮脏,冬天门窗紧闭,空气不流通,一旦室内一人染病,很容易全家感染。

据姚医生介绍,疫情发生后,政府出钱为死者提供棺材,家属既可就地安葬,也可扶灵回乡。当时的傅家甸居住的大多是闯关东的人,此时又临近春节,所以很多人选择回关内老家。

随着大批携带病毒的尸身和疑似患者踏上南下返乡之路,疫情传至关内只是一个时间的问题。如果在传染病开始流行的初期切断传播途径,便可以控制住疫情。当时已经失去了控制疫情的最佳时机,更大规模的暴发已不可避免了。

1911年1月,伍连德在哈尔滨建立了第一个鼠疫研究所,并出任所长。由于这次疫情初期染疫者,其早期症状主要表现为肺部不适、呼吸不畅等,很容易被误认为是"肺痨",致使诊治被延误,疫情传播加速,范围扩大。一些声称擅治疫症的中医郎中,不仅无法救治病人,而且由于疏于防护,自己也迅即被感染,大多不治身亡。

3. 伍连德确认疫情的真相:肺鼠疫

当时的新闻媒体在报道这场大瘟疫时,都称之为"百斯笃"(鼠疫的日语音译),但当时的日本医生在东北解剖了几百只老鼠,却没有发现鼠疫杆菌。伍连德对此次疫情是不是"百斯笃"也陷入了迷茫。

1910年12月27日,傅家甸一名与当地人通婚的日本女人疫死,伍连德决定解剖尸体,找出疫病的真正病因。在中国人的传统观念中,解剖尸体无疑是对死者的大不敬,一旦被当地百姓知道,必将引起人们的恐慌和愤怒,后果可想而知。

伍连德突破国人的伦理禁忌,坚持通过解剖染疫死亡者尸体来查明病因。通过血液化验,在死者的血样中发现了鼠疫杆菌;通过人体组织切片的病理检查,伍连德确定,流行在傅家甸的传染病正是鼠疫,并最终确认不是已知的"腺鼠疫",而是前所未见的"肺鼠疫"。虽然确有呈淋巴结肿大症状的"腺鼠疫"染疫者存在,但此次疫情绝大多数染疫者实为"肺鼠疫"。这与十余年前在香港及印度暴发的"腺鼠疫"有着很大的差异。

伍连德认为,带有"肺鼠疫"病菌的宿主,并不是普通的家鼠与田鼠,而是作为一代宿主的旱獭与作为二代宿主的叮咬过旱獭的虱类。

伍连德通过解剖病人尸体,得出自己的结论:此次疫情是通过飞沫传染的新型鼠疫——肺鼠疫。随后,伍连德深入疫区开展深入细致的调查研究,以追索疫情流行路线。由于当地有捕捉旱獭食用的习惯,伍连德便带领检疫人员,从藏匿于民居地窖中旱獭捕猎者的临时居所中采集与提取病原体样本。同时,在伍连德的调配与组织之下,给当地居民接种霍夫金疫苗和注射耶尔森血清,尽最大可能先期预防鼠疫。

4.对伍连德肺鼠疫理论与实践的轻视和怀疑

(1)日本医生强烈反对伍连德的肺鼠疫理论

自1894年发现鼠疫杆菌是鼠疫的致病微生物以来,医学界普遍认为,鼠疫杆菌是通过跳蚤叮咬了染病老鼠后再叮咬人而得以传播给人类的。

在伍连德到达哈尔滨之前,日本南满铁路委派了一名医生来到傅家甸调查病因。这名日本医生一到哈尔滨,就雇人捉老鼠,以期在老鼠身上发现鼠疫杆菌。可是,一连解剖了几百只老鼠,他始终没有在老鼠身上发现鼠疫杆菌。

当伍连德向这名日本医生介绍自己得出的肺鼠疫的结论后,遭到他的强烈反对。在他看来,所谓肺鼠疫,简直是痴人说梦。从日本军医的眼中,伍连德读出了一个强国对于弱国的蔑视。

(2)法国医生迈斯尼全面否定伍连德的理论和措施

在支援东北鼠疫防控的志愿者中,有一名法国医生迈斯尼,他已来华多年,曾是一名军队的外科医生,曾经参与过印度等地鼠疫防治,时任天津北洋医学院教授,跟伍连德是老相识了。

在来哈尔滨参加鼠疫防控之前,迈斯尼先去奉天拜访了东三省总督锡良,他认为31岁的伍连德博士少不更事,不能胜任主持东三省的防疫任务,强烈要求锡良由他取代伍连德担任东三省防疫总医官。锡良婉言拒绝了迈斯尼的要求,让他到哈尔滨看看情形再说。在这种的情况下,迈斯尼早就窝了一肚子火,无法保持一名医生应有的客观。当伍连德向他阐明自己的肺鼠疫理论时,迈斯尼根本无心听完,全面否定了伍连德的判断,并拒不配合伍连德的防疫措施。

为了能让防疫工作继续进行下去,伍连德致电施肇基,请求辞去东三省防疫总医官的职位,让位给迈斯尼来主持鼠疫防控工作。伍连德很快就收到了施肇基的回电:"迈斯尼之职务已予停止,伍医生可以照常继续其防务工作。"在施肇基的信任和支持下,伍连德开始着手实施针对肺鼠疫的一系列应对措施,积极主动地开展防疫工作。

然而,迈斯尼被施肇基解除职务后,负气来到俄国铁路医院。当时主管俄国铁路医院的是哈夫肯医生,他的叔父曾主持过印度孟买的鼠疫防治工作。在哈夫肯看来,控制鼠疫疫情的唯一途径就是灭鼠,在他的这种思想指导下,俄国铁路医院竟然无任何隔离措施。

在迈斯尼的请求下,哈夫肯医生把他带到了传染病房。迈斯尼只穿了医院为他提供的白衣、白帽和橡皮手套,连口罩都没戴就为这些鼠疫病人进行了检查。三天后,迈斯尼头痛、发烧,继而出现脉搏加速、咳嗽不止,乃至全身发紫。来哈尔滨参加鼠疫防治仅仅十天的法国医生迈斯尼,便因感染鼠疫不治身亡了。

法国医生迈斯尼的突然病故,致使哈尔滨上下一片惶恐。人们对伍连德肺鼠疫理论与实践的种种轻视和怀疑不攻自破了。

在此之前,俄国人一直以为,只要保持卫生、消灭老鼠就能保证疫情不在俄人居住区泛滥,但迈斯尼的死粉碎了他们的乐观。俄国防疫局迅即封闭了迈斯尼住过的饭店,并将他的所有衣服、用品付之一炬,并用硫黄和石灰酸对所有房屋进行了消毒。

5. 伍连德所采取的一系列应对措施

1911 年 1 月,傅家甸每日死亡人数已经攀升至 50 余人,不久便攀升至百人,有一天竟然创纪录地达到 183 人。防疫医院里已是人满为患。由于人手有限,傅家甸的隔离工作根本无法进行,日、俄方面也不理会伍连德联合防疫的请求,依旧使用传统方法进行治疗。

伍连德还采取了加强铁路检疫、阻断交通、严格限行、隔离疫区、火化染疫死亡者尸体等一系列非常措施;组建临时消毒所、养病院等专业机构,从事传染病的防疫、隔离与诊治工作,采取病房分划不同区域、按轻重症与疑似染疫者分别收治等多种防治措施,逐渐控制了鼠疫疫情。

(1)采取隔离和交通管制措施

由于肺鼠疫是通过人的呼吸和飞沫传染的,在确定病原和传播途径后,伍连德采取了隔离防疫措施：一是将病人、疑似病人及密切接触者分别隔离起来；二是将疫区和外界隔断。

在伍连德指挥下，傅家甸被分为4个区，每区由1名医药大员主持，配有2名助理、4名医学生和为数众多的卫生夫役与警察。医疗急救队内设诊断、消毒、抬埋、站岗等诸多岗位。责任医生每天带领工作人员挨家挨户检查疫情，一旦发现有人感染鼠疫，立即送到防疫医院，并对病人家属实施隔离措施。租用上百节火车车厢，改建为临时隔离场所；专门从俄国铁路局借来大量空车厢，用作隔离居所；临时租用大量公用设施，经过专业人员简单布置之后充作消毒站与病房。这些举措不仅缓解了当地医疗基础设施不足的状况，而且对有效扼制疫情的向外输出与内部扩散都起到了十分关键的作用。

为了控制住疫情，官府从长春调来1160名步兵对疫区内进行交通管制。傅家甸内居民出行必须在左臂佩戴证章，根据各区不同，证章分为白、红、黄、蓝4种。佩戴证章者可以在本区内行动，但要前往其他的区域，必须申请特别批准证。包括执行交通管制任务的军人也严格遵循管制措施，不许随便走动。

伍连德针对肺鼠疫防控所采取的一系列应对措施，尤其是对春节客运高峰期间的交通管制措施，最大限度地切断了关外民工向关内返归的人流高峰，最大限度地阻止了疫情向关内蔓延。

（2）采取严格的检疫与消毒措施

伍连德全权接管了哈尔滨防疫局。在防疫局下设检疫所、隔离所、诊病院、庇寒所、防疫执行处、消毒所等部门。检疫所专事检查进入傅家甸者是否染疫；庇寒所为无家可归者提供食宿；各区设立一个消毒所，为参与防疫工作的医生、巡警和夫役提供沐浴消毒服务。

按照收治的鼠疫患者病情，把诊病医院分为疫症院、轻病院、疑似病院和防疫施医处几种，各病院中均设有医官、庶务、司药生、看护、巡长等岗位，既为不同病情的病人提供治疗，又避了他们之间的交叉感染。

为阻止鼠疫经呼吸到飞沫传播，伍连德设计并命令赶制了一种特殊的加厚口罩，后人称其为"伍氏口罩"，开创了中国最早使用医用口罩的先例，有效预防了医患之间的交叉感染。

（3）火化染疫死亡者尸体消灭传染源

哈尔滨防疫局下设有抬埋队，专门处理死者的尸体。政府为死者提供棺材，并由专人送往城北的公共坟地安葬。

1911年1月的一天，伍连德来到城北坟场。他放眼望去，五六寸厚的雪地上一排排棺木和尸体露天停放着,如长蛇阵一般绵延一里有余。由于鼠疫杆菌可以在尸身上存活很久,这个坟场简直就像一个储藏着鼠疫杆菌的天然大冰柜。一旦有老鼠或其他动物接触到这些尸体,就极有可能再由动物传染给人,那么之前的一切防疫努力都将前功尽弃。由于哈尔滨的冬季寒冷,很难挖坑掩埋这些棺木和尸体,只有等到第二年春天大地解冻时才能进行。但如果这样的话,恐怕死于鼠疫的人还要成倍增长。

伍连德想到了火葬,不仅可以立即处理完尸体,而且高温燃烧还可以完全杀灭鼠疫杆菌,进而彻底消灭传染源。但是,中国人历来有入土为安的习俗,对待父母先人的遗体更加尊重备至,"焚尸"简直是不可想象的。于是,伍连德上书朝廷,呈请圣上颁一道圣旨,准许火葬。同时,哈尔滨的官商绅士们也联名向吉林总督(当时哈尔滨属吉林境内)陈情,希望批准火葬。三天后,收到外务部发来的电报:准许伍医生之请,可依计划进行。

1911年(宣统三年)大年初一,在哈尔滨城北的公共坟地,200名工人把100个棺木或尸体堆成一堆,一共堆了22堆,浇上煤油,2200多具尸体灰飞烟灭。不久,俄国防疫部门也效仿伍连德的做法,把辖区内的染疫尸体全部火葬。

伍连德在傅家甸创立的鼠疫防疫模式,为整个东北乃至全国的鼠疫防控对策都起到了表率作用。各省市纷纷仿照傅家甸的分区治理方法,建立起了防疫体系;为给不同病情的病人提供更有针对性的治疗,并避免他们之间的交叉感染,各地的诊病院也分为了疫症院、轻病院、疑似病院和防疫施医处。

傅家甸的染疫者死亡人数在持续下降,已有1/4人口死于鼠疫的傅家甸,在1911年3月1日这一天,因鼠疫死亡的人数为零。随后,长春、奉天、铁岭等东北各个城市死于鼠疫者也纷纷清零。至此,始于1910年11月的东北鼠疫大流行终于被成功遏止,伍连德功不可没。

在东北地区第一次鼠疫防疫工作中,伍连德以其丰富的学识、科学的精神与卓越的组织才能,受到晚清政府的信赖和国际医学界的赞赏。为表彰伍连德的功绩,晚清政府授予他陆军蓝翎军衔及医科进士,伍连德也被国内外誉为防疫科学的权威。

(三)清政府的应对策略与措施

在东北地区第一次鼠疫流行的早期,清政府重视不够、认识不足,缺乏防治措施,疫情暴发后前2个月内束手无策。"官方除将病人隔离,规定死亡后,酌给埋葬费外,并无具体防治办法",从而使鼠疫疫情"势颇猖獗,有向南蔓延之势"。严重的鼠疫疫情,终于使清政府当局及地方官吏充分认识到了"防则生不防则死"的道理,由此也引发了防疫手段近代化的开端。

1. 颁布地方防疫法规

为了应对鼠疫疫情造成的灾难,清政府各地方当局颁布了一系列地方防疫法规。虽然当时还没有出现全国性的防疫法规,但是清政府陆军部及各地方当局所制定的各种形式的防疫法规,基本上涉及了卫生防疫的整个过程,不仅为地方防疫工作提供了制度保证,而且也为今后(包括民国时期)全国性防疫法规的制定和颁布奠定了基础。当时,清政府已专门召集有关部门,讨论了事关国家层面的各种防疫法规的动议。

2. 组建各级防疫组织

1911 年 1 月 28 日,在北京成立京师防疫局。自该局成立后,即着手研究商讨全国性的防疫措施问题。

东北三省是 1910—1911 年鼠疫的重灾区,地方的防疫工作不仅起步早,而且也更为体系化。例如,奉天省成立了奉天防疫总局、奉天省城防疫事务所、北部防疫分局;吉林省设立了吉林全省防疫总局、哈尔滨防疫局、长春防疫局,吉林省内各府厅州县也纷纷成立了防疫分局、防疫所、防疫分所;黑龙江省统辖各项防疫机关的"全省防疫会"下设防疫卫生队、调查团、诊治处、检疫所、传染病院、疑似病院、隔离所、掩埋队等。晚清各级政府已组建起的比较完善的防疫体系,为防治疫病提供了有力的组织保证。

3. 采取具体防疫措施

清政府及各地方当局为应对鼠疫而采取的具体防疫措施主要有隔断交通、对病人及疑似病人实施隔离、焚化尸体、对疫区进行严格消毒等。

1910 年 12 月 6 日,奉天发现了 3 名疑似患鼠疫死亡者后,在京师的外国使节团集中给清政府施加压力,要求清政府必须在山海关以及天津设立检疫所,以免鼠疫传入关内。七天后,清政府在山海关设立检疫所,并且还派出北洋新军一团步兵在山海关协助检疫。可见,山海关检疫所并不是清政府主动设立,而是在公使团强迫之下才设立的。

在哈尔滨傅家甸地区鼠疫暴发后,东三省总督锡良忙着截断交通,因为不能让鼠疫传到京师,传给"皇上"。他于 1910 年 12 月中旬,强令截留哈尔滨至长春、长春至奉天铁路上的商民,一律送往检疫所检疫七天,七天后才能放行。这些被强制检疫的商民在检疫所吃饭全是自费,没钱的话,只能喝水。

当时的南满、东清两铁路还在日本、俄国的控制下,并成为鼠疫的主要传播媒介,如果这两条铁路不同时隔断,就难以达到扼制鼠疫扩散的目的。以摄政王载沣为首的清廷高层出于"自保"考虑,在1910年12月14日下令京奉铁路、京津铁路停运。牲畜更是严禁入关,甚至途经榆关进京的货物与信件也必须在榆关停留五天后才能起运。东三省总督锡良表示认同载沣的做法:"京奉与津京一气衔接,交通便利,传染亦极迅速,若不严为之防,一经蔓延恐将不可收拾。"

为了防止鼠疫扩散,清政府及时采取了隔绝内外交通的措施。例如,1911年1月13日,下令在山海关一带设卡严防;1月14日,停售京奉火车二三等车票;1月15日,陆军部派军队驻扎山海关,阻止入关客货;1月16日,在山海关沟帮子查有病人就地截留;1月20日,邮传部电令停止由奉天至山海关的头等车;1月21日,下令"将京津火车一律停止,免致蔓延"。至此,关内外的铁路交通完全断绝。

为了防疫,许多地方当局都采取了奖励捕鼠的措施,东北三省亦制定了关于悬赏购鼠的各种规定。鉴于从事防疫工作危险极大,为了保证防疫工作的稳定开展,各地方政府纷纷建立奖惩制度,对防疫不力的官员亦采取惩罚措施,说明晚清政府对防疫工作实施了较为严格的监管措施。

4. 加强国际防疫合作

日俄战争以后,东北主要成为日本和俄国的势力范围,防疫也符合日本、俄国的利益。1910年11月15日成立的"哈尔滨防疫会",由中、俄、日医生及有关人员组成,凡防疫事项由中外医生提出,由防疫会讨论议决执行;1911年2月13日成立的"长春防疫会",也是由中外防疫人员共同组成,内有日本、俄国等国代表多名,防疫会的《长春中日隔断交通之章程》就是中日防疫合作的成果之一;1911年2月28日设立的"中日防疫会",是由民政、交涉两司会同日本防疫人员组成的,其宗旨是以协议的方式讨论有关东北南部防疫措施问题。

清政府积极加强与世界各国的防疫合作,与日本、俄国建立防疫合作关系,聘请外国医生直接参与防疫工作,召开"万国鼠疫研究会"等,这也是以往防疫工作所没有的。

在东北地区第一次鼠疫大流行之际,清政府从来没有像这次这样,采取很多具体的、行之有效的应对措施。此次防疫工作从组织管理、措施实施、医疗救护、防疫检疫等方面都取得了成效。清政府在应对此次东北大鼠疫的过程中所积累的经验,如成立专门的防疫处、隔离患者和焚烧尸体等举措,一直被其他地区的传染病防疫工作所沿用,并为今后的防疫工作提供了有益的借鉴。

这次鼠疫的防治也暴露出来晚清政府及东北地方当局在防疫方面存在的诸多问题。例如,政府缺乏应付突如其来的大规模鼠疫灾难的防疫手段以及相应的应急措施,部分官员的渎职、有关部门对当地疫情隐瞒不报、防疫设施不完备、防疫药品短缺、防疫经费严重不足、地方行政官员及医生防疫素养参差不齐、全民防疫常识普遍缺乏等。此外,患者被隔离后想方设法逃逸,疫区民众常藏匿或抛弃尸体,也都是鼠疫不能及时有效控制的原因。

5. 防疫期间的主权之争

自 1904—1905 年日俄战争(注:日本帝国与俄罗斯帝国为争夺在朝鲜半岛和中国东北地区势力范围而发动的战争)后,东北地区名义上虽属中国,但实际上日俄在南满和北满划分了势力范围,并分别在大连、长春、奉天、哈尔滨、满洲里等铁路设立了附属地,不仅大量驻军,甚至成立了市政管理机构,攫取了不受晚清地方政府行政管辖的警察权、司法权、课税权、卫生监督权等。

自中东铁路(注:19 世纪末 20 世纪初沙皇俄国为攫取中国东北资源,称霸远东地区而修建的一条"丁"字形铁路)开通后,大量俄国人、日本人大量移入东北各主要城市,同时还涌入大量的关内"闯关东"移民。例如,哈尔滨在夏季大约居住 6 万人,其中俄国人 5000 多名,其余人口均来自芝罘(今烟台)和东北各地的苦力,且一半聚集在傅家甸。

俄国的铁路附属地与中国辖区犬牙交错,华人商贩、苦力等各色人士穿梭往来。此次鼠疫暴发后,为阻断华人区的疫情蔓延和传入,俄日公开声称并采取行动,主导中国辖区的检疫、防疫,引发了防疫期间的主权之争。俄国、日本市政当局借口检疫、防疫,强行派警察、士兵介入查验、隔离和封锁,理由却是保证毗邻铁路附属地的侨民和军队的生命安全。

例如,当鼠疫疫情在满洲里华人中蔓延时,俄国当局随即派医生和士兵到疫病发生地对华人挨次查验,有 300 多名看上去气色可疑之人,便用火车强制转送出境,其住所也由俄国士兵看守,不准其他人居住。俄国当局还在海拉尔、扎兰屯、齐齐哈尔、安达东清铁路沿线各站设立了卫生检疫站,如有华人到站,即须检查。

当哈尔滨出现疫情蔓延时,俄国市政当局要求中国地方行政当局同意由俄国医生和士兵对管区内进行逐屋检疫,所需一切费用由中国方面承担。中国地方行政当局担心俄国趁机控制傅家甸而予以拒绝,只同意俄国医生参与中国自行展开的防疫行动。但是,俄国人还是派重兵切断傅家甸与俄国居民区的交通,并不断派出检疫人员,擅自进入华人区巡视。同时,俄国人还谋求与在华列强联手,共同插手东北地区的防疫、检疫事务。

再如,当鼠疫病例在长春、奉天只发现零星出现时,日本人所属南满各地就实施了强制性的检疫、防疫措施。1910年12月25日,日本人在南满铁路沿线进行检疫,所有来自北满的旅客都要受到严格查验,对疑似病人、与病患有密切接触者,强行送至隔离观察所。日本人还在大连成立了防疫总局。1911年1月初,大连一些区域发现了华人染疫者10余人,日本人迅即将患者住房焚毁,与患者有密切接触之人一律送往隔离所。在毗邻区域,设置日本警岗,实行隔离封锁。日本人的检疫、防疫还在长春、铁岭、辽阳、营口、安东等地展开,查验徒步、乘火车和轮船的华人,在重点地区还进行逐屋检查、消毒和捕鼠工作。至1911年1月底,日本方面投入防疫检疫的专职人员有69名医生、29名助手、414名警察和2000多名士兵。

日本人担心在华列强的插手会削弱日本在南满的势力和影响,更倾向于独自对中国施压。1911年1月,日本将设立在大连的防疫总局搬到中国东北的行政中枢奉天,以铁路租界内日本警务署充作办公之所,开始处理防疫事务。表面上看,这是为了防疫事宜,实则是随时准备派军队直接插手中国方面的检疫、防疫事务。

当俄国、日本分别在北满、南满实施检疫、防疫之时,晚清政府方面却因缺乏相应的组织机构和行动理念,反应迟缓且毫无作为,招致俄、日出兵干预的威胁。面对俄、日的压力,晚清政府将本属内政事务的卫生防疫工作,视为紧急外交事件,由外务部直接负责督办,并与俄、日之间进行频繁外交交涉和协调。

1910年12月初,外务部右丞施肇基收到了俄、日两国的照会,俄国和日本以清政府无力控制疫情为名,要求独立主持北满防疫事宜。施肇基深知,如果答应俄、日两国独立主持东北防疫的要求,无异于把东三省的主权拱手送出。只有控制住疫情才能堵住列强之口,而且主持东北防疫的绝不能是外国人。

主权之争贯穿于疫情防控的始终,但这是一种既有合作又有争斗的跨国防疫合作。由于晚清政府的防疫能力有限,铁路沿线区域的检疫、防疫、医疗救助又不得不由外国医生全权负责,很多病患还得到了俄、日市政当局不同程度的救助。在疫情最为严重的傅家甸,有6个国家的50多名外国医生,数量远远超过中国医生,有些外国医生还献出了生命。值得反思的是,主权作为一个国家独立身份的政治标志,当面临一场巨大灾难时,其意义可能是有限的。

（四）奉天万国鼠疫研究会

为了进一步控制疫情扩散，清政府外务部、东三省防疫事务所于1911年4月3日—28日在奉天府（今沈阳）召开了"万国鼠疫研究会"（International Plague Conference）（图5.2）。该国际会议，是在清政府应对1910年末到1911年初东北三省鼠疫过程中，认识到亟须向国外学习先进的防控经验的前提下召开的。万国鼠疫研究会由中国倡议并主办，共有来自12个国家的代表参加。其间共举行大会24次，形成决议45项，确定了许多国际通行的防疫准则，为此后的国际防疫合作奠定了基础，极大地推动了中国近代卫生防疫事业的发展。奉天万国鼠疫研究会是由清政府主办的中国近代史上第一次国际学术会议，其影响之大，意义之深远是空前的。

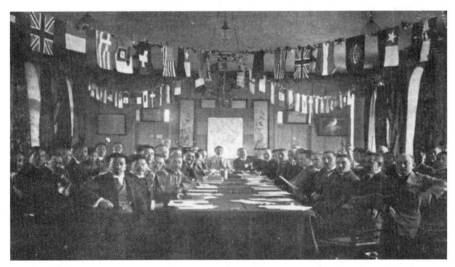

图 5.2　万国鼠疫研究会会场

1911年2月20日，清宣统皇帝溥仪下旨："东三省时疫流行，前经外务部照会各国选派医生前往奉天，定于三月初五日（公历4月3日）开会研究，所有会中筹备接待事宜，甚关紧要，着东三省总督会同外务部妥速布置，并派施肇基届期赴奉莅会，钦此。"

3月25日，外务大臣施肇基奉旨亲自到沈阳督办，经会商决定：会议经费由奉天府税务处暂拨4万两白银以济需要；会议宗旨为"研究疫症之性质及各种防御医疗及善后办法"，目的是"以资将来之防卫，促医界之进步"；大会地点在奉天府大东关小河沿惠工公司（今沈阳市大东区小河沿附近）；大会由外务大臣施肇基和东三省总督锡良直接筹办。

1911 年 4 月 3 日上午 10 点，万国鼠疫研究会在惠工公司大会场开幕，正式举行开会典礼，会场中悬挂清政府龙旗，间以万国旗徽。参加大会的有来自英国、法国、德国、日本、美国、澳大利亚、奥地利、墨西哥、荷兰、意大利、俄国及中国选派的医学专家、政府官员和驻我国的各国领事共百余人。我国卫生防疫先驱、著名公共卫生学家伍连德被推选担任大会主席。

大会首先由总督锡良代表东道主宣读摄政王载沣训谕，外务大臣施肇基代表政府致欢迎词，并提议此次会议研究议案 10 条，俄国代表扎巴罗尼博士代表各国医学专家、官员致答词。之后，伍连德对此次疫情发生、传播途径、人员死亡总数、隔离措施等作梗概介绍，并提出："今日之会为吾国第一次之世界集会，对将来医学上之进步希望无穷，愿我侪努力为之，以期早收成效，我国民智亦可日渐开通，而唤起青年医学上之观念也。"

与会者经过数十天的讨论、调查、研究，认为此次鼠疫发起于蒙古北部，遂向东南传入我国。首次病例出现在傅家甸，之后沿铁路、航空的人员流动，陆续传播至东三省，通过人类直接传染而患病。主要原因是民工流动，居住地不洁、潮湿、体质弱，感染鼠疫病菌所致。

与会者经过讨论认为，本次鼠疫系由发病者直接和间接传染，主要媒介是当地土产旱獭，百姓经商贸易，或共居一室，呼吸飞沫互相传染而致。初发为肺鼠疫，盖由鼠疫菌侵入肺部而发，潜伏期 2～5 天，初起症状体温骤升、高热、脉细数或至不可数，但要确切诊断，则需用细菌学检查、痰培养或血培养，否则单就症状而言与单纯性肺炎诊断无异。此病预后不良，治疗上尚无有效办法，唯注射血清略能延长生命。

各国委员还就地方防疫法、鼠疫与气候的关系以及鼠疫如何经过器皿媒介传染人体等进行了讨论。

大会于 4 月 28 日下午 4 点闭会，共收到各国代表学术论文 24 篇，报刊撰稿 12 篇，大会演说、发言 95 人次。会间各国代表发言踊跃，各抒己见，从鼠疫的病名、种类、流行病史、致病菌、传染途径、生存能力、治疗、防疫措施及预防等进行了多方位的讨论，并在当时即有单行本印发，会后又由东三省督都府承办，奉天图书印刷所印刷，1911 年 11 月出版发行。大会形成决议 45 项，会后经我国政府外务部通告各国。

当时，清政府还为此次大会特别铸造纪念币，此币正面中圈主图是鼠疫病菌的显微图像，背面主图是代表皇权的龙纹图样（图 5.3）。将病菌图像铸于币面之上，在中国近代铸币史上是绝无仅有的一例。此外，还特制同图案镀金纪念徽章,专门颁授给出席会议的各国代表,以及在东北防疫工作中有突出贡献者。

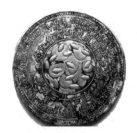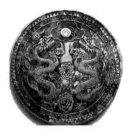

图 5.3　奉天万国鼠疫研究会纪念银币

二、东北地区第二次鼠疫大流行

1920 年 7 月,在海拉尔捕猎旱獭的人群中,有 10 人疑似患有鼠疫而死亡。10 月初,海拉尔毛皮厂发生腺鼠疫,10 月下旬转为肺鼠疫。1920 年 10 月,驻扎在海拉尔铁路桥的 1 名俄国卫兵的妻子染疫死亡,其 5 个儿子也先后疫死,只有俄国卫兵本人染病后治愈。

鼠疫传播效率很高,常在 1～2 天内发病,且病死率极高,如果没有采取有效的隔离检疫措施,会在极短的时间内出现大量的病人并引起大量的伤亡,当时的医疗条件很差,大多数病例还没有查明死因就草草地掩埋了,而这些没有经过处理的尸体又成为新的传染源,如此恶性循环并最终变成难以控制的局面。

鼠疫疫情是从北向南传播的。在 1921 年 1 月中旬满洲里出现首例病例之后,北满铁路沿线的城市便开始有了患者死亡记录。满洲里的首例鼠疫记录于 1 月 12 日,接下来是东南方向的海拉尔,首例病例发生在 1 月 15 日,1 月 18 日齐齐哈尔首次报道了鼠疫病例,1 月 22 日哈尔滨出现了首例鼠疫病例。可见,鼠疫的传播速度惊人,跨越近千公里只需半个月的时间。而以上城市都是北满铁路沿线的重要车站,所以政府采取了车站检疫隔离的方式,来控制人员流动。

鼠疫疫情沿北满铁路传播,先后传播到满洲里、齐齐哈尔、哈尔滨、长春等地,直到 1921 年 9 月才结束,共死亡 8500 多人。1920 年起发生在东北及满洲里地区的肺鼠疫大流行,被称为"近代东北历史上第二次肺鼠疫大流行"。

(一)《字林西报》对"满洲"鼠疫流行的跟踪报道

《字林西报》以伍连德博士的通信稿为主要资料来源,几乎以每周一次长篇报道记录此次鼠疫流行,密集的报道共持续了两个多月,为研究分析这次鼠疫疫情提供了许多宝贵资料。

《字林西报》

《字林西报》(*North China Daily News*),又称《字林报》,其前身为《北华捷报》(*North China Herald*),是晚清和民国时期在中国出版的最有影响的一份英文报纸。

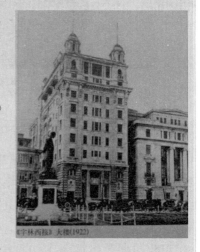

《字林西报》大楼(1922)

1850年8月30日,英国人奚安门(Henry Shearman)在上海创办《北华捷报》周刊。1856年,增出《航运日报》和《航运与商业日报》副刊。1864年,《航运与商业日报》扩大业务,更名为《字林西报》,并独立出版发行,而《北华捷报》作为《字林西报》所属周刊则继续刊行,随《字林西报》赠送。

《字林西报》的内容主要为行情、船期、广告等商业信息,以及时政新闻和言论、国际新闻等。设有"国内时事评述""北方消息""体育""来函摘登"以及"专题报道"等栏目,还登载上海英租界当局的各种法令、文告和公报等。主要读者是外国在中国的外交官员、传教士和商人,1951年3月停办。

1921年2月15日,伍连德在《字林西报》上发表了题为"满洲瘟疫"的文章,详细描述了东北地区特别是满洲里扎赉诺尔矿区的疫情:"扎赉诺尔情况危急,几乎十分之一的居民死于该病","截至2月6日,已有73例新增感染病例记录在案"。当时,正值鼠疫的暴发时期,伤亡人数每天都在增加。

1921年2月19日报道,对此前鼠疫流行经过进行了大致的回顾:哈尔滨市的鼠疫在12月中旬被扑灭,但在1月初,扎赉诺尔报告了一些新的肺鼠疫病例,截至1月底,已有232人死亡。哈尔滨发现的第一例病例记录于1月22日,追踪到来自扎赉诺尔的一名矿工,他在抵达哈市后24小时内死亡。另一例病例于1月26日死亡,该病例导致在一个由73人组成的村庄中,11人在那一天到2月8日期间死亡。

在1921年2月26日的报道中,伍连德简略记述了他2月8日至13日的疫区之行。伍连德发现,除了中国疫情严重之外,相邻的俄国形势也十分严峻,俄国的实际死亡人数已超过了中国。疫情传播的范围之广超乎想象,鼠疫在满洲北部地区肆虐,有向南部蔓延的迹象,而且,几天前在芝罘(今烟台)也发生了两起类似的病例。

1921 年 3 月 5 日报道,2 月 15 日至 21 日,扎赉诺尔只有 50 人死亡。自 2 月 27 日以来,鼠疫的情况一直比较稳定,各主要疫区的死亡数字没有明显增加或减少。可见,疫情已经于 2 月中下旬开始慢慢减少。

1921 年 4 月 2 日报道,在最初的感染中心,即哈尔滨的西部,疫情已经大大减少。

1921 年 5 月 2 日报道,4 月中下旬,"随着哈尔滨和其他北满城镇疫情的减少,以及华北地区温暖天气的到来,现在已经不存在大规模暴发的担忧,所发现的孤立病例可以很容易地由各地的防灾部门处理"。

1921 年 5 月 14 日报道,虽然疫情已经完全在掌控范围之内,但是伍连德博士并未松懈,而是持续关注,一直到哈尔滨死亡人数降为零后,这次鼠疫疫情才能真正算作被控制了。

(二)鼠疫防疫工作阻力重重,抗击瘟疫路途艰险

鼠疫疫情发生后,作为"东三省防疫事务总处"负责人的伍连德博士带领东北防疫处人员亲赴海拉尔防疫,但遇到各种阻碍,工作开展不顺畅。据《伍连德自传》(徐民谋译,南阳学会出版,1960 年版)记载:"由于病人与市民相互往来,疫疾遂散播市区,同时亦无法予以分离,军人反对此举……病人随便吐痰,和小客栈中多人聚在一起,均为疫疾加剧之原因。"当时,伍连德报告:鼠疫"首先见于中国地方之海拉尔,此处为除满洲里外最重要之皮货贸易中心。(鼠疫)患者连续发现于 10 月至 11 月间,初为腺(鼠)疫,该病甚可望制止,不意有横逆之军人叛乱,使灭疫工作停止一星期,于此期间,该病乃散布至其他地方"(解学诗、松村高夫:《战争与恶疫——731 部队罪行考》,人民出版社,1998 年版)。

民国时期,国人对于疾病的了解尚处于懵懂阶段,医疗条件差,医学知识少,卫生意识弱是普遍现象。在卫生防疫期间,国民对于消毒、隔离等基本又必要的防治措施是十分抵触的,甚至用暴力手段恐吓医护人员。1921 年 3 月 26 日的《字林西报》报道了防疫团队遇到的危险:"我们的医生在挨家挨户检查时,有几次面对手枪和刀,而消毒助理几乎被逼着喝下用于处理受感染房屋的消毒剂。""60 个暴徒袭击了隔离站,带走了两名被隔离人员,并且追赶当值医生。"

在当时的哈尔滨,反对防疫工作的声音此起彼伏,对医护人员的怀疑和偏见也是数不胜数。据王哲撰写的《国士无双伍连德》(福建教育出版社,2007年版)记述:"大多数中国人,包括受过教育的人,仍然不相信这种疾病的微生物性质",还有一些中医怨气十足,"他们也要养家糊口,上门的病人都由防疫总处处理,他们的收入怎么办"?张大庆的《中国近代疾病社会史 1912—1937》(山东教育出版社,2006年版)指出:更多的人"时而看西医,时而看中医,时而看草医,时而求算命先生甚至巫医神汉,各种药物乱吃一气"。

防疫医疗团队还承受着来自各方面的压力。例如,西伯利亚与满洲里之间的铁路已建成通车,铁路当局要求放松对客运的限制,并开通哈尔滨与满洲里之间的直通车。一旦恢复客运通车,伴随火车运行而设立的隔离站也将随之增多,需要一倍甚至几倍的物资和人员来限制疫情再扩大,工作量和工作难度之大是难以承受的。更严重的后果,是被控制的疫情很有可能因为人员的大量流动而卷土重来,放松客运的后果也是难以想象的。

(三)伍连德采取的针对性防治措施

1. 对乘客和可疑病例采取隔离与检疫措施

面对 1920—1921 年"满洲"鼠疫的大规模暴发流行,伍连德博士首先采取了车站检疫隔离的方式,来控制人口的无序流动。

在北满铁路线的主要火车站设立隔离检疫站。当有乘客在车站下车后,要先引导至隔离检疫站进行隔离,无症状者方可放回。隔离检疫站一般设在被征用的客栈内。后来,对于医生在入户检查时发现的可疑病例,也需要被带到隔离检疫站。由于患病人数日渐增多,伍连德请求征用火车车厢用于隔离人员的居住。

由哈尔滨南下至长春的乘客,必须接受严格的检疫。长春的检疫站会对来自哈尔滨的三等舱乘客进行为期 5 天的隔离。而头等舱和二等舱的乘客,除非发现有症状,否则不予隔离。隔离站由中俄两国医务人员共同组成的医疗队驻守,站内设施完善,有洗澡间、消毒车。每个被隔离的人员都由餐车定时定量供应餐食(有肉、蔬菜、面包、米饭等)。

2. 申请建设专业化的医院和医学专业机构

兴建于 1911 年第一次东北鼠疫流行后的专业化医院(哈尔滨)在这次鼠疫流行中发挥了很大作用,是当时唯一收治鼠疫病例的医院。鉴于这座十年前草草兴建的医院大楼已十分破败,伍连德多次向政府申请资金和土地,用于新医院的建设。于是,政府财政拨款 3 万美元建成了东北陆军医院(今坐落在辽宁省沈阳市的解放军第 202 医院之前身）。

此外,伍连德还申请建设了一些医用的政府部门和研究机构。例如,1921 年 7 月开始使用的奉天检疫局,在日韩流行霍乱时,对来往于港口的船只进行卫生检疫,有效阻止了霍乱由港口进入中国;1921 年秋投入使用的细菌学实验室,耗资 1.7 万美元,实验室设备先进,配套完善。

3. 开展与鼠疫相关的实验研究

伍连德和他的同事们利用新建的细菌学实验室,开展与鼠疫相关的实验研究。从鼠疫的来源、感染途径、应对措施等多方面进行了研究。

通过对 1920 年 9 月初西伯利亚鼠疫病例的回顾性调查,以及后来俄国同事亲赴西伯利亚寻找患病动物,并提取菌种进行培养,证实了 1910 年的第一次鼠疫暴发与 1920 年这次鼠疫疫情的"真凶"都来自西伯利亚土拨鼠。

在感染途径方面的实验研究结果显示,鼠疫可以通过飞沫传播,但传播距离一般不超过 3 英尺(约 91.44 cm),表明人与人之间的近距离接触很容易传播鼠疫。例如,在扎赉诺尔区的大型煤矿,矿工的住宿条件十分简陋,常常多人住在一个半地下室的大通铺上,通风和采光都难以保证,一旦发生鼠疫疫情,就会在短时间内造成大量的人员被感染。

细菌学实验研究表明,鼠疫患者衣物上同样携带大量的鼠疫杆菌,所以在对鼠疫患者尸体火化的同时,也需将其随身衣物一同焚烧。

此外,伍连德还在 1921 年 5 月发布的《总结疫情的医学报告》中,通俗易懂地介绍了棉纱口罩对于鼠疫的预防效果、病房空气的传染性、鼠疫的消毒方法等相关知识和技术,不仅使这些研究成果能够及时地应用于临床实践,而且还借助《字林西报》这样的媒体平台向公众传播,在很大程度上减少了社会恐慌,普及了医疗卫生知识。由此,病人的早期发现,住处的消毒以及接触者的隔离等困难都得到了解决。

真正的防疫工作不仅是在疫情发生之时遏制传播、治愈疾病、减少死亡,而更多的应该是在疫情发生之前普及知识、预防疾病。伍连德不遗余力地普及卫生知识,除了利用报纸进行宣传之外,他与同事还主动走出去,到社会上搞讲演、作报告,回答民众关心的问题。他们还拍摄了一系列展示防疫工作各个阶段的电影,在学校和学院向公众展示。此举成效显著,公开疫情、取信于民的努力很快收到了效果,民众从一开始的抵触和拒绝,到后来的合作和配合,人们被卫生防疫人员说服了,自觉地在防疫队伍的领导下,一起同鼠疫抗争。

（四）北洋政府实施的防疫措施

"满洲"鼠疫暴发后,北洋政府立即派遣视察员前往视察,命令当地官员迅速筹防,还调拨专门人员帮同办理。

北满防疫总处是 1911 年东北鼠疫流行期间设立的卫生机构,它在"满洲"鼠疫防控中发挥了重要作用,是此次 1920—1921 年东北疫区的实际指挥处。北满防疫总处由伍连德统领,负责监控疫情并出台防疫政策。

1. 政府实施了各级疫情报告制度

据 1921 年 1 月 17 日的《民国日报》报道:"居民恐医官检验,初病时匿不报告,既死后,亦不敢收殓,或埋之雪中,或弃之田野。"政府以悬赏的方式鼓励百姓报告疫情,承诺"凡来局报告者,给予大洋五元"。

1921 年 2 月 2 日的《申报》记述了地方当局建立的疫情报告制度:"省会警察厅已传谕各署,对于该管界内,除切实清洁外,尤须令警长挨户调查,遇有病人或类似时疫者,务须随时具报,以便派医检验,设法消毒。"

2. 实施房屋消毒、尸体火化等消灭病菌的措施

为控制疫情,政府实行和鼓励房屋消毒、尸体火化等消灭病菌的措施。政府鼓励人们在住房、街道上垫石灰进行消毒。防疫人员发现鼠疫患者后,会立即对其住所及接触物进行消毒。例如,1921 年 3 月,夏家沟屯安姓一家连死数人,经确诊为鼠疫后,卫生防疫人员立即对房屋进行彻底消毒。纵使未能确定某人染疫,消毒也是必要举动。

火化也是消灭病菌的重要方式。例如,1921 年 3 月某日,吉林城外二道沟第八隔离所的某患者突然病死,立即火葬;当日午后,马路上有一人猝死,检查后为肺部疾病,即刻火化。

3. 控制交通以防鼠疫疫情扩散

为避免鼠疫疫情四散,北洋政府采取了控制疫区交通的措施。在村庄,主要是切断鼠疫患者家庭与外界的往来,避免不知情者受到感染。在各疫区,控制来往车辆的数量及车票的售票量。

1921 年 1 月下旬,哈尔滨与满洲里之间的火车尚能照常运输,但停售三等客票,一、二等非经医官验过发照的仍不卖票。到了 2 月,因疫情蔓延迅速,各地交通被迫完全停止。据《哈满交通因鼠疫停止》(民国日报,1921 年 2 月 3 日)报道:2 月 1 日,"哈尔滨与满洲里之铁路交通因疫停止"。2 月 3 日的《申报》快讯:2 月 2 日,由于"齐齐哈尔附近鼠疫蔓延,中东路宋督办已布告:将在哈(尔滨)以西各火车,一律暂停通行"。据 2 月 17 日的《顺天时报》消息:自 2

月 14 日开始,即使"经医院之证明或施相当之手续者,然由本地转车至哈尔滨方面则仍绝对不许。但往满洲里方面如一星期,经以上一次相当手续,则当可便乘前往"。

4. 政府采取严格的检查和隔离措施以防快速传播

为控制鼠疫疫情的快速传播,北洋政府决定对鼠疫患者和鼠疫疫区进行检查和隔离。

鼠疫暴发后,政府决定"以哈埠为第一防线,长春为第二防线"实行分区防范。齐齐哈尔日本领事馆希望将海拉尔也列入隔离防范区域,但由于当时海拉尔当地并未设立隔离组织机构,故紧急决定"由铁路公司,拨给火车若干辆,以代隔离所"。东三省各省会,也设隔离所,"以备外来染疫者之住宿"。

凡是与染疫者有接触的人,都会被送入隔离、观察。1921 年 5 月 1 日的《交通公报》载明:长春车站大通栈内有"住客染疫,日警查知,随将该病人及栈伙一并送入隔离"。"中东路由哈尔滨站开行客车内三等客一人吐血,实系染疫,连坐诸客一并送入隔离,以防传染。"

北洋政府实施的这类防疫措施,脱胎于十年前的防鼠疫经验。这些措施的推行,有效地传播了防疫思想、控制了疫情蔓延,使此次鼠疫的波及范围与死亡人数大大缩减,防疫效果显著。

三、东北地区第三次鼠疫大流行

在解放战争时期,东北地区的地域范围包括辽宁、安东、辽北、吉林、松江、合江、黑龙江、嫩江、兴安等 9 个省和大连、哈尔滨两个直辖市,总体行政区划仍相当于现在的辽宁省、吉林省、黑龙江省以及今内蒙古自治区的一部分。

(一)东北地区第三次鼠疫疫情概况

1946 年,东北地区成为国共双方争夺的焦点。当年秋天,被国民党军队所占领的通辽已有鼠疫发生,但国军无暇防疫,致使疫情延续到了 1947 年。1947 年 5 月,东北人民解放军收复了通辽,5 月 1 日成立了内蒙古自治区,自治区政府设在王爷庙(今呼和浩特),辖区包括通辽。1947 年,在东北及内蒙古东部暴发了自 1910—1911 年以来最大规模的一次鼠疫大流行,史称"东北地区第三次鼠疫"。鼠疫疫情以通辽最为严重,波及哈尔滨、赤峰等地。

1947 年 5 月,在鲁北(今内蒙古扎鲁特旗)三区五道井子村,人们发现大街上、院子里到处都是死鼠,但并未引起大家的足够重视。不久鼠疫蔓延到人类,6 月中旬已有 10 人死亡。到了 7 月中旬以后,鼠疫开始蔓延扩散,从鲁北传至通辽、开鲁、中旗、奈曼、阜新、彰武、双辽及长岭；从乾安传至大赉及开通；从乌兰浩特市传至洮安、洮北、洮南、突泉；从新惠传至乌丹、赤峰及建平，波及28个市县旗、93个区、633个村屯，并传播至哈尔滨市，被感染的患者达3万余人，死亡至2万余人。若以当时东北地区人口4200万来计算，患病率为72‰，鼠疫病死率为76.4%。

通辽县是这次鼠疫疫情最为严重的地区。该县地处大虎山郑家屯铁路交通要道，担负着供给热辽战区军需物资的转运任务。1947年7月15日，通辽县隆奥区常家围子村首先发生鼠疫，至7月22日即传遍临近各村，鼠疫患者达3000人，死亡2500人。7月30日，通辽县城的一些店铺发现了病鼠，被伙计打死并掩埋，8月3日打鼠的伙计开始发病，并通过这些店铺，疫情开始蔓延。8月2日，位于通辽县城中心区的一饭铺里有20多名伙计先后发病，有1人发病死亡，接着该饭铺又有5人发病死亡，并随着伙计们回家将鼠疫传至其他地方。8月中旬，通辽县城每天平均死亡100多人，最多时有160多人死亡。3个多月内，通辽县城死亡4.3万人，死绝88户，平均每8人死亡1人。在通辽农村地区，有180个村、屯发生了人间鼠疫，死亡达1.17万人。整个通辽地区的死亡人数，占1947年东北地区鼠疫总发病人数的50.59%。据当时东北防疫委员会编写的广播稿记载："据报载已经死了的就是一两万人。有一个时期闹得最凶的地方，是通辽北关，一天就死了一百多人，还有个别小屯子人都死光了。这是多么凄惨的景况。"

乾安县、洮安县、新惠县、扶余县、双辽县、开鲁县的发病和死亡的情况也很严重，发病均在千人以上。其中，乾安县死亡1714人，为全县总人口的4%；洮安县肺鼠疫流行严重时，病死率达90%；新惠县在8月到10月间死亡3875人；扶余县到1947年9月下旬，死亡数超过百人；双辽县5个自然屯发生鼠疫病人139人，死亡114人；开鲁县城从1947年6—8月内鼠疫发病500人，死亡450人，病死率达90%。

1947年7月，内蒙古王爷庙也暴发人间鼠疫，并相继在科右前旗、突泉县流行。仅东北地区1947年的鼠疫死亡人数，大大超过了全年因战争而伤亡的总数。东北地区人民解放军西满驻地也有个别连队发生鼠疫流行，且有个别地方由跳蚤传染的腺鼠疫而发展为由空气传染的肺鼠疫，疫情比较严重。

1947年5月开始流行的鼠疫，一直持续到12月初才稍有缓解。不料，1948年5月鼠疫再度暴发，直到11月末才平息。辽北省、嫩江省、热河省共发生鼠疫5459例，死亡3901人，病死率达71.4%。

（二）东北地区第三次鼠疫流行的成因

东北地区第三次鼠疫大流行同样是自然因素与社会因素共同作用的结果。

1.疫区地处达乌尔黄鼠疫源地

东北地区恰处于松辽平原达乌尔黄鼠疫源地,其范围在 14 万平方公里以上。该疫源地曾发生过 1917 年的第一次和 1920 年的第二次东北鼠疫大流行。其主要宿主是达乌尔黄鼠,主要传播媒介是方形黄鼠蚤,鼠疫菌是通辽生物型。

根据东北人民政府卫生部的《1949 年防治鼠疫工作总结报告》,松辽平原达乌尔黄鼠疫源地一带鼠类繁多,已发现鼠类达 13 种以上,其中黄鼠、大家鼠和鼷鼠与鼠疫的发生与传播最为密切。这几类"疫鼠"一般都是在适宜的气温与湿度下潜伏和活动,先有鼠类鼠疫流行,后借着"疫蚤"感染人类,造成东北地区的鼠疫经常 5 月份开始发生,6—7 月份逐渐发展,8 月份鼠疫疫情转趋严重,9 月份则达到发病最高峰,10 月份发病数开始下降,至 11 月份平息的流行规律。

2.疫区恶劣的卫生环境为鼠疫的流行提供了条件

当时的东北地区,经济落后,生活贫困,环境卫生状况极差,社会环境恶劣,鼠疫疫源动物、媒介昆虫大量滋生,为传染病的流行提供了有利条件。例如,在东北广大的农村地区,民居一般都是土筑房屋,极少有砖房。土坯筑成的墙基炕灶,易被鼠类盗洞、潜伏,鼠洞密布于院里和屋内。仓房拥挤,草垛、马棚、猪圈、禽舍、粪堆多集中在院内,且与居室临近,院内垃圾不常打扫。甚至有的家庭还将家畜和家禽养在屋内,与人住在一起。室外泥泞不堪,饮水井没有井盖,夏季苍蝇甚多。储藏的粮食也缺乏防鼠设施。这种恶劣的环境卫生状况,使人们养成了长期不讲卫生的习惯,一旦鼠疫疫情发生,极易快速传播。

3.愚昧无知与迷信盛行加重了鼠疫疫情的传播

在鼠疫流行初期,由于人们愚昧无知,很多人不知鼠疫为何病,顿觉惊慌失措、恐惧异常,害怕进入隔离所。还有一些迷信思想严重的人,认为鼠疫是"瘟神下界",因此便求香拜佛,跳神驱鬼,给鼠疫疫情防控徒增了诸多困难。

在有些地方,卫生防疫人员被迫顺从群众的落后要求,允许他们"唱戏退瘟神",结果由于人群聚集,使鼠疫迅速传播,造成了更大的灾难。例如,当通辽县大林区一棵树屯发生鼠疫疫情时,许多村民极度恐慌,决定演 3 天皮影戏送瘟神。头一天几百人挤着看戏,第二天就有上百人患病,第三天就病死 70

多人,看戏的人有一半死亡。瘟神没被送走,反而因人群聚集为鼠疫的快速传播制造了机会。

此外,1946 年以后,国民党军队大举进攻东北解放区,社会秩序打乱,难民无序流动,造成鼠疫猖獗流行,出现了地方性鼠疫流行高峰。

(三)东北人民政府实施的防疫措施

在"一切为了前线""一切为了健康"的口号下,东北人民政府积极开展鼠疫防治工作,最终遏制了东北地区第三次鼠疫流行,并为以后鼠疫的防治工作积累了宝贵的经验。

1.成立权威的防疫委员会和专业的防疫队伍

1947 年 7 月 15 日,东北民主联军总卫生部发出了疫情通报。8 月 28 日,东北行政委员会召开了军地防疫会议,次日发出《为防止鼠疫令》及《防止鼠疫令及其办法》。同时,东北行政委员会致函苏联驻哈尔滨领事馆,请求帮助"一千万人份的疫苗","并请派遣防疫队来"。9 月 16 日,内蒙古自治区政府在王爷庙设立"防疫本部",直接指挥鼠疫防治工作。9 月 28 日,东北行政委员会决议成立东北防疫委员会,发出《关于紧急防疫的通令》,随后在疫区各县先后成立了地方防疫委员会。

由于地方组织都不很健全,也缺乏足够的防疫力量,因此防疫工作主要由东北防疫委员会组织、协调。东北行政委员会卫生处和东北防疫委员会派出 5 批防疫队和 6 个地方防疫队,奔赴乾安、开通、洮北、通辽、开鲁、扶余、大赉等地开展防疫工作。防疫队的主要任务是:①调查了解疫区情况、风俗、习惯、气候、地质等;②检疫(检查患者);③消毒;④预防注射;⑤解剖尸体检菌;⑥情报、宣传、救济;⑦捕鼠灭蚤,处理尸体,隔离收容及治疗病人;⑧记录统计。这些防疫队对控制东北鼠疫流行与蔓延发挥了积极作用。

1948 年 5 月 4 日,东北行政委员会颁布了《传染病预防暂行条例》和《鼠疫预防暂行条例》,将鼠疫规定为法定传染病,并规定了报告及通报制度。

1948 年 6 月 20 日,为加强组织统一领导,东北行政委员会成立了东北防疫指挥部,又指令辽北、嫩江、热河、内蒙古 4 省联合成立了西满防疫指挥部,并建立了地方基层组织,村设卫生委员,区设卫生助理,县设防疫科(股)。在扶余、赤峰、白城子、通辽设 4 个防疫站,后将白城子站变为机动防疫站,防疫列车在白城子和通辽之间机动使用。

2.实施科学的防疫举措

东北解放区党和政府积极地防疫灭疫,抢救生命,实施了一系列有效的防疫措施。

(1)预防注射

在鼠疫疫区和有保菌鼠地区,注射鼠疫生菌疫苗;在临近疫区和交通要道地区,注射鼠疫死菌疫苗。早期因疫苗数量十分有限,难以普及。1947年9月,哈尔滨市卫生局防疫科科长崔其盛从鼠疫患者血液中分离出鼠疫菌,并制成了鼠疫疫苗,主要由1946年成立的白城生物制品厂生产,预防注射后的效果较好。同时,苏联向东北地区提供了鼠疫疫苗,使预防注射得到逐步推行。

据1947年统计,在疫区居民中,有73.5%接种过预防注射。1948年,仅根据通辽调查的1587名患者中,未注射或仅注射1次者占56.7%,注射2次以上者占43.3%。到了1949年,在该年度发生鼠疫的内蒙古、热河、黑龙江、吉林、辽西5个省份,当地居民都普遍进行了预防注射。

调查显示,接受过预防注射的,即使发病,病死率也较低。据东北鼠疫防治院统计,在1222名鼠疫患者中,未经注射疫苗的病死率为84.4%,注射疫苗1次的病死率为81.5%,注射2次疫苗的病死率为63.6%,注射3次的病死率降至43%。可见,注射疫苗后,鼠疫患者的病死率有所降低。

(2)疫区隔离和封锁

1947—1949年东北地区第三次鼠疫流行期间,防疫人员接到鼠疫疫情报告后,2小时内必须出发并到达疫区。迅速建立小隔离圈(以发生患者的庭院为单位)、大隔离圈(农村以屯为单位,城镇以组或街为单位)、封锁圈(由各疫屯为中心,在5公里半径内的地区),分别严格隔离患者或封锁疫区9天、12天和18天。出现疫情的地区,都设有健康隔离所和患者隔离所。

早期疫情的蔓延与没有及时封锁交通有关。1947年10月5日,东北防疫委员会发布了《关于防疫戒严封锁暂行办法》,规定:疫情严重地区,断绝一切铁路、公路、航运、大车行旅交通,禁绝来往行人,公共娱乐场所停止营业;疫情较轻地区,切断与疫情严重地区的交通,在交通要道设检查站严密封锁;未发生疫情地区,实行预防戒严,在与疫区的沿线交通要道设检查站。

此外,对鼠疫患者的尸体实行掩埋。当时,大部分地区采用的还是土葬,只有部分尸体实行了火葬。埋葬尸体工作多由卫生防疫人员直接负责,以确保卫生安全。

(3)清洁防疫卫生运动

在鼠疫流行期间,开展了大规模的灭蚤、捕鼠、挖防鼠沟等清洁防疫卫生运动。东北各地政府设立厕所,安置垃圾箱或挖垃圾坑,安装井盖,从根本上改善了环境卫生状况。各级人民政府发动群众,清除垃圾污物,晾晒被褥和炕席,开展广泛的灭鼠灭蚤活动。

在大规模的捕鼠运动中,群众共捕鼠 2236 万余只。在疫情最为严重的通辽县,仅 1947 年冬就捕鼠 800 万只,并在通辽城区周围挖出"疫鼠"尸体 5000多只,经过消毒、焚烧后再埋入 7 尺以下土中,有效地消灭了病原体。为防止野鼠进村和野鼠、家鼠交窜,在重疫区村外或隔离圈周围、防疫工作队宿舍附近挖防鼠沟。

民众还摸索出了"烧、燎、抹、垫"为主的灭蚤方法:在炕面和室内地面,撒布热灰或烧火杀灭蚤类;刷抹墙壁裂缝,消除蚤类滋生栖息场所;挪开靠墙的箱柜并垫高,以暴露鼠洞并予以堵塞。这些"土法"对灭蚤很有成效,被广为运用。

3. 开展广泛的卫生防疫宣传

鉴于群众对鼠疫等传染病的恐惧和防疫知识的缺乏,东北防疫委员会组织各地开展了多种形式的宣传和教育活动,把防疫知识教给群众,动员群众自己起来和疫病作斗争。

东北防疫委员会编印了《防疫宣传大纲》1 万份、《可怕的鼠疫》7 万份、《鼠疫宣传漫画》5000 份,分发给各地群众;还印发了《防疫工作手册》《防治鼠疫工作人员须知》等资料,发放到各地防疫委员会和各防疫队,向工作人员详细介绍防疫常识和处置方法。为掌握防疫工作进展,还综合各地疫情报告,随时编制《疫情通报》,先后共印发 6 期。

各地还印制了防疫快报、防疫导报、工农通讯、宣传小报等,发到基层单位,以帮助基层干部和群众了解疫情,破除迷信,树立科学的防疫方法,战胜鼠疫等传染病。各部队军区、医院还有先扭秧歌,待召集到很多群众时再开始宣传,这种方式对提高当地民众的预防注射率,提高鼠疫预防知识,揭穿巫神巫医的欺骗等,效果非常明显。

(四)陶铸在三江口疫区的控制策略

1947 年 6 月 15 日,人民解放军进攻位于辽吉的战略要地四平的战役已经打响。时任辽吉省委书记兼辽吉军区政治委员的陶铸,率领辽吉省委从白城子经郑家屯来到了距四平前线只有 15 公里的八面城,随时准备带领筹组中的四平市委干部进入战后的四平市区。当时,恰逢东北地区第三次鼠疫的发生和大流行,且是从农村地区开始的。

在当地,最早发现鼠疫疫情的是距四平前线 40 多华里的三江口村。陶铸获知疫情后,紧急电告东北局,并率辽吉省委一班人火速赶赴三江口疫区。此时,鼠疫疫情已经开始扩散,不仅三江口村已有70%的村民患病,而且附近的村屯也出现了鼠疫病例。

东北局紧急从哈尔滨调遣了一支由军医和护士组成的医疗队,及时果断地对疫区患者采取了抢救和隔离措施,在一定程度上控制了鼠疫的扩散和传播。但是,由于当时的防疫条件和医疗水平有限,因疫情造成的死亡人数仍然在增加。陶铸在给东北局的电报中写道:"三江口鼠疫虽然初步得到控制,但是,死亡于非战争的群众人数仍在增加,这是我们省委至沉痛的。现在我们感到担忧的是,如若肺鼠疫不能得到及时有效的扼制,继续向南扩展蔓延,必将直接影响和波及四平前线正在英勇奋战的我军将士,因此,急请东北局火速解决医治鼠疫的特效药品,以便将正在汹涌蔓延的灾情控制在辽河以北地区。"

三江口附近的一些医生和士绅,亲历过历史上几次鼠疫疫情,他们多次来到辽吉省委所在地的曲家店,向陶铸建言献策。这些医生和士绅们向陶铸介绍了1941年辽吉地区发生鼠疫大流行时的情形:当时在疫情流行时,日本关东军派出大批军警封锁甚至毁灭发生疫情的城镇和村屯。有时,日军发现某村屯虽然只有少数人得了鼠疫,他们还是不惜动用大批军警实行严密封锁,然后放火焚烧整个村屯。一旦发现跑出来的人,无论是否是鼠疫患者,一律架起机枪扫射屠杀。

一些士绅们还向陶铸建议:不妨依照当年日本关东军在辽吉和东北三省控制肺鼠疫疫情蔓延的做法,火速封锁疫情严重的村屯,挖断公路,切断四洮铁路,火焚重点疫区。只有这样,才能隔断三江口疫区向南和四平前线蔓延扩散。

对此,陶铸当即义正辞严地表示:"诸位的建议尽管可以马上切断疫区,但是,我们是共产党的军队,决不能像当年日本关东军那样,为了控制所谓疫区就不惜枪杀和火烧那些尚未染上肺鼠疫的人民群众。如果我们也那样做,又和日伪反动派有什么区别呢?"

在三江口一带肺鼠疫疫情扩散最严重时期,陶铸率领辽吉军区干部和防疫队深入疫区,并发动广大群众和民兵,及时组成医疗抢救队。他们一面依靠解放军医疗力量和部分药品抢救疫民,一方面紧急疏散尚未受到鼠疫波及的附近村屯群众。对已丧生的,迅速组织干部群众进行就地掩埋,及时消灭鼠疫传染源,使疫情得到了初步控制。

1947年6月28日,部分辽吉省委干部继续留在三江口疫区对鼠疫疫民进行救治,而陶铸率领省委其他成员赶赴四平前线。当四平市委刚刚宣布成立之时,肺鼠疫已经传播到了四平市。

四平市的首发病例是一名从金宝屯(三江口附近)来四平做生意的商人。6月29日,这个商人在四平站前一家客栈因患鼠疫而病死。陶铸获悉后,立即决定对客栈店主及客人实施隔离措施。同时,把四平出现鼠疫疫情的情况电告东北局,请求尽快再派医务人员进驻四平,以防止疫情向长春和沈阳一带蔓延。不幸的是,鼠疫疫情还是在战后的四平扩散开来。不但群众被传染,而且解放军部分战士和少数国民党战俘也受到了波及,如果疫情得不到有效控制,后果不堪设想。

陶铸多次主持召开会议,研讨如何战胜肺鼠疫的策略与措施。他不认为肺鼠疫是人力不可抵抗的,更不承认东北局和人民解放军没有控制肺鼠疫的能力。陶铸在省委和省军区高级干部会议上郑重地说道:"我们共产党人能够用军事力量收复辽吉,也能以坚忍的意志医治好战争的创伤。特别对当前这场来势凶猛的肺鼠疫,是否能在最短时间里得到控制和根治,将直接关系到共产党在东北群众中的威信。群众会从我们抢险中看到,共产党究竟是什么样的党,人民军队究竟是什么样的军队!所以,我们只许成功,不许失败,一定要在最短的时间里控制肺鼠疫的灾情!"陶铸冒着随时染上肺鼠疫的危险,日夜坚守四平防疫前线。当时,有许多人都担心万一陶铸染上鼠疫,会影响辽吉地区战后的恢复工作。陶铸表示:"在这种时候,如果我作为省委书记躲了起来,谁还敢上阵地抢救染上肺鼠疫的病人呢?"

在当时财政相当紧张的情况下,东北局批准了陶铸关于尽快解决鼠疫疫苗的请示报告,拨款10万元(东北币)在白城子火速建成了一座专门生产鼠疫疫苗的制药厂,又由东北局请来苏联专家,日夜研制和生产鼠疫疫苗。

1947年7月12日,第一批鼠疫疫苗运抵四平。此时,鼠疫疫情正值高峰期,有人主张陶铸和辽吉省委主要负责人先进行注射以防感染,但陶铸拒绝了,并作出了先群众、后干部的注射顺序。由于陶铸的身体力行,尽管省委、军区和医疗队有部分人因感染肺鼠疫而去世,但是四平及辽吉地区的肺鼠疫疫情终于在7月下旬就得到了彻底的控制。

四、民国时期绥远地区的三次鼠疫大流行

(一)绥远地区的第一次鼠疫流行

1917年8月,绥远伊克昭盟乌拉特前旗扒子补隆(今巴彦淖尔市新安镇)

的天主堂发生鼠疫,惊恐的民众逃奔,致使鼠疫迅速向外传播。9月下旬由伊盟运输皮毛的马车队车夫、商人传入包头,10月中旬传入土默特旗、归化(今呼和浩特)、丰镇等地,11月扩散至全区27个旗县,12月鼠疫疫情呈大流行之势,沿着铁路和交通线迅速向其他省区传播扩散。此时,绥远的鼠疫疫情已十分严重,全区八县,未染疫者仅东胜一县。后经到萨拉齐贸易的商人传入山西大同县,导致该县5个屯发生鼠疫。

鼠疫疫情波及直隶、山东、安徽、江苏等省,以绥远、山西为重点疫区。到1918年5月被扑灭,鼠疫流行长达10个月之久,共死亡14600人,造成了巨大的生命与财产损失。

1917年绥远鼠疫发生后,北洋政府决心建立永久性的全国防疫机构——中央防疫处,于1919年3月正式建立。

民国时期的绥远地区

民国初年(1912年),袁世凯政府在内蒙古划置3个特别区:热河、察哈尔和绥远。

民国三年(1914年)1月,北洋政府公布与兴和道设置绥远特别区,将原先由山西省管辖的归绥道12县,改由绥远城将军管辖,还有归化城土默特左、右二旗,伊克昭盟和乌兰察布盟也划归绥远特别区。

1928年,中华民国国民政府改称绥远省,省会为归绥(今呼和浩特),抗日战争时期省会为陕坝(今巴彦淖尔市杭锦后旗陕坝镇)。

(二)绥远地区的第二次鼠疫流行

1928年3月开始,在伊克昭盟达拉特旗野外,人们发现许多地方连续不断发现自死鼠和死野兔,这正是鼠疫暴发的征兆。4—7月,在达拉特旗、固阳县等地发现腺鼠疫患者,8月以后出现肺鼠疫。之后,鼠疫传播到托克托县和包头等地。

本次鼠疫为腺鼠疫与肺鼠疫混合型,主要在绥远地区西部流行。至1929年3月,鼠疫疫情息止,造成4000余人死亡。

1928年,绥远地区发生大灾荒,旱、水、霜三遇天灾。在如此严重的灾荒中,人们衣食无着,迫不得已以掘食老鼠、鼠粮为活命手段,而鼠和鼠粮极有可能附有鼠疫杆菌。大灾往往导致民众的体质衰弱,机体抵抗疾病的能力下降,感染瘟疫的可能性加大,易导致鼠疫的发生与流行。根据《中华民国史史料外编:第 93 册》(广西师范大学出版社,1997 版)记载:"荒旱特甚,人民大半掘食鼠粮,以致发生此种瘟疫。"1928 年的鼠疫流行,正是因为灾荒引起的。

(三)绥远地区的第三次鼠疫流行

1942 年 1—6 月,鼠疫开始在五原、临河、包头、安北、东胜等县 22 处蔓延,发现鼠疫疫情的地区达 61 处,鼠疫主要在绥远西部地区流行,蔓延数月之久,尤以五原、临河为重,共死亡 387 人。

这次鼠疫疫情是由于 1941 年 12 月侵华日军在河套地区散播鼠疫细菌造成的。据 1942 年 3 月 1 日傅作义给蒋介石、何应钦、徐永昌、卫立煌、朱绍良的电文中称:"顷接反正部队报称,包(头)敌于两月前曾秘密派细菌队 40 余人,化装到我方洒放各种最毒细菌,此次后套及伊盟发现之鼠疫,即为敌人所播。"这种人为造成的鼠疫传播给当地人民带来的惨重灾难,是日寇无法抹杀的战争罪行。

当时,正值抗战时期,绥西地区地处前线,加之鼠疫为患,军民惊慌不安。由于傅作义将军及时果断地派遣军队封锁隔离、断绝交通,切断了传播途径,控制了传染源,使鼠疫没有继续扩大和蔓延。

(四)绥远地区鼠疫流行的自然与社会根源

纵观民国时期绥远地区的三次鼠疫流行,除 1942 年的鼠疫是由日军人为因素造成的外,其余两次都源自自然界,但造成鼠疫流行的主要因素却是社会因素,并源于近代绥远地区的大规模开发导致的自然环境变动。

1. 在鼠疫自然疫源地的大规模无序开垦,是造成鼠疫流行的重要原因

鼠疫是一种疫源性疾病。由于鼠类属于群居性动物,一旦有鼠患病死亡,会导致一群鼠患病和死亡,甚至在某一个地区的鼠全部死亡。由于人与鼠的接近,使得鼠间鼠疫便转换成为人间鼠疫,该地也就成为一个鼠疫自然疫源地。

在内蒙古地区,存在着四种类型的鼠疫自然疫源地:①呼伦贝尔高原蒙古旱獭鼠疫自然疫源地;②察哈尔丘陵松辽平原达乌尔黄鼠鼠疫自然疫源地;③乌兰察布鄂尔多斯长爪沙鼠鼠疫自然疫源地;④锡林郭勒高原布氏田鼠鼠疫自然疫源地。从地理位置看,这一广阔的区域包括内蒙古高原的绝大部分,绥远地区也在此区域之中。近代中国北方几次鼠疫大流行都源于这一区域。

清代以来,特别是在清末时期,大量移民进入绥远地区,对土地进行大规模无序开垦,将草场变为耕地,在一定程度上破坏了原来的生态环境。1902年,清政府设立垦务公司,丈放内蒙古土地。到 1908 年,已放垦内蒙古土地达7571331 亩。1915 年,民国政府在归化城设立了绥远垦务总局,继续在此放荒

招垦。随着平绥铁路、包绥公路的相继开通,越来越多内地农民前往认垦,仅山西一地每年便有认垦农民数以万计,数年后率族偕来,居然成村成落。土地的大规模无序开垦,对鼠疫自然源地造成了过度的影响,改变了鼠疫疫源地生态系统,容易诱发鼠疫。绥远地区移民垦殖和草原生态环境的变迁,增加了人与鼠疫接触的概率。大量移民进入鼠疫自然疫源地,增加了人被鼠蚤叮咬的概率,为引发人间鼠疫疫情埋下了隐患。

2. 绥远地区大量的人口流动,是鼠疫传播的重要途径

一些来自"口内"(泛指长城以内的地区)的季节性雇工(俗称雁行人),他们并不在绥远地区入籍,多数是春去秋回,使得该地区存在着大量的流动人口。据王富、薛正三编撰的《萨拉齐地区鼠疫流行史》(《包头文史资料选编:第八辑,1986》,包头市政协)记载:1917—1918 年鼠疫暴发流行时,"鼠疫经附近各村向东西传播各县,当时山西人很多,一来躲避瘟疫;二来有年终回家的习惯,因此他们便提前回家。五原、安北、包头、萨县等处为往来要道"。可见,绥远地区人口的频繁流动,加剧了鼠疫疫情的传播和流行。此外,在绥远地区,当时有相当数量的流民、乞丐,他们居无定所,身体条件较差,是鼠疫的易感人群和传播人群。流民本身体质就差,加上居住条件简陋,吃百家饭,极易感染传染病,染疫的流民在拾荒乞讨过程中又极易传播疾病。有的人家疫死绝户,陈尸于榻,乞丐便涌入搜取"什物"(泛指日常衣物及零碎用品),造成"群丐皆毙于途"的惨景,加剧了疾病的传播。

土匪问题是民国时期最严重的社会问题之一。绥远地区土匪活动猖獗,在境内到处流窜,烧杀抢掠,无恶不作。匪患同样促成了一定规模的人口流动,为鼠疫的传播提供了条件,也加大了鼠疫防治工作的难度。据《申报》在《绥远检疫纪事》一文报道(1918 年 4 月 13 日):1918 年 4 月,奉命前往归化城防疫的检疫人员"须派官兵护送,否则不敢前进,因此(地)带土匪异常猖獗,即商人等,非数十人结一团体,雇保镖护送者,未敢前进也"。另据《大公报》在《绥远天灾匪患》一文披露(1928 年 12 月 23 日):赵半吊子(赵青山)匪部于1928 年 12 月 1 日攻陷萨拉齐大岱村,村民死伤无数,房屋焚烧过半。匪徒在各村奸淫掳掠,杀人放火,无所不为,各村居民纷纷逃入察素齐镇,该镇因有驻军,原有居民不过 400 户,逃至者达万余人。此外,驻扎当地的剿匪部队"兵士染疫,死者颇多"。

3. 当地居民的不良习俗和落后观念,影响了对鼠疫的防治

绥远地区位于偏处塞外,居民的愚昧和迷信的氛围浓厚,为鼠疫的传播提

供了便利条件。绥远地区的蒙古族有"天葬"的丧葬习俗。对此,沈云龙的《近代中国史料丛刊续编:第76辑》(1980年,台北文海出版社)有这样的描述:"委尸沙漠和丘陵。翌日,或隔三日往视,禽兽(多为畜犬)食之则吉,否则另请喇嘛祝祷,移尸它处,必至禽兽果腹而后已。"这种暴尸的做法,不仅在蒙古族中盛行,受气候条件的影响,已形成了该地一个普遍的习俗,即死尸在冬季一概是不允许掩埋的,必须等到春暖解冻时才能埋葬。因此,很多鼠疫疫尸便被堆积在大坑内,任由狼犬啃食。尤其在鼠疫流行时,这种习俗的危险性更大。大量疫尸无法掩埋,导致鼠疫病菌迅速向外扩散,加剧了鼠疫的流行。

在鼠疫流行时,当地居民对解剖、焚烧尸体等正常的防疫行为难以理解,甚至做出过激反应,这也加剧了鼠疫的流行。例如,1917—1918年鼠疫流行时,负责丰镇当地防疫的伍连德医师取染疫死亡者高氏的脾脏以备检查,因"不意被高氏之夫老八窥见,(老八)怒不可遏……立往车站,将伍氏之火车围绕……由军警驰赴弹压,风波始息,然从此地方仇视防疫官处,恨之入骨"。另据1918年《申报》报道:"法美医士在丰镇察验患疫而死之尸身两具,且被愚民凌辱,闻此二医士已离丰镇。"更有甚者,在丰镇有些人竟然"如晚间见检疫人员单独游行,即行杀害"。为此,绥远地方官员也承认"边地风气未开,剖解尸体,实属罕见";"至预防传染,应行检验、隔离、剖解、焚燻诸事,在风气闭塞之地,办理诸多困难,而疫病流行既迅,讳疾忌医尤属万不可能"。当地居民这类愚昧的做法,显然都无益于鼠疫的防治,在客观上加剧了鼠疫的流行。

民众对鼠疫患者的传染性认识不足,加之传统民俗使然,加剧了鼠疫的传播流行。季啸风、沈友益编写的《中华民国史史料外编:第93册》(广西师范大学出版,1997)记载了因主动接触鼠疫病人和死者导致传染而死的情形:1928年鼠疫流行时,萨拉齐县东园沙尔沁村"住民张财家中,先死少妇一人,家人被染而死者,至十九人。同村探病及侍疾者,又死七人。阴阳生因至该家参与殓事者,亦死三人,村中辗转传染而死者又二十余人,仅半月间事耳"。

当地居民的迷信活动,客观上也加剧了鼠疫的流行。人们在鼠疫流行时,往往陷于慌乱之中,纷纷从事迷信活动以求自保。在1917—1918年鼠疫流行期间,萨拉齐地区民众所采取的唯一办法就是求神拜佛,烧香许愿。固阳地区的民众在万般无奈的情况下,只好把唯一的希望寄托在烧香、磕头、求神、拜佛的迷信活动上。就连打死过一条蛇,捕捉过一只鼠也认为是造孽犯罪,认为这是得罪了疫神的结果。

在当时的绥远地区,居民普遍没有养成良好的卫生习惯,民众的一些不卫生陋习,成为细菌繁殖、疫病孕育的温床。例如,不讲个人卫生、燃烧兽粪、牲畜及兽类之死骸不加掩埋、当街便溺纯属正常现象等。在鼠疫流行期间,行人沿途借宿、吃喝,不讲究卫生,更不懂得病人和死者衣物、用具是传染病媒介,这些卫生陋习,为鼠疫病原体的滋生和扩散提供了条件,更不利于鼠疫的防治。

4. 当地政府官员的不作为,对鼠疫流行起到了推波助澜的作用

当地政府官员为眼前之利益或一人之政治前途,面对鼠疫疫情常常匿灾不报或防疫不力。1918 年 1 月 12 日出版的《申报》在《晋边防疫之西讯》中指出:"但事之骇人听闻者,为归化厅官场之腐败,该处已有疫症多起,而官场犹不承认。"1 月 15 日的《申报》针对 1917 年鼠疫由伊盟运输皮毛的马车队车夫、商人传入包头的情况,在《西报论晋官场玩视疫症》一文中陈述:"绥远都统不允禁止羊毛商人往来,且装聋作哑,不承认有疫。"1 月 17 日的《申报》在《西报对于北方防疫之危疑》中报道了当时负责防疫工作的伍连德博士的无奈:"归化全未筹议防疫,该处都统顽固已极,观其恶遇美国医士里维斯与爱克菲尔特二君可见一斑,余与外国医士三员自一月三日起至六日止,均被软禁,不能回京报告。"

由此可见,面对鼠疫疫情当地政府是何等的不作为。救灾防疫是政府的重要职能,政府职能发挥正常与否,对瘟疫流行有着重要影响。由于地方政府的不作为,对鼠疫的流行起到了推波助澜的作用。

第三节　近代中国的卫生防疫体系

一、晚清时期的卫生防疫管理体制（1840—1912）

晚清时期(1840—1912)是中国近代史的开端,也是近代中国半殖民地半封建社会的形成时期。1840 年的第一次鸦片战争开启了晚清时期,西方列强迫使清廷签订不平等条约;1856—1860 年的第二次鸦片战争使得清朝统治危机进一步加深。1911 年 10 月 10 日,辛亥革命爆发,清朝统治迅速崩溃。1912年 2 月 12 日,晚清宣统帝溥仪被迫颁布退位诏书,结束了清政府自 1644 年入关以来 268 年的统治。

（一）中央卫生行政机构

在晚清的社会认知中,卫生应该是警察的业务之一。例如,《张季子九录》曰:"(警察)其职保护人民,其事四:曰去害,曰卫生,曰检非违,曰索罪犯。"

1. 巡警部警保司卫生科

1905年(清光绪三十一年),清朝廷成立中央警察机构巡警部。在下设的警保司中,设有卫生科,"掌考核医学堂之设置,卫生之考验、给凭,并洁道、检疫,计划及审定一切卫生保健章程"。这是我国第一次建立的专管公共卫生的行政机构。

2. 民政部卫生司

1906年11月6日,清政府设立民政部,下设民治司、警政司、卫生司。其中,卫生司"掌核办防疫卫生、检查医药、设置病院各事",并将原"警保司卫生科事务归并办理"。清廷在民政部中单独设立卫生司,与警察部门实现了分离。

民政部卫生司下设三个科:保健科、检疫科、方术科。其中,保健科"职掌为检查饮食物品,清洁江河道路、贫民卫生及工场、剧场公共卫生";检疫科"职掌为预防传染病、种痘、检霉、停船检疫";方术科负责"考医、验稳婆(接生婆)、验药业、管理病院"。

3. 海关海港检疫机构

1860年,清廷在塘沽设立了检疫医官,从事海关检疫工作,成为中国海港检疫的开端。1873年,为预防东南亚地区霍乱的侵入,上海、厦门海关先后制定了《海港检疫规则》,对入境进港船只实行检疫。之后,汕头、安东、营口、汉口、广州、天津大沽、秦皇岛等港口也先后实施检疫。但是,当时的海港检疫主权完全掌握在西方列强控制的海关手中。

(二)地方卫生行政机构

1. 北京京师内外城巡警总厅卫生处

1905年12月,北京市成立京师内外城巡警总厅(直隶于巡警部),分设总务处、警务处、卫生处。其中,卫生处的职责是"清道、防疫,检查食物、屠宰,考验医务、药料,并管理卫生事务"。

卫生处下设清道股、防疫股、医学股、医务股。清道股"职掌为清洁道路、公厕,运送垃圾,禁止居民泼污水等";防疫股"职掌为预防传染病,种痘,检查病院、兽疫、屠场、食店";医学股"职掌为管理医学堂、病院情况,调查医生、药品、书籍,统计生死人数";医务股"职掌为救治疾病,稽查厂场卫生,制造药品事务"。

京师内外城巡警总厅下设五个分厅,各分厅设立总务课、警务课、卫生课。其中,卫生课"掌管分厅内的清道、防疫、医务、医学事项"。

1906年清廷成立民政部后,京师内外城巡警总厅改为直隶于民政部,所属机构也做了一些调整,但卫生处仍然保留,下设两个科。其中第一科"掌管清洁、保健、防疫等事项";第二科"掌管医务、化验、戒烟等事宜"。京师内外城巡警总厅卫生处的设立,开创了北京城市卫生清洁和卫生管理的新局面。

2.天津都统衙门卫生局及天津卫生总局

1900年,八国联军攻占天津,天津城遭到血腥屠杀和抢劫。八国联军在天津成立的都统衙门内设立了卫生局,卫生局制定了管理城市垃圾的章程。通过招标,建立了120座公共厕所,建立两座公墓供城市贫民掩埋死者。卫生局还制定了防止流行病泛滥的章程,加强了对城市妓院和乞丐的监督管理。当时,还设置有卫生警察,专门抓夫或雇人背运城区尸体,并管理街道卫生,处罚在街道及各公共场所一切有碍公共秩序及卫生等不良行为。

1902年8月,清政府收回天津,都统衙门被裁撤。李鸿章在天津大王庙设立北洋卫生局,后设立北洋防疫局,兼管海港检疫事务。袁世凯就任直隶总督后,组建了天津卫生总局,其任务是负责医疗卫生,船舶、火车的检疫和妇婴医院、育黎堂的管理,监管大沽、唐山、秦皇岛检疫。

3.省巡警道卫生课及州县佐治官

1901年开始,各省陆续饬练巡警,并不同程度地开展了清道、建立公厕等卫生事项。1905年之后,巡警部开始管理各省巡警,但由于各省缺乏统一的卫生行政机构,各省在卫生事务上一直是自行其是。

1907年,清政府下令各省增设巡警道,使巡警制度得以统一。

根据1908年清廷宪政编查馆考核颁定的《直省巡警道官制细则》的规定,各省巡警道设立警务公所为官署,下设四个课:总务课、行动课、司法课、卫生课。其中,卫生课"掌卫生警察之事。凡清道、防疫、检查食物、屠宰、考验医务、医科及官立医院各事项皆属之"。巡警道卫生课是我国省直机构中第一次统一出现的医药卫生行政机构。

宪政编查馆

宪政编查馆是清政府为推行"预备立宪"于1907年8月24日设置的机构,直属于军机处。宪政编查馆的主要任务是办理奉旨交议的有关宪政折件以及承拟军机大臣交付调查各件;翻译各国宪法、编订法规及考核各部院、各省政治情况等。

宪政编查馆设提调二人主持管理,下设编制局、设计局、官报局。1911年5月,清政府裁撤军机处,改设内阁,宪政编查馆随之撤销。

从1908年起,在各省及州县设置巡警机构和人员,掌管卫生事宜,标志着晚清卫生行政开始向近现代化演进。例如,1908年,广东、四川、云南等省设置了巡警道;1909年,江西、山西、广西、浙江、河南等省相继成立了巡警道;1910年,江苏、福建等省也建立了巡警道。但是,奉天、吉林、黑龙江省警察机关归民政厅管理,不设置巡警道。

中央一级的民政部卫生司与省级的巡警道卫生课的建立,理顺了上通下达的卫生行政系统,使民政部卫生司制定的各项医药卫生政策,得以由巡警道卫生课在各省具体贯彻实施。

1907—1911年,巡警道卫生课在各省内逐步开展了一些卫生事项,如建立医院、戒烟局、牛痘局,及清理街道、修补厕所、检疫、管理水井等卫生事项。

在晚清时期,省城以下的地方警察机构尚不健全。宪政编查馆核议的《城镇乡地方自治章程》希望实现地方自治,卫生便是自治内容之一。卫生事项包括"清洁道路,蠲除污秽,施医药局、医院、医学堂、公园、戒烟会,其他关于本城镇乡卫生之事"。鉴于地方自治一时难以实现,卫生事务便由现有的州县官制中增设佐治官负责,其中设警务长1人,"掌消防、户籍、巡警、营膳及卫生事宜"。

在晚清时期,随着西方卫生防疫观念和卫生行政制度的引入和确立,由卫生行政对民众的行为和健康加以干预和约束,以防止传染病的发生及蔓延,就成为卫生防疫管理的主要任务。由警察执行卫生防疫管理,在当时是有利于政令贯彻执行的。由于卫生防疫管理机构还很不健全,卫生防疫工作只能以宣传和劝诫为主,未能实行严格的隔离检疫制度。卫生警察的主要职能包括清洁督查、传染病的预防及检查、保健事宜。

从中央到省、州县、城镇乡,都建立了专门机构和人员来掌管卫生事宜,逐步形成一个完整的卫生行政系统,为民国以后的卫生行政奠定了一些基础。

(三)晚清时期的民间组织——中国红十字会

自古以来,中国因救荒、赈灾而成立了很多善会、善堂等,而红十字会却是舶来品,是中国学习西方的产物。1864年,国际红十字会在瑞士日内瓦成立,其宗旨是发扬人道,对战争中的伤兵病员实施救护。从1894年到1904年,经过十年的酝酿,中国社会各阶层对于红十字会已有了比较充分的认识和心理准备。

1. 东三省红十字普济善会

1904年3月3日,时任上海记名海关道、民间慈善家沈敦等人在上海英租界发起成立了"东三省红十字普济善会"。其立会宗旨为"专以救济该省被难人民为事","凡在北方之南人,既必一一救回,而本地居民,亦必扶同出险,赈抚兼施,医药互治,用符西国红十字会之本旨"。其组织构架,采用董事制。

1904 年 3 月 5 日的《申报》称:"此次普济善会,特中国红十字会之先声耳。"但是,该会的名称仍冠以"善会",还没有完全摆脱中国传统的善堂模式,因此,还不是真正意义上的红十字会。由于中国尚未加入瑞士国际红十字总会,刚成立的东三省红十字普济善会的难民救济行动都遭到交战国的阻挠。于是,沈敦和等人决定解散"东三省红十字普济善会",另谋创设万国红十字会。

2. 上海万国红十字会

1904 年 3 月 10 日,中、英、法、德、美五国数十人在上海英租界成立了"上海万国红十字会"。该会实行董事会制,董事中西方人占据多数,这与晚清的半殖民地地位是相一致的。上海万国红十字会的成立,清政府在暗中起到了推动作用。

依照《万国红十字会联合会规约》的规定,上海万国红十字会在各地设立了分会。4 月 6 日,牛庄(今营口)分会成立。此后,山东烟台、江苏金陵、奉天、辽阳、开原、海城、铁岭等地也纷纷设立分会。这些红十字分会在战地救护、难民安置、生产赈济等方面,都发挥了很大作用。

1905 年 9 月 5 日,日俄两国结束了在中国东北的战争,上海万国红十字会即将完成了历史使命,于 1908 年 8 月解散。随着上海万国红十字会的停办,中国人自办红十字会的条件也已成熟。

3. 大清帝国红十字会

1910 年 2 月 27 日,清廷降旨同意试办中国红十字会,并委派商约大臣盛宣怀担任红十字会会长。6 月 5 日,精心铸造的"大清帝国红十字会"关防(注:大印)正式启用。

在该会成立之初,清政府曾有过将其改隶政府管辖的意图。从大印名为"大清帝国红十字会"而不是"中国红十字会",显然也包含迎合清政府的意图。虽然清政府把红十字会的名称改了,但实际上并没有把红十字会归为官办性质。该会虽然是中国自办的,可是体制一直未理顺,内部的组织机构和各项制度尚不健全。

一年多之后,"辛亥革命"爆发,战场上伤亡惨烈,但官办背景的大清帝国红十字会根本适应不了战地救护。随着清政府的垮台,"大清帝国红十字会"也就不复存在了。

4. 中国红十字会万国董事会

1911 年 10 月 24 日,沈敦和等人在上海聚集了中外人士 700 多人,成立了"中国红十字会万国董事会"。该董事会的成立,实际上是对"大清帝国红十字会"进行的彻底改造。

中国红十字会万国董事会重新采用董事会制,由半官办改为完全绅办,由中国人独办改为中西合办。与"上海万国红十字会"的国际性质不同,"中国红十字会万国董事会"属于中国,只不过是借用了外国的人力、财力、物力及其多方面的帮助而已。由于理顺了体制,中西董事通力合作,万国董事会在救护救济方面发挥了中坚和主力作用。

中国红十字会万国董事会成立的初衷是对武汉发生的兵灾实施救护,当战事结束后,万国董事会认为已完成了历史使命,没有继续存在的必要。1912 年 7 月 16 日,由万国董事会议长苏玛利宣布"中国战事已息,董事会全体辞退"。

中国红十字会万国董事会为辛亥时期的兵灾救护和中国红十字会的发展与创新做出了巨大贡献。万国董事会解散后,中国红十字会即进入新的历史发展时期。

在晚清时期,中国红十字会以其所从事的各种慈善救护与赈济活动,发挥了重大的调节社会的作用。中国红十字会所开展的各种国际性交往,还促使清朝从封闭走向国际社会。

二、民国时期的卫生行政机构

1912 年元旦,孙中山先生在南京成立了临时中央政府,标志着中华民国(简称民国)正式诞生。按照《中华民国临时政府中央行政各部及其权限》的规定,内务部设立了卫生司,由林文庆任司长。

民国时期:北洋政府、国民政府

民国时期是指清朝灭亡后(1912)到中华人民共和国成立前(1949)期间,中国唯一合法并得到外国列强承认的政府,它主要分为两个时间段:北洋政府、国民政府。

1. 北洋政府(1912—1928):主要是袁世凯以及接续的皖系、直系和奉系北洋军阀轮流控制北京政府的统治时期:①袁世凯统治时期(1912—1915),1912 年袁世凯在逼迫清帝退位后,成了中华民国大总统;②皖系统治时期(1915—1920),统治者为以段祺瑞为首的"皖系";③直系统治时期(1920—1924),统治者为以冯国璋为首的"直系";④奉系统治时期(1924—1928),统治者为以张作霖为首的"奉系"。

> 2. 国民政府(1928—1949):"奉系"继任者张学良宣布"东北易帜",服从南京国民政府,至此国民政府名义上一统中国,取代北洋军阀成为中国合法的政府,一直到 1949 年中华人民共和国成立。

(一)北洋政府的卫生行政机构(1912—1928)

1912 年 4 月孙中山辞职,临时参议院选袁世凯任临时大总统,首都迁至北京。此后至 1928 年间被称为"北洋时期",该时期的中华民国政府也称为"北洋政府"。

1. 中央卫生行政机构——内务部卫生司

1912 年 8 月,内务部下设的卫生司司长改由伍晟担任,卫生司设立四个科和两个直属机关。按照《内务部官制》之规定,内务部卫生司的职责是:关于"传染病、地方病之预防种痘及其他公众卫生事项;车船检疫事项;医士、药剂士业务之监查事项;药品及卖药营业之检查事项;卫生会、地方卫生组合及病院事项"。

(1)卫生司第一科:掌管卫生组织的组建,河川沟渠道路的清洁,饮食业管理,工厂、市场和其他公众场所的卫生,屠宰业管理,墓地埋葬的管理,卫生书报的审查,禁烟经费及罚金赏款的支配。

(2)卫生司第二科:掌管传染病和地方病的预防,车船检疫,国际防疫,种痘,痘苗和血清的管理以及禁烟事项。

(3)卫生司第三科:掌管公私立病院的调查和取缔,医师和药剂师资格的核定及认许,开业执照的发给和取消,名籍登记和业务的监查,产婆的管理。

(4)卫生司第四科:掌管药商呈报登录和取缔,药品和剧毒药品的检查,饮食和清凉饮料的检查,对制药厂的监督。

(5)直属卫生机关:卫生司还下设两个直属卫生机关,卫生试验所承担药品的化验及标准化工作,卫生展览馆陈列各种卫生模型和图表等。

1913 年 12 月,北洋政府改组内阁、修订官制,卫生司划入警政司,被降格为警政司管理下的卫生科,直到 1915 年恢复卫生司,仍然设四科。其中,第二科负责传染病预防、地方病预防、舟车检疫、国际防疫、种痘、痘苗及血清管理事项。

在北洋政府的其他有关部门,也设有卫生防疫行政机构。例如,交通部所设的防疫事务处,主管"应行防疫事项";教育部主管学校卫生工作;工商部管理工业卫生；军政部、海军部分别管理陆军、海军的卫生防疫事务。

在"北洋时期"的中国，卫生行政机构是国家、社会、民众所迫切需要的。但是，由于时局动乱，加之官僚系统任人唯亲和内部争斗，作为中央卫生行政机构的卫生司并未发挥应有的作用。

2. 地方卫生行政机构——警察系统内的卫生机关

北洋政府时期的卫生行政管理制度，沿用了清末由警察系统来管理卫生的模式。内务部卫生司所对应的地方卫生机关是各地的警察厅、局、署下设的卫生处、科、课。

（1）京师警察厅卫生处：1913 年 1 月 8 日，北洋政府公布《现行京师警察官厅组织令》，规定在京师警察厅设立卫生处；北京市各区警察署相应地设立卫生课。

（2）省会、商埠警察厅卫生科：根据 1913 年 1 月 8 日北洋政府公布的《现行地方警察官厅组织令》，在省会城市和商埠的警察厅设立卫生科；道尹所在的县警察局设立卫生科；县警察所设立负责卫生业务的股。

道尹

道尹是北洋政府时期的官名。1914 年 5 月，袁世凯公布省、道、县官制。省下面设置道，全国共设 93 道，道尹为一道的行政长官，管理所辖各县行政事务，隶属省长。依地方官制规定，道尹由中央政府简任，其职权比较广泛，最为重要的是有呈请任免县知事之权。1924 年 6 月，北洋政府内务部通令废道制，裁撤道尹。

---

3. 地方卫生行政机构：警察系统外的卫生机关

除了警察系统内的卫生行政机关外，在部分城市也建立了独立于警察系统外的卫生行政机关。例如，1912 年，广东都督府设立卫生司，曾开展过以控制传染病为主的卫生工作，但运行不到 1 年就被撤销，改为在广东省警察厅设立卫生科；按照 1917 年 12 月 29 日公布的《京都市政公所暂行编制》，北京市市政公所第二处具有负责卫生的职能，同时规定"市之行政"应设置"传染病医院"。

此外，广州、上海等少数大城市还建立了市级独立的卫生行政机构。例如，1921 年 2 月 15 日，广州市市政厅成立，下设公安、教育、卫生、财政、公用、工务共 6 个局，胡宣明为首任广州市卫生局局长；1926 年 8 月，上海市设立卫生局,胡鸿基任局长。

(二)国民政府的卫生行政机构(1928—1949)

1928 年 10 月 30 日,南京国民政府行政院发布《中华民国国民政府令》:"卫生行政之良否,不唯关系国民体质之强弱,抑且关系国家民族之盛衰。吾国对于卫生向多忽视。际兹时代,健全身体,锻炼精神,消除疫病,洵属要图。着即设置卫生部,以便悉心规划,除特任部长组织成立外,着内政部即将关于卫生行政一切事宜,移交卫生部办理,借专责而重卫生。"

1. 中央卫生行政机构:卫生部/卫生署

(1)卫生部成立,隶属于行政院(1928 年)

1928 年 11 月 1 日,南京国民政府成立卫生部,隶属于行政院。卫生部首任部长为薛笃弼(1928 年 10 月 24 日任命,他是冯玉祥手下要人,曾任甘肃省省长),部长下设政务次长、常务次长各 1 人。政务次长是薛笃弼的助手胡毓威(10 月 31 日任命),常务次长为刘瑞恒(11 月 6 日任命)。

11 月 24 日,国民政府公布了《卫生部组织法》,规定:卫生部管理全国卫生行政事务。卫生部设置总务司、医政司、保健司、防疫司、统计司共 5 个司,并设置 3 个直属机关:中央卫生委员会、中央卫生试验所、卫生行政人员训练所。其中,防疫司负责传染病的调查、预防及扑灭,地方病的调查及扑灭、兽疫的调查及扑灭、海港航空车船的检查疫疠、牲畜屠宰的检查、国际防疫等事项。1928 年 12 月 1 日卫生部公布的《卫生行政系统大纲》、12 月 3 日公布的《卫生部各司分科规程》,进一步明确了包括防疫司在内的有关科级部门的职责。学校卫生、工厂卫生以及城市饮水卫生等公共卫生事务由保健司掌管。

对于国民政府卫生部的成立,公共卫生学家陈志潜在《中国农村的医学——我的回忆》(四川人民出版社,1998)记述道:"从医学专业的观点来看,卫生部的建立——国家从未有过的第一个中央卫生行政机关——确是一明显的进步。但是人们很快就看清楚了这或多或少是一种敷衍塞责的步骤,部长职位给了一名军阀,以作为感谢他对国民党支持的'礼物'。国民党的领导者对新机构并不感兴趣,也没有明显地参与其活动。"

1929 年 11 月 4 日,卫生部部长薛笃弼被免职,任命原常务次长刘瑞恒为卫生部代理部长。11 月 6 日,卫生部政务次长胡毓威提出辞职。1930 年 4 月 14 日,刘瑞恒被正式任命为卫生部部长,增补胡若愚为政务次长。

(2)卫生部改为卫生署,隶属于内政部(1931 年)

1930 年 11 月 12 日,何应钦在国民党四中全会中央执行委员会第四次全体会议上提议将卫生部撤销,会议通过"议案",将卫生部并入内政部,改称卫生署。

1931 年 4 月 15 日,卫生署正式成立,署长为刘瑞恒,副署长为金宝善。内设总务、医政、保健共 3 个科,组织规模明显缩小了。其中,保健科负责传染病的检验防止、卫生统计、卫生行政人员的训练,各项卫生设施的指导监督及医药救济等事项。

由于卫生署署长为简任官级别(注:按照民国的官制,省部级以上为特任,省部级以下一、二级为简任),为照顾刘瑞恒曾担任过卫生部部长的特任官身份,加之刘瑞恒与宋子文兄妹是美国哈佛大学的同学,关系密切,所以在 1931 年 12 月又任命刘瑞恒兼任禁烟委员会委员长(特任官级别)。

(3)卫生署改隶行政院,级别提升(1935 年)

1935 年 12 月,卫生署奉令改隶行政院,级别提升,卫生署署长成为特任官级别。刘瑞恒、金宝善仍为正、副署长。卫生署级别的提升据认为与刘瑞恒有关,因为 1935 年之后不再兼任禁烟委员会委员长一职,所以为他特地将卫生署升格。

卫生署仍下设总务、医政、保健共 3 个科。其中,传染病的检验和预防属保健科负责。由于当时海港检疫权已经收回,故在卫生署下增列了"海港检疫处"。

(4)卫生署归口军事委员会卫生勤务部(1937 年)

1937 年卢沟桥事变后,全面抗战爆发。在军事委员会设立卫生勤务部,统辖卫生署和军医署,刘瑞恒任卫生勤务部部长兼卫生署署长,胡兰生任军医署署长,办公地点在卫生署。

卫生勤务部内设立野战救护队和检疫大队。卫生署随国民政府由南京迁往汉口后,卫生勤务部被撤销,刘瑞恒也离职。

(5)卫生署改隶内政部,中央卫生实验处并入卫生署(1938 年)

1938 年 1 月 1 日,卫生署改隶内政部。原全国经济委员会撤销,中央卫生实验处成为卫生署的附属机构。颜福庆担任卫生署署长,金宝善仍为副署长。当年,卫生署随内政部西迁至重庆。1939 年,颜福庆辞去卫生署署长职务。

(6)卫生署直隶行政院,增设防疫处(1941 年)

依据 1940 年 4 月 17 日新修订发布的《卫生署组织法》,卫生署直隶行政院,掌理全国卫生行政事务。卫生署下设总务处、医政处、保健处和防疫处。其中,保健处负责公共卫生设施的指导监督、饮料食品及其他用品的检查、卫生宣传等事项。防疫处为新增设的机构,主要负责传染病的防治及处理、防治特殊地方病的指导协助、各种防疫设施的督促、水陆检疫所的视察设置及指导改善、水陆港埠应施检疫的传染病及疫区的调查指导和通告、水陆港埠流行病的调查统计及报告、国际检疫、生物制品的指导监督等事项。

1941 年 4 月,卫生署正式隶属行政院,金宝善升任署长,中央医院院长沈克非兼任副署长。

1944 年 3 月 2 日,国民政府公布《全国卫生行政组织系统大纲》,对中央和地方各级卫生行政机关做了统一规定。中央卫生行政机构为隶属行政院的卫生署,下设中央防疫委员会、中央防疫处以及各业务处室。

(7)卫生署升格为卫生部,隶属于行政院(1947 年)

1945 年冬季,卫生署从重庆随同行政院迁回南京。1947 年 5 月,卫生署改为卫生部,隶属于行政院,内设医政司、保健司、防疫司、总务司,周诒春任卫生部部长。

防疫司的职责是:负责流行病的防止、传染病的调查与研究、地方病的调查与防治、国际检疫及有关国际卫生工作、给水及下水道有关卫生部分的设计与管理、环境卫生的督导、卫生检验的督导以及其他防疫事项。

(8)卫生部再次改为卫生署/司(1949 年)

1949 年 5 月,国民政府再次取消卫生部,改为卫生署,隶属于内政部。9 月,卫生署更名为卫生司。

2. 地方卫生行政机构

1928 年 12 月 11 日,南京国民政府公布《全国卫生行政系统大纲》,规定了在全国设立卫生机构,客观上解除了警察系统掌理卫生事务的职责。

依照该大纲的规定,中央设卫生部,直隶于国民政府行政院;各省设卫生处,隶属于民政厅,兼受卫生部的直接指挥监督;各特别市设卫生局,隶属于特别市政府,兼受卫生部的直接指挥监督;各市、县设卫生局,隶属于市、县政府,兼受卫生部的直接指挥监督。

如果县卫生局尚未成立,县里的卫生事务暂时由公安局兼理;如果县里的公安局也没有成立,则县政府直接设立卫生科。

按照国民政府 1944 年 3 月公布的《全国卫生行政组织系统大纲》对地方各级卫生行政机关所做的统一规定,省政府和特别市政府隶属于行政院,省政府下设卫生处和地方防疫委员会,特别市政府下设卫生局和地方防疫委员会;县政府、市政府隶属于省政府,下设卫生事务所(或卫生科)和地方防疫委员会。

（1）省级卫生行政机构——卫生处/卫生实验处/地方防疫委员会

根据南京国民政府 1928 年发布的《省政府组织法》，民政厅掌理"关于卫生行政事项"。在中央卫生行政机构"卫生部/卫生署"的建制下，有的省建立了卫生处，有的省在民政厅设卫生专员。总的来说，省级的卫生事务属于民政厅管辖，多数省份是由一个科或指定科员来管理。

隶属于全国经济委员会的中央卫生实验处成立之后，依据 1934 年发布的《省卫生行政实施法案》的要求，决定在各省设立卫生实验处，以负责卫生行政工作。例如，当时成立的陕西省卫生委员会以及甘肃、宁夏、青海三省的卫生实验处，作为各省的卫生事业行政机关，负责医疗保健和卫生防疫等工作。

1937 年 3 月 11 日，南京国民政府行政院向各省市下发了《(民国)二十六年度行政计划》，要求各省市积极筹设卫生行政机关。但因抗战爆发，已无法施行。抗战前已设立省级卫生行政机构的有江西、云南、湖南、甘肃、宁夏、青海、陕西共 7 省。

1940 年 6 月，国民政府行政院公布的《省卫生处组织大纲》规定："省设省卫生处，隶属于省政府，掌理全省卫生事务。""省卫生处设立省立医院、卫生试验所、初级卫生人员训练所、卫生材料厂及其他卫生机关。""省卫生处对于县卫生院、市卫生局(或卫生事务所)负监督指导之责。"

到抗战胜利为止，全国有 16 个省设立了卫生处，省卫生机关共有 244 所，其中包括省立医院 53 所、省立传染病医院 7 所、卫生试验所 10 所、其他卫生机关 174 所。

（2）市级卫生行政机构——卫生局/卫生事务所/地方防疫委员会

按照 1928 年 6 月 20 日公布的《特别市组织法》，特别市应设立卫生局，而其他普通城市仅要求有条件者设卫生局。

有的城市设立了卫生局或卫生事务所，如南京、上海、北平、天津、广州、杭州、南昌、汉口、青岛等；未设卫生局的城市，卫生事务则由警察机关负责；有的城市，虽然设有卫生局，但实际上是与警察部门共同管理卫生事务。

抗战期间，沿海省、市相继沦陷。有些后方城市设立了卫生局或卫生事务所的城市，如重庆、成都、自贡、贵阳、昆明、西安、兰州 7 个城市。市辖卫生机关共 24 所，其中包括市立医院、市立产院、传染病医院共 10 所，其他卫生机关有 14 所。

（3）县级以下卫生行政机构——卫生科/卫生事务所/地方防疫委员会

1928 年 9 月 15 日，南京国民政府颁布《县组织法》，规定县的卫生防疫工作均由公安局负责。按照《全国卫生行政系统大纲》提出的县设卫生局的要求，很少有地方能够做到。

1934 年 4 月 9 日，卫生署发布《县卫生行政法案》，规定了县设卫生院、区设卫生所、较大村屯设卫生分所、小村设卫生员，使县卫生行政成为一个整体系统。1937 年 3 月，卫生署还公布了《县卫生行政实施办法纲要》，规定了县以下卫生行政机关设置标准。中央卫生实验处也协助部分县建立了一些卫生院。

1940 年 5 月 10 日，行政院批准公布的《县各级卫生组织大纲》，是正式确立农村三级医疗保健网的大纲。该大纲规定，县设立卫生院，区设立卫生分院，乡镇设立卫生所，保设立卫生员，并详细规定了各级卫生组织的职责。大纲要求县卫生院或分院除医疗工作以外，还应承担卫生防疫任务，如推行种痘、预防注射以及其他有关传染病预防事项；乡镇以下卫生组织除协助种痘和预防注射外，主要是做好传染病的报告工作。但是，在抗战时期完全实施该大纲却有困难，大多数省份只能尽量做到建立县卫生院，县级以下则无力顾及。

（三）抗战时期伪政权的卫生行政机构

1. 伪满洲国的卫生行政机构（1932—1945）

1932 年 3 月 9 日，伪满洲国在公布国务院各部官制的同时，在民政部设立卫生司，下设保健科、医务科、防疫科，1934 年增设总务科，建立了伪满洲国中央卫生行政机构。

1933 年，民政部卫生司紧急制定了伪满洲国的医疗方针：

（1）充实地方卫生机构：为完成"满洲国"五年计划，向兴安省等五个都市派遣医师、药剂师、兽医师和作为卫生指导员的事务职员。另外，各省设立附属细菌卫生实验室，各县设卫生员，作为地方机构发挥机能。

（2）普及社会医疗：各地设"国立"医院，计划五年内在全国 170 个重要场所设置公医，从事诊疗及公众卫生事务。

（3）扩建传染病预防机构：作为传染病预防机构，在"新京"设立卫生技术厂，负责制造预防器具、收藏药品，培训防疫从业员。

1937 年 7 月，民政部被废除，原民政部卫生司主管的业务移交给民生部，改称保健司。民生部保健司下设医务科、防疫科、保健体育科。另外，随着日本向伪满洲国移民量的增加，增设了移民卫生股。1940 年 8 月，保健司增设第二防疫科和医疗器材科；1943 年保健司增设开拓卫生科。1945 年 3 月，民生部改称厚生部,保健司加设药政科和卫生科。

各省警务厅设置卫生科,管理地方卫生行政机构。1938 年 12 月,废除警务厅管辖的卫生行政职能,由民政厅设置保健科,管理卫生行政事务。省以下的市、县、旗由警察厅和警察署的警务科负责管理辖内的卫生事务。伪满洲国发布的《县官制》(1937 年)和《旗官制》(1940 年)规定,县(旗)设置防疫官、防疫官佐和技士,从事卫生防疫工作。

> ### 伪满洲国"八大部"
>
> 伪满洲国(1932 年 3 月 1 日—1945 年 8 月 18 日),是日本占领中国东北地区后所扶植的一个傀儡伪政权。"管辖"区域包括除关东州(今旅顺和大连)以外的东三省全境,以及蒙东和河北省的承德市。
>
> 1932 年 3 月 8 日,溥仪在"新京"(今长春)宣布"满洲国"正式成立,在国都"新京"建起了伪满国务院(旧址现为吉林大学白求恩医学部基础楼)及所属八个部:伪满治安部(旧址现为吉林大学附属第一医院)、伪满司法部(旧址现为吉林大学白求恩医学部)、伪满经济部(旧址现为吉林大学附属第三医院)、伪满交通部(旧址现为吉林大学公共卫生学院)、伪满兴农部(旧址现为东北师大附中)、伪满文教部(旧址现为东北师大附小)、伪满外交部(旧址现为吉林省社会科学院)、伪满民生部(旧址现为吉林省化工设计院)、伪满综合法衙,统称伪满洲国"八大部"。

2.汪伪政府的卫生行政机构(1940—1945)

1940 年 3 月 30 日,在日本侵略者的扶植下,汪伪"国民政府"在南京宣布"还都"。汪伪南京国民政府在成立后并未设立独立的卫生行政机构,只是在伪内政部设卫生司职掌事务。

由于汪伪政府自称继承国民政府的正式法统,因此卫生行政机构的设置沿用了原有制度,沦陷区城市的卫生机构大多得到保存。

1941 年 6 月 1 日,伪内政部将南京的中央防疫处、卫生试验所、卫生人员训练所等机关改组后恢复设立。

1941 年 9 月 12 日,伪内政部颁布的地方卫生行政机关组织大纲规定:各省设卫生局,隶属于民政厅,受内政部直接管理;各特别市设卫生局,隶属于市政府,受内政部直接管理;各县市设卫生局,隶属于县市政府,受省卫生局直接管理。另外,在杭州、苏州、芜湖、南京设立防疫处,处理当地防疫事务。

1943 年 4 月 20 日,伪行政院第 158 次会议通过决议,设立直隶于行政院的卫生署,下设总务处、医政处、保健处。

三、民国时期的卫生防疫机构

(一)北洋政府的卫生防疫机构(1912—1928)

1. 东三省防疫事务总管理处

在国际防疫大会(又称"万国鼠疫大会",1911 年 4 月,奉天)结束后,万国鼠疫研究会建议中国设立防疫机构,当时的晚清政府已无力顾及。

1912 年 10 月 1 日,北满防疫事务管理处在哈尔滨成立,归属外交部管理。总部及防疫总医院设在哈尔滨,伍连德任总办兼总医官。1918 年更名为东三省防疫事务总管理处。在东三省地区铁路和水路交通要津三姓(今依兰)、拉哈苏苏(今同江)、满洲里、大黑河及牛庄(今营口)分设防疫医院。管理处对东北地区的鼠疫流行情况开展了调查研究,参与了 1917—1918 年山西、内蒙古鼠疫的防治。1920—1921 年东北第二次鼠疫大流行时,管理处是指挥防疫的主力。

1931 年东北沦陷后,管理处被日伪接管。1933 年,由伪满洲国民政部改组为"国立"卫生试验所。

东三省防疫事务总管理处是近代中国第一所常设的防疫机构,也是当时世界上为数不多的国家卫生防疫机构之一,代表了近代中国公共卫生的先进理念,并为国家培养了第一支防治鼠疫的专业队伍。

2. 中央防疫处

有鉴于东北三省和华北绥晋冀三省鼠疫大流行造成的巨大危害,北洋政府内务部借鉴欧美及日本等国设立专门防疫机构的经验,遂决定以绥远防疫之余款在京师创办由国家管理的防疫机构——中央防疫处。

1919 年 3 月,北洋政府在北京成立中央防疫处,这是中国历史上第一个国家级卫生防疫机构,专门从事生物制品科学研究和生产以及传染病预防和控制。它是利用 1917—1918 年绥远地区暴发鼠疫时,北洋政府向外国银行借款 100 万银圆的余款建立的。

中央防疫处直隶于北洋政府内务部,处长多由内务部卫生司长兼任。中央防疫处的组织机构如下:

(1)防疫处第一科:负责防疫计划和行政管理工作。

(2)防疫处第二科:负责细菌学免疫学研究、临床标本检验诊断。

(3)防疫处第三科:负责血清生物制品、疫苗生物制品以及牛痘苗的制造。

（4）绥远防疫分站。

（二）国民政府的卫生防疫机构（1928—1949）

1. 中央防疫处/中央防疫实验处

1928年9月，南京国民政府成立后，接管了北洋政府时期的中央防疫处，隶属于国民政府内政部。1928年11月之后，隶属于卫生部/卫生署，处长为陈宗贤。

1930年，国民政府公布了《中央防疫处组织条例》，规定："中央防疫处直隶于卫生部，掌理关于传染病之研究讲习及生物学制品之制造、检查、鉴定事项。"按照规定，中央防疫处不再承担指挥防疫的职能，交由卫生部防疫司（卫生署保健司）负责，防疫处仅从事生物制品的研制工作。

除秘书室外，中央防疫处仍设置为3个科，其职责如下：

（1）防疫处第一科：制造各种抗毒素、血清和各种毒素事项，各种生物学制品的检查、鉴定事项，各种生物化学的研究试验及试药的调制事项，免疫学的检查及研究事项，各种制品的分装事项。

（2）防疫处第二科：制造各种疫苗、诊断液及抗原事项，细菌学检查和研究事项，传染病的病理学试验及研究事项，原虫和寄生虫的研究事项；菌种的鉴定和保存事项，制造各种培养基事项。

（3）防疫处第三科：制造疫苗及狂犬疫苗事项，制造兽疫血清及疫苗等事项，兽疫预防的研究事项，滤毒的研究事项，大小动物的管理繁殖及注射采血等事项。

1931年日本占领东三省后，中央防疫处决定逐步从北京迁往南京。将北京的原址更名为北平制造所，在南京设立了南京制造所。1935年，中央防疫处全部迁至南京。1937年，中央防疫处迁至武汉，之后又迁至长沙。汤飞凡接替陈宗贤为处长。中央防疫处以湖南省卫生实验处的房屋为基地，生产各种菌苗、牛痘苗和生理盐水等。1939年，中央防疫处迁往昆明。1942年，中央防疫处第一次分离出了青霉素菌种，开始试产青霉素。

1946年6月，中央防疫处从昆明迁回南京，改称中央防疫实验处。留在昆明的机构，改称中央防疫实验处昆明分处。

2. 中央卫生实验处/中央卫生实验院

1931年10月，南京国民政府成立了全国经济委员会，蒋介石自任主任委员，宋子文为副主任委员。该委员会在所发表的第一个三年计划中，提出了设立中央卫生实验区及中央医院的规划。

实际上,在全国经济委员会筹备期间,中央卫生实验处(区)就已经开始运作了。在国际联盟的协助下,仿照南斯拉夫柴格拉勃公共卫生研究院的建制,于1931年在南京成立了中央卫生设施实验处,刘瑞恒兼任处长。该处设立了6个部门:微菌学试验室、化学品试验室、传染病科、产妇婴孩卫生科以及后来增设的卫生教育科、卫生工程科。由于中央卫生设施实验处的名称冗长,宋子文想将其改名为"卫生处",但刘瑞恒坚持保留"实验"二字,以示与卫生署有别,故定名为中央卫生实验处,直属于全国经济委员会。

中央卫生实验处的性质属于半研究、半行政的"与卫生署并行的卫生行政中枢"。由于宋子文对刘瑞恒的支持,以及卫生实验处隶属于全国经济委员会,办事和申请经费都显得更加便利。此后的卫生工作,刘瑞恒常常以卫生实验处的名义来办理,例如,一些省市的地方卫生机构,就是通过中央卫生实验处的渠道来建立的。

在南京国民政府时期,中央防疫处也归中央卫生实验处管理。因此,中央卫生实验处包括了两个部门:中央防疫处、中央卫生实验区。1933年之前,中央卫生实验区下设9个股:防疫与检验股、寄生虫学股、环境卫生股、社会医疗救济股、妇婴卫生股、学校卫生股、工业卫生股、流行病学与生命统计股、卫生教育股。1933年之后,调整为9个系(组):细菌检验系(后改称防疫检验组)、寄生虫学系(组)、环境卫生系(后改称卫生工程组)、妇幼卫生系(组)、学校卫生系(后改称卫生教育组)、药物化学系(组)、生命统计系(组)、社会医事系(组)、工业卫生系(组)。

中央卫生实验处开展了疟疾、血吸虫病、黑热病、鼠疫等传染病和寄生虫病的调查与防治工作,建立了若干市县级防疫机构,筹建了部分地区的卫生工程研究单位,制定了生命统计制度,推广了妇婴卫生、学校卫生和卫生教育工作,并培养了各类公共卫生专业人员,进而推动了我国公共卫生事业的发展。

1938年1月,国民政府调整行政机构,成立经济部,撤销了全国经济委员会,而中央卫生实验处被列入卫生署。当年,中央卫生实验处则由南京迁至贵阳,由颜福庆兼任处长,林可胜任副处长。

1941年4月,时任卫生署署长金宝善将位于贵阳的中央卫生实验处和卫生人员训练所迁往重庆,合并成立中央卫生实验院。实验院设2所8组:流行病预防试验所、营养实验所;医事组织组、实验医理组、化学药物组、卫生工程组、妇婴卫生组、卫生教导组、护理组、卫生资料组。其中,流行病预防试验所的职责为:传染病管理及流行病调查研究设计、细菌与免疫学实验研究、寄生虫的实验研究、生物制品的鉴定、病理检验与研究、各种地方病的调查研究、各级卫生设施生物检验标准及其设备的设计研究等事项。

1945年抗战胜利后，中央卫生实验院迁回南京，在兰州、北京和东北设立分院，分别开展所在地区的卫生实验研究。

3. 战时防疫队

(1)国际联盟来华防疫团

1937年，国际联盟成立了国际来华防疫团，分3个大队来中国协助战时防疫工作。但是，由于受当时战局失利的影响，这些工作不得不相继终止。

①华北防疫队：由瑞士医师摩什(Moser)任队长，常驻西安，从事斑疹伤寒的研究防治工作，卫生署派杨永年在华北协助防疫工作；

②华中防疫队：由英国医师劳勃生(Robertson)任队长，常驻汉口，从事肠道传染病的防治，卫生署派张维在华中协助防疫工作；

③华南防疫队：由法国军医拉斯克(Rusk)任队长，常驻广西、贵州、云南一带，从事疟疾、血吸虫病的防治，卫生署派姚永政、王祖祥在华南协助防疫工作。

(2)卫生署医疗防疫队

1938年初，国民政府行政院提出3项改善战时防疫工作的对策：

①请求国联来华防疫团强化西北、华中、华南的防疫活动；

②增加各省市的卫生人员，设置诊疗防疫队，充实卫生院，加强与私立、教会医院的协作；

③请担任伤兵治疗的红十字会从事难民的医疗防疫工作。

内政部卫生署由此设置了医疗防疫队，编为7个大队，分派到各省区，协助地方卫视机关开展战时防疫工作；在适宜地点，设置防疫医院收容传染病病人，以防止疫情蔓延。

1938年3月，国民政府行政院公布了《各省防疫委员会组织通则》。该《通则》规定，各省在遇到传染病疫情时，应设立临时的防疫委员会，由卫生署派出的防疫专家、国联来华防疫团医生、省卫生和警察人员及医生会的代表担任正式委员，商会和慈善团体的代表担任赞助委员，负责传染病的调查、检疫、预防、隔离和治疗等。

截至1938年6月，卫生署医疗防疫队共成立了10个防疫大队(有7个大队直辖于卫生署，其他3个隶属于行政院善后救济总署)，下辖25个中队、11个防疫医院、5个卫生材料站、1个细菌检疫队(常驻广西宜山)、1个卫生工程队(常驻广西桂林)。

此外,军政部也配备了防疫队,在每个战区配备 1 支防疫大队。1940 年 6 月,有 4 个防疫大队、3 个防疫分队,1941 年扩充为 9 个防疫大队,另加 1 个防疫支队。

4. 战时防疫联合办事处

1940 年,内政部卫生署在重庆召开了全国防疫工作会议,决议成立"战时防疫联合办事处",并发布《战时防疫联合办事处组织办法草案》,称:"卫生署、军医署、后方勤务部卫生处及中国红十字会救护总会为集中防疫力量,增进防疫效能,联合举行战时军民防疫工作起见,特组织战时防疫联合办事处。"

战时防疫联合办事处受卫生署署长、军医署署长的指导监督,下设总务组、设计组和疫情组。其中,设计组负责传染病预防和管理的设计及指导、省内各种防疫方案的议定、防疫器材和人员的调配及补充、检验工作的指导监督、防疫宣传品的编撰、水陆港埠防疫的设计以及其他有关防疫的设计事项;疫情组负责传染病疫情的搜集和统计、疫情的编撰及分发、各种传染病流行状况的研究、各种疫情表格的编制以及其他有关疫情的事项。

战时防疫联合办事处规定的报告传染病有 11 种:霍乱、伤寒、赤痢(注:中医称大便中带血不带脓的痢疾)、斑疹伤寒、回归热、天花、白喉、猩红热、流行性脑脊髓炎、鼠疫。

从 1940 年 6 月起,战时防疫联合办事处编印《疫情旬报》。从 1944 年起,遵照《修正国际卫生公约》,我国开始向联合国善后救济总署报告重要的传染病疫情。

四、民国时期的卫生检疫机构

在民国建立初期,北洋政府仅有陆地交通检疫。1916 年 3 月,北洋政府颁布了《传染病预防条例》,对于陆地检疫问题进行了原则性规定。《传染病预防条例》是中国第一部传染病防治法规,很大程度上参考了日本的相关条例。该条例将霍乱、赤痢、伤寒、天花、斑疹伤寒、猩红热、白喉、鼠疫定为政府管制的 8 种传染病。规定设置检疫委员担任"检疫预防之事",检疫委员负责防疫期间所有的交通检疫。

1918 年 1 月 16 日,北洋政府内务部又颁布了针对内陆交通的检疫规则——《检疫委员设置规则》《火车检疫规则》《清洁方法消毒方法》,以控制传染病的传播。《火车检疫规则》规定,沿铁道路线的区域以及与铁道路线距离较近的区域发生传染病时,驶行该区域内的列车,应依照本规则的规定施行火车检疫。铁路检疫对于 1918 年的传染病疫情控制起到了重要作用。

各港口检疫工作分属不同的海关,形成了各地执法不一、政出多门、各行其是的局面。各港口检疫机构人才匮乏,经费奇缺,虽然执行了一定的检疫、消毒和其他卫生处理工作,但远远没有起到防止传染病传入与传出的"检疫"目的。因此,收回海港检疫主权,制定全国统一的检疫法规已势在必行。

(一)海港检疫权的收回

在北洋政府时期,最先采取主动收回海港检疫权的是广州。广州港的检疫权一直由粤海关负责,具体检疫事宜由"沙面领事团"(美国、加拿大、英国、法国、德国、丹麦、波兰等驻广州总领事馆)派英国人为检疫医官。在 1925 年的省港大罢工期间,原来停泊在香港的商船纷纷改泊在广州港,致使港口十分拥挤,对进口交通运输影响极大。当时,航行在广州线的商船十分不满,联合请求广州市政府向"沙面领事团"交涉收回海港检疫权。

1926 年 5 月,成立了广州市海港检疫所,设立南石头和黄埔两个检疫所,直辖于广州市卫生局。广州市于 9 月 16 日制定并施行了地方的《海港检疫规程》。广州市政府咨请外交部广东交涉署,正式通知"沙面领事团":今后各国船只进入广州,须经广州海港检疫所检疫。

但是,收回广州海港检疫权的阻力非常大。在广州海港检疫所开办之后,"沙面领事团"便极力反对,领事团派出的外籍检疫人员也坚决不允许放弃其检疫职权,导致进入广州港的外籍船只间有拒绝受检而直接入口者。当时,治外法权尚未收回,如果让外籍商船遵守中国的建议规则是非常艰难的。经过艰苦的争斗,粤海关不得不承认广州市海港检疫所的交通检疫权,并告知各进口船只一律遵守《海港检疫规程》,广州收回海港检疫权的努力获得成功。

1929 年 1 月 5 日,南京国民政府卫生部函请外交部,请求电令驻外各使馆调查各国海港检疫章程及其最近状况,以备参考。随后又呈请行政院请求发给调查本国海港检疫情况费用。当时,国民政府卫生部已明确表示,海港检疫所已在计划设置中。

1929 年 2 月 23—25 日,国民政府卫生部举行中央卫生委员会第一次会议,会议专门讨论"通过收回海口检疫权及预防传染病两案"。时任东三省防疫处处长伍连德在会议上正式提交了收回海港检疫权的提案,这促使卫生部加速筹备收回海港检疫权的进程。随后,国民政府卫生部开始着手具体收回海港检疫事宜。

《伍连德科学防疫思想及其实践》(中国科学技术出版社,2010)记述了当时伍连德等人极力呼吁早日收回海港检疫权的观点:查海港为国家门户,应设检疫机关,以杜疫病传播,早为世界各国之通行。外人掌握检疫权,缺乏统一管理,疫病发生,只顾外人,不顾居民。而各海关是由利害关系不一致的领事们组成的指挥部门,港口要获得疫情消息,往往须经过相当长时间。这种体制,不仅严重地妨碍对疫情的控制,也影响到主权国的声誉,为国家主权计,为民族健康计,为保护商业计,均宜从速收回。

1. 国联来华考察海港检疫

1929 年 7 月 26 日,国民政府卫生部函请国际联盟卫生部部长拉西曼(Ludwig Rajchman),邀请他以顾问身份来华指导海港检疫事宜。9 月 14 日,南京国民政府外交部致电国联,请求派出委员会考察我国各海港的卫生与检疫情况。11 月 14 日,卫生部派防疫司司长蔡鸿、参事黄子方、东三省防疫处处长伍连德陪同拉西曼等人到上海、天津、青岛、营口、安东、广州、汕头、厦门等处调查。卫生部部长刘瑞恒致电各地卫生局,要求全力配合。到 12 月中旬,拉西曼等考察了各主要海港卫生工作,拟定了详细报告,建议改进海关兼管海港检疫制度,提出了彻底改组检疫制度的计划。

就海港检疫事项,国际联盟卫生官员来华考察团向国民政府卫生部提出了一些具体意见:卫生部收回检疫权后,应设立现代化的中央管理组织;可请求国联派遣有港湾卫生检疫经验且了解国内外情况的卫生官员协助;建议卫生部于 1930 年首先收回上海的检疫事务所,可以培训人员以为各港口所用;卫生部应制定有关的港湾卫生制度,不应徒具形式,要能真正发挥防疫作用;港湾卫生制度,涉及有关各国,应通过国联卫生部、交通部等加强国际合作等。

2. 各方达成收回主权协议

由于海港检疫并未明确受不平等条约的束缚,收回海港检疫只是从海关外国人手中收回,因此海关的态度至关重要。海关方面在当年年底表态将交还海港检疫权给中国。由于海关的态度有利于卫生部收回海港检疫权,因此各方于当年年底达成一致意见。同时,拉西曼等人的建议得到了各方赞同。

卫生部在向行政院呈送的《顾问拉西曼规划卫生行政事业意见书》中,拟定收回海港检疫权的步骤大致分两年进行。海港检疫事务系属卫生部职掌,已经规定在卫生组织法及全国卫生行政系统大纲内,由于海关办理已历有年,卫生部接收需要时间,故请分步接收,拟于民国十九年(1930 年)夏季先行接收上海海港检疫事务,其他海港则于二年以内次第收回办理。

伍连德起草了收回检疫主权的书面报告,经财政部、卫生部、海关的反复讨论,达成了由中国政府努力设置海港检疫机关的协议:

(1)在上海成立全国海港检疫管理处;

(2)自1930年7月1日始先收回上海海港检疫机构,由海关交还中国政府自己办理;

(3)由总管理处编订全国检疫规章,呈中央政府批准后公布施行;

(4)由总管理处负责分期收回上海港以外的各口岸检疫机构。

该协议得到国民政府的批准。1930年5月26日,国民政府卫生部下令伍连德筹备接收全国海港检疫事务。

3.中方收回海港检疫机构

1930年7月1日,收回上海海港检疫所,并在上海成立了全国海港检疫管理处,成为全国海港检疫的领导机构。该机构的设置,标志着我国海港卫生检疫开始系统规划,从而结束了我国海港检疫由海关或其他港务、警务、卫生部门兼办的各自为政、业务混乱的局面。

当国民政府卫生部向海关提出将厦门海港检疫权移交时,厦门海关关务署给予了积极配合。得到海关的同意后,伍连德亲自前往接收。1931年1月1日,厦门检疫机构移交给了全国海港检疫管理处,并设立厦门海港检疫所,由王拱辰任所长,标志着厦门海港检疫权收回。

1931年4月1日,全国海港检疫管理处接收了汕头检疫机构,并成立汕头海港检疫所,由徐希仁任所长。由于英国人一直把持着汕头海港检疫事务,并从中收取相应检查费用,因此当汕头海港检疫所接管汕头海港检疫工作之后,曾一度遭到英国领事的反对,经中方的据理力争,到1931年9月才正式从英国人手中收回了海港检疫权。

为了有利于全国海港检疫管理处顺利接收各地海港检疫机构,海关总税务司发布指令,要求各地税务司配合接收工作。海关总署编译的《旧中国海关总税务司署通令选编(第3卷)》(中国海关出版社,2003)记载了海关总税务司的指令:"最近伍博士已就职,统管上海、厦门及汕头检疫机构。通过接管哈尔滨及牛庄防疫机构账目亦将上述两处完全接收。根据行政院决议,其余口岸具有检疫组织者,不论其性质如何,均须自今至1932年7月期间完全交与伍连德博士或其指派之代表接收。各关税务司应即凭本通令遵照办理移交。"海关总税务司要求各地海关税务司于1932年7月1日之前迅速结束"半领事半中方对其余口岸检疫业务之管理",并指出一经伍连德正式提出接收有关海港检疫工作，"各口岸应立即交出不得迟延"。在海关的配合下，伍连德等又相继接收了牛庄、安东、汉口、天津、大沽、塘沽、秦皇岛等海港检疫机构。

日本全面侵华战争开始后，沿海各主要港口沦陷，海港检疫事业遭到重大打击，直到抗战胜利后，国民政府才完全收回了各主要海港的检疫权。

（二）全国海港检疫管理处

1930年6月28日，国民政府卫生部颁发《海港检疫章程》，明确规定海港检疫事务归卫生部主管，同时颁布《海港检疫消毒蒸熏暨征费规则》《海港检疫标式旗帜制服规则》。

《海港检疫章程》

1930年6月28日，南京国民政府卫生部公布了《海港检疫章程》，共9章72条。《章程》首先明确了"检疫"的定义："本章程所称检疫，系指施行检查隔离及其防检疫病之必要方法手段，以及船只、人员类、货物等项之消毒而言。其目的在防止人与动物等各种疫病之传入及散布。"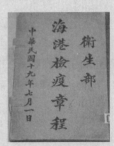

依据1926年巴黎《国际卫生公约》，章程规定鼠疫、霍乱、天花、斑疹伤寒、黄热病为检疫传染病。"凡旅客之患水痘、白喉、伤寒、赤痢、猩红热、流行性感冒、流行性脑脊髓膜炎、麻疹者，于普通隔离医院不能施以适当治疗时，得送入检疫所。"

在具体的检疫措施上，章程规定：来自疫区的船只，入港时应提供证明，证明没有上述五种检疫传染病的病人或接触者上船；对于鼠疫，应执行过防止鼠类上船的措施；对于霍乱，应执行过食物、水的清洁和消毒，并且旅客行囊不得带任何食物；对于天花，所有旅客在上船前应已种痘，货物中旧衣、破布等应已消毒；对于斑疹伤寒，应经除虱和衣服物品消毒；对于黄热病，应施行防蚊、灭蚊措施。

《海港检疫章程》与同时颁布的《海港检疫消毒蒸熏暨征费规则》《海港检疫标式旗帜制服规则》等法规一起，构建起了民国时期我国统一的海港检疫制度。

1930年7月1日，在上海成立全国海港检疫管理处，直属于国民政府卫生部，伍连德担任处长及技监。管理处的办公地点位于上海黄浦滩的海关公署内,下设总务部、防疫部、消毒部、医药部。

1931年10月16日,全国海港检疫管理处公布了内部管理文件《海港检疫管理处章程》,对检疫医官的人选、职务等事项做出了较为详细的规定。

1932年5月31日,行政院公布《海港检疫管理处组织条例》。条例明确了海港检疫管理处直隶于内政部卫生署,其职责是:①各海港检疫所的调查及设置;②各海港检疫所的视察及改善;③各海港检疫所执行职务的监督及考核;④应施检疫的传染病及疫区的调查、指导和通告;⑤各海港流行病的调查、统计和报告;⑥国际检疫事项。

1937年抗日战争爆发,民国时期的检疫事业遭到破坏。在淞沪抗战上海沦陷后,伍连德避难到国外。1937年2月开始,检疫事务由海关主持,技术人员为中日各半。

1945年抗战胜利后,国民政府卫生署再度接管各地检疫所。先后从海关收回天津、上海、秦皇岛、塘沽、广州、厦门等检疫所。1945年10月1日,全国海港检疫管理处全面恢复检疫业务。

为规范各地的检疫工作,国民政府卫生部/署先后制定了一系列法规,对检疫所的组织建制、检疫机关的权利义务等做了明确规定。

(三)空港检疫工作的开端

1943年,中国开通了重庆至印度航线,于是国民政府成立了汉渝检疫所,开始了空港检疫。参照1933年海牙会议签订的《国际航空卫生公约》,空港检疫要求凡从国外或传染港来的飞机,必须接受检疫,并检查健康证明。

1946年,上海开始了空港检疫,主要是查验飞机卫生状况和旅客的预防接种证书,对入境飞机实施一般性检疫,并实行DDT喷洒,但对出境飞机和国内航线则免检。

1946年,国民政府卫生署发布《航空检疫规则》,对来自国民政府宣布的疫区以及国外政府所宣布的疫区的飞机进行各种传染病预防处理。"尤注意国际规定应施检疫之传染病"的处理,"其目的是防止传染病之输入、输出及散播"。

广州白云机场在空港检疫初期由海港检疫所负责。1947年,成立了白云机场检疫站,并制定了《广州交通检疫所飞机检疫实施办法》。

五、民国时期的公共卫生人才培养

在民国时期,协和医学院、上海医学院等医学院校均开设有公共卫生专业教育,为国家培养了一大批公共卫生专业人才。随着民国时期公共卫生事业的兴起和不断发展,迫切需要大批实践型的公共卫生人才,仅仅依靠高等医学院校的精英教育显然不能满足需要。为解决公共卫生人才缺乏问题,国民政府卫生部/署通过组织各种培训班和训练所,为公共卫生实际工作培养出了一批具备公共卫生专业知识的实用型人才。

(一)卫生署公共卫生人员训练所的培训工作

1932年,内政部卫生署与全国经济委员会所属中央卫生实验处卫生教育系合作,在南京开办了公共卫生人员训练班、公共卫生医师讲习班、公共卫生护士训练班、卫生稽查训练班以及公共卫生军医特别班等,为基层培养、训练了各类公共卫生技术人员。

1936年6月,行政院卫生署正式成立公共卫生训练委员会,办理公共卫生人员训练班的训练事宜。1936年11月,经国民政府行政院批准,将公共卫生人员训练班改为公共卫生人员训练所,成为一个专门的公共卫生人才培养机构。

根据《卫生署公共卫生人员训练所章程》的规定,训练所下设3个实验区和11个训练班,分别是:城市卫生实验区、乡村卫生实验区、学校卫生实验区;公共卫生医师讲习班、热带病学讲习所、妇婴卫生医师讲习班、卫生工程师讲习班、公共卫生医师特别研究班、助产士妇婴卫生训练所、药剂师讲习班、公共卫生护士训练班、公共卫生稽查训练班、中央医学练习医员班、检验技术生训练班。

卫生署公共卫生人员训练所为学员开设的课程包括公共卫生概论、传染病管理、环境卫生、生命统计、细菌学、流行病学、热带病学、寄生虫学、卫生行政、卫生工程等专业课程,社会学、农村组织与农村问题等社会政治课程。各种讲习班的平均时限为半年,短的(如助产士讲习班)仅3个月,长的(如检验技术班)达2年。

公共卫生人员训练所配备了较强的师资力量,他们都是当时国内医药卫生界的知名人士。当时的教学人员分为专任、兼任和特约三类,有海外留学背景的人员占有较大的比例,有利于传授西方近代公共卫生知识。

卫生署公共卫生人员训练所确定了明确的教学目标:

(1)主要目的是为造就公共卫生人才,以应各省市县发展公共卫生事业,特别注意让学生切实了解公医制度,于毕业后有推行之能力与决心;由实地调查入手,切实明了社会经济状况与公共卫生事业之关系,而于农村方面如农村之社会情形、经济状况及农民之生活等,尤为着重。

(2)本所学生应在指定之实习场所切实工作,精心研习,以期理论与实际相结合。

（3）本所学生应明了世界各国公共卫生事业进展之趋势,而于与我国情形相似之国家,尤须特别注意。

（4）本所学生注重体格训练。

（5）本所学生注重人格修养,以养成艰苦卓绝之精神。

（6）本所学生毕业后,应与本所联络,临时报告工作近况,遇有疑难问题,可尽量向本所请求解答与协助。

1937年抗战爆发后,卫生署公共卫生人员训练所迁往贵阳,继续举办公共卫生人员的训练工作。同时,训练所还协助卫生署与军医署合办的战时军医人员训练所的教学工作。

1941年,公共卫生人员训练所由贵阳迁到重庆,与中央卫生实验院合并。

（二）中央卫生实验院的培训工作

1941年,中央卫生实验院接办公共卫生人员培训所的培训工作后,先后举办过卫生医师训练班、药物药理班、公共卫生护士班、抗疟班、化验技术班、牙医技术班、牙科护士班、卫生工程师班、卫生稽查员班等多种训练班。

1945年12月,中央卫生实验院联合善后救济总署,举办了善后救济医药卫生人员训练工作;中央卫生实验院将30名外籍专家分别派往各地担任训练工作,中央医院、国立上海医学院、湘雅医学院、中央护士学校、中央助产学校、重庆市立医院都承担了培训任务。此项培训分为临床、公共卫生两类,其中公共卫生训练项目包括公共卫生医师进修班、公共卫生医师班、公共卫生护士进修班、公共卫生护士班、助产士进修班、助产士班、卫生工程师班、卫生工程人员班、检查员班、防疫医师班、防痨医师班、妇婴卫生医师班等,共12个班次。

1946年12月,卫生署指定中央卫生实验院对全国26个省卫生处、7个市卫生局的业务科长和技正开展系统培训。在1947年和1948年两年内,共举办四期公共卫生训练班,每期6个月,每期受训40人。受训分为三个阶段,第一阶段（3个月）,学习共同科目;第二阶段（2个月）,分成卫生行政、妇婴卫生、学校卫生、传染病管理四个组,按个人主管的业务不同而分别授课;第三阶段（1个月）,为实习期。按照卫生署的规定,受训练人员于受训期满后,仍回原任,二年内不得辞职,改就其他职务。

（三）西北卫生干部人员训练所的培训工作

1941年,经行政院批准成立了西北卫生干部人员训练所,受卫生署及西北卫生专员的指导监督。

西北卫生干部人员训练所基本上是参照卫生署公共卫生人员训练所的模

式而建立起来的，只是规模较小，是四个班：公共卫生医师班、公共卫生护士班、卫生稽查员班、检验技术班。同时，开设了市卫生实验区和乡村卫生实验区两个教学基地：兰州卫生事务所、皋兰实验卫生院。

按照《西北卫生干部人员训练所训练纲要》的规定，训练所的训练方针为：

（1）本所训练之主要目的，为造就公共卫生人才，以期达到预防与医疗同时并进之目的，而应西北各省推行公共卫生之需要。

（2）使学员切实了解卫生之原理与实施，结业后有推行公共卫生之能力与决心。

（3）由实地调查入手，使学员明了社会经济状况与公共卫生事业之关系，对于农村之社会情形、经济状况、人民生活有深切之认识，推行合于中国国情之公共卫生。

（四）战时卫生人员训练所的培训工作

1938 年，中国红十字会救护总队与卫生署在汉口联合举办了战时卫生人员训练班，后改为军政部内政部卫生人员训练所。1939 年，训练所迁至贵阳附近的图云关，改称战时卫生人员训练所。

训练所内设防疫学组、环境卫生学组、微生物学组共 18 个学组。训练所组织专业人员编译了各种适应战时医疗救护工作的教材，不仅用于所内培训之需，还分发给各地部队和地方医疗卫生单位。参加训练的学员主要来自各战区兵站医院或后方医院，训练期一般为三个月。

战时卫生人员训练所还开设了 5 个分所：陕西汉中的第一分所、江西弋阳的第二分所、湖北老河口的第三分所、四川黔江的第四分所、湖南东安的第五分所。

总之，从中央到地方的各类培训机构，采取短平快的方式展开集中训练，以适应各地对公共卫生人才之急需。从卫生署公共卫生人员训练所到中央卫生实验院，从西北卫生干部人员训练所到战时卫生人员训练所，这些公共卫生培训机构先后为国家培养了大批的公共卫生人员，在一定程度上满足了各地公共卫生实际工作的急需，也为国家储备了大量的公共卫生人才，为日后公共卫生事业的发展提供保障。

（范春）

第六章　新中国成立后的公共卫生事业

新中国成立之初,医疗卫生事业面临严峻的形势,可谓"疫病<u>丛生</u>,缺医少药"。医药卫生工作人员历经艰难险阻,对适合我国国情的卫生发展道路进行了不懈的探索。伴随着国家卫生行政机构、爱国卫生运动委员会、各级卫生防疫机构等卫生防疫网络的建立,国家卫生形势焕然一新,人民群众的生命和健康安全从此得到了有力的保障。

我国公共卫生事业始终坚持中国共产党的领导,将贯彻"预防为主"的卫生工作方针放在首位,逐步形成了以政府为主导,各级医疗卫生机构为主体,多部门配合,全社会参与,防疫防病相结合的公共卫生服务体系(图 6.1)。1949—2003 年,是中国公共卫生事业砥砺前行的五十多年,中国公共卫生事业历经初创(1949—1956 年)、建设(1957—1976 年)、调整(1977—1997 年)、完善(1997—2003 年)四个阶段,基本公共卫生服务全面开展,重大/突发公共卫生服务有序推进,个体/群体公共卫生服务有效落实,各项服务效果持续改善。

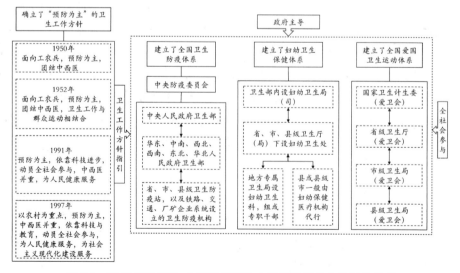

图 6.1　20 世纪后半叶,中国卫生工作方针指导下的公共卫生体系

第一节　"预防为主"的卫生工作方针

《黄帝内经》有云："上工治未病，不治已病，此之谓也"，这也是关于"上医治未病"的最早记载。其中，"治"为治理、管理，"治未病"也就是在疾病的发生、发展之前，采取措施来防止，此乃中医的"未病先防和既病防变"思想。

自古以来，我国便有讲卫生的传统，中医自古有云："未病先防重在于养生。"我们的祖先在端午节时，"洒扫庭院，挂艾枝，悬菖蒲，杀菌防病"；先秦时，"三日一洗头，五日一沐浴"，"鸡初鸣，咸盥洗"，这些习俗无不反映出中华民族讲卫生、爱清洁的文化传统及其深远的影响。

"预"谓之预见，"防"谓之防范，预防即"未雨绸缪"，"防患于未然"。就人体而言，健康是第一要素，是人一切生理和社会活动的基础，"预防为主"就是以保护人的健康为首要着眼点。新中国成立之初，国家将卫生工作方针定为"面向工农兵，预防为主，团结中西医，卫生工作与群众运动相结合"，"预防为主"也被正式确立为新中国卫生工作的指导思想。"预防为主"这一基本方针在随后的各项卫生工作中发挥了无可替代的作用。

新中国卫生工作方针的演进

1949 年 9 月，军委卫生部主持召开了全国卫生行政会议，"初步地确定全国卫生建设的总方针应是以预防为主，卫生工作的重点应放在保证生产建设和国防建设方面，要面向农村、工矿，依靠群众"。这次会议虽然没有形成完整的卫生工作方针的表述，但为一年后制定明确的卫生工作方针奠定了基础。

1950 年 8 月，第一届全国卫生会议召开，确定了今后全国卫生工作的总方针是"面向工农兵""预防为主""团结中西医"。

1952 年 12 月，第二届全国卫生会议召开，从一年多来爱国卫生运动的成功做法和经验出发，与会代表认识到要做好卫生工作必须动员人民群众广泛参与。会议接受周恩来的建议，在卫生工作方针中增加了"卫生工作与群众运动相结合"的表述。

1953 年 12 月，第三届全国卫生行政会议在北京举行，会议确定卫生工作的重点是："要加强工矿卫生和城市医疗工作，使农村卫生工作和互助合作运动密切结合,并继续开展爱国卫生运动,防治对人民危害性最大的疾病。"

1991 年 5 月,卫生部和国家中医药管理局公布了《中国卫生发展与改革纲要(1991—2000)》,确定新时期卫生工作的基本方针为:"预防为主,依靠科技进步,动员全社会参与,中西医并重,为人民健康服务。"

1996 年 12 月,全国卫生工作会议在北京召开,总结了新中国成立以来特别是改革开放以来卫生工作的成绩和经验,并对工作方针做了新的概括,即"新时期卫生工作的指导方针,是以农村为重点,预防为主,中西医并重,依靠科技教育,动员全社会参与,为人民健康服务,为社会主义现代化建设服务"。

1998 年 12 月,国务院发布了《关于建立城镇职工基本医疗保险制度的决定》,标志着城镇职工医疗保障制度改革进入了新的阶段,传统的公费医疗和劳保医疗制度将退出历史舞台,取而代之的是城镇职工基本医疗保险制度。随后,新型农村合作医疗、城镇居民基本医疗保险相继建立。

2016 年 8 月,全国卫生与健康大会在北京召开,习近平在讲话中把人民健康放在优先发展的战略位置,深刻阐述了推进健康中国建设的重大意义、指导思想和决策部署,并对新形势下卫生与健康工作方针做了新的概括:"以基层为重点,以改革创新为动力,预防为主,中西医并重,将健康融入所有政策,人民共建共享。"

一、"预防为主"卫生工作方针的提出

在我国医学发展史上,"预防为主"很早就在疾病预防控制的理论和实践中有所体现,尤其是在中国人民革命战争年代,"预防为主"的思想得以广泛应用和蓬勃发展。自古以来,求医问药在群众的理念中是根深蒂固的。向群众宣传防病胜于治病的思想,直到最终将其确立为"预防为主"的方针,是有个历史发展过程的。

1928 年,《三大纪律六项注意》明确规定:注意卫生,不断在群众和部队中开展防疫卫生运动。"预防为主"的提法在土地革命时期提出,并在抗战时期的军委总政卫生部文件中正式提出"预防第一"的口号。"预防第一"和"群众性卫生运动"是中央苏区红军卫生工作的创举。2005 年,黄永秋等在《贺诚与新

中国"预防为主"卫生工作方针的创立》一文中指出：1936年，国际友人马海德医生对此大为赞赏，曾说："我走过大半个中国，到处都看到中国人民生活贫困，遭受各种传染病、流行病的折磨。来到陕北，听到红军有'预防第一'的方针，我很兴奋。军队要打仗，不讲'预防第一'，就不能保证士兵的健康。"

1949年9月，中华人民共和国成立前夕，为使新中国的卫生工作尽快步入正轨，即将出任新中国卫生部长的李德全（爱国将领冯玉祥的夫人）、卫生部副部长兼全军总卫生部长贺诚在北京召集全国卫生行政会议。贺诚建议将"预防为主"作为即将诞生的新中国的卫生工作方针，经民主讨论后，会议决定暂定"预防为主"为新中国初期卫生工作的方针。

李伶在《中国"预防为主"卫生工作方针诞生记——访博士将军涂通今》一文中提到，涂通今将军在参加全国卫生行政会议时曾回忆："这次会议我也参加了。'预防为主'作为一个方针提出来，这是第一次。到底是谁第一个提出来的，谁也说不清。应该说，贺诚同志是'预防为主'方针的倡导者，我仅是参与者、实践者和见证人。我们积极支持这一方针，主要理由有两条，一是'预防为主'与我国数千年来的传统医学思想是一脉相承的。《易经》中说，'君子以思患而豫（预）防之'。《黄帝内经》中也说，'圣人不治已病治未病'。诞生于南北朝时期的医学圣祖孙思邈，在他的《千金要方》中更明确地指出'上医医未病之病，中医医欲病之病，下医医已病之病'。贺诚同志倡导'预防为主'，不仅继承了古代医学的传统思想，还将古人所言的治病领域拓展至整个卫生领域的工作方针，无疑是对祖国医学的又一发展。所以大家都投了赞成票。我们赞成这一方针的第二条理由是，'预防为主'的思想经历了从红军时期到解放战争末的长期考验，证明它的的确确是威力无比的镇妖之宝、健身之宝、强国之宝。从前，我们虽未正式提出以它为方针，但以它为指导思想是十分明确的。经过20多年的孕育过程，'预防为主'的方针终于像躁动于母腹的婴儿呱呱落地了。"

1949年10月，中央军委卫生部召开全国卫生行政会议，研究全国卫生工作建设总方针时，总结了革命战争不同阶段曾提出的"对于疾病着重预防""预防在先""预防第一"等指导思想，最终确定了"预防为主"的卫生工作方针。1949年11月，中央人民政府卫生部成立，并于1950年8月，联合军委卫生部召开第一届全国卫生会议。毛泽东为大会题词："团结新老中西各部分医药卫生工作人员，组成巩固的统一战线，为开展伟大的人民卫生工作而奋斗。"（图6.2）副部长兼军委部长贺诚在会议报告中提出，将"面向工农兵，预防为主，团结中西医"作为新中国卫生工作的三大方针。

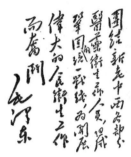
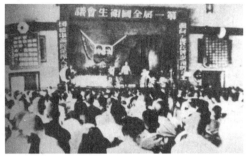

图 6.2　第一届全国卫生会议及毛泽东的题词

　　1952 年 12 月,第二届全国卫生会议召开,会议认真总结了抗美援朝期间的反细菌战以及在此基础上开展爱国卫生运动的成绩和经验——"卫生工作与群众运动相结合",并根据周恩来总理建议将其增补在卫生工作方针中。至此,"面向工农兵,预防为主,团结中西医,卫生工作与群众运动相结合"的新中国卫生工作四大方针最终形成。"预防为主"方针的确立,指明了新中国卫生工作的方向是防治兼顾、以防为主。中国卫生工作在 20 世纪五六十年代所取得的举世瞩目的成就,很大程度上有赖于"预防为主"卫生工作方针的执行。

贺诚

　　贺诚(1901—1992),原名贺宗霖,生于农村一个正骨中医家庭。1922 年秋,他考入号称"国立九校"的国立北京医科大学(现北京大学医学部)。大学期间,正值北洋军阀统治末期,北京的斗争风起云涌。1925 年,他加入了中国共产党;1926 年,贺诚参加了北伐战争,救护伤员;广州起义之后,在组织部署下,他在上海以开诊所为掩护,从事地下工作;1931 年,在组织安排下,贺诚进入江西中央苏区任总军医处处长。那时,红军中缺医少药、因病减员情况非常严重。他在中央苏区白手起家,开展了一系列医疗卫生工作,奠定了红军卫生事业的基础。毛泽东听说贺诚毕业于北医,高兴地说:"你还有块金牌牌喽!看来我们的红军中是有人才的哟。"新中国卫生工作"预防为主"方针的提出是贺诚的突出贡献。他说:"'预防为主'的方针是根据为人民服务这一宗旨提出的。反对疾病的斗争,无疑首先要解决对群众危害最大、发病最多、死亡率最大的疾病。这种主动的斗争就是预防。""预防为主"、开展"群众性的卫生运动",也正是贺诚在江西根据地、在红军军队中首先成功开展的。

二、"预防为主"卫生工作方针初露锋芒

(一)鼠疫之战

在新中国成立前夕,新生共和国卫生工作便遭遇了第一次大考——鼠疫之战,"预防为主"方针试行之初便显露锋芒。

新中国成立后的第一疫:察哈尔鼠疫

鼠疫(plague),又称黑死病,是由鼠疫耶尔森菌感染引起的烈性传染病,属国际检疫传染病,也是我国法定传染病中位居第一位的甲类传染病,传染性强,病死率高,俗称"一号病"。鼠疫属自然疫源性传染病,主要在啮齿类动物间流行,鼠、旱獭等是其自然宿主,传播媒介为鼠蚤。鼠疫的主要症状为高热、淋巴结肿大疼痛、咳嗽、咳痰、呼吸困难、出血,以及其他严重毒血症状。在人类历史上,发生过多次鼠疫大流行,解放前的中国也曾多次流行,目前已大幅减少,但在我国西部、西北部仍有散发病例发生。

1949年10月至11月间,暴发于中国境内察哈尔省省会张家口(今河北省省辖市)的鼠疫,史称"张家口鼠疫"。至11月8日,察哈尔盟和察哈尔省因鼠疫死亡75人。虽然察哈尔省是此次疫情的主要发生地,但回溯发现,疫情原发地是内蒙古察哈尔盟的前英图浩特。1949年7月13日,前英图浩特的一位牧民自野外返家后首先发病,一个月后自然痊愈。但受她传染的三例病人却均在7月20日前后死于腺鼠疫。起初,这几例病人并未引起注意,不久,类似病例相继出现,引发民众恐慌性逃散,加速了疫病的传播。此次疫情的发生,是对党和政府正确决策、快速部署的严峻考验。

鼠疫疫情暴发后,卫生部迅速调配人力支援察哈尔省。时任东北军区保健处兼防疫处处长的蒋耀德临危受命,同华北地区的防疫人员一起组织了77人的防疫队,携带5万份疫苗前往察哈尔。当时的察哈尔省南邻河北平津等地,为防止鼠疫传入北京市,北京市防疫委员会于1949年10月28日成立,张友渔副市长主持召开了防疫会议,组织医疗卫生方面专家参会,提出了宣传教育、预防注射、捕鼠灭鼠、发生病例及时在医院隔离治疗、在街道居民间实行隔离检疫等一系列防疫计划。北京市政府也着手抓封锁交通事宜,同时在市内

各区各单位也成立防疫分会、支会等进行有关防疫工作。1949 年 10 月 30 日，《人民日报》发表社论，认为"内蒙察北鼠疫侵袭的警报，已引起了各地普遍的注意，积极防止和扑灭鼠疫的斗争已经展开了，这应该成为华北人民当前的一项战斗任务"。

为应对此次察哈尔发生的鼠疫，苏联派出罗果金博士和苏联红十字半月协会防疫远征队前来支援，罗果金博士是莫斯科第二医科大学流行病学讲座教授、斯大林奖金获得者，具备丰富的防疫经验。中苏联合防疫队在察哈尔迅速开展大量防疫工作，不足一周的时间已为 18 万人进行预防注射，累计预防总人数达到 31 万多人。为防止疫情蔓延，所有的疫区村庄都挖了防鼠沟，进行捕鼠防鼠和环境卫生工作，建立村卫生员负责及每日通报制度，设立隔离所、化验室，开展形式多样的宣传防疫。严格执行交通封锁和隔离工作：除中断京绥和京大段铁路外，在东起京郊，西至怀仁大同，南起桑干河北至内蒙古草原，东西 500 公里，南北 250 多公里的地区内建立了 6 道大的武装封锁线；建立东起多伦西至化德（沿内蒙古与察北专区交界线）与沿外长城的两道防线，两防线之间的地区为绝缘带，除经过审查领取特别通行证的必要进出之人，一律严禁通行；发动绝缘带的群众，封锁自卫，实行村与村、户与户的联防和检举，保证不与外来人接触、不留宿等；张家口室内公共娱乐场所、露天市场、澡堂都停止营业，学校停课。由于各项防疫措施执行得好，察北此次鼠疫很快得到控制，从 11 月 4 日起就没有新发病例。12 月 5 日察哈尔全省封锁解除。新中国成立之初，由中央直接指挥的防疫第一战，至此圆满结束。

1950 年，美帝发动侵朝战争，在朝鲜北方和我国东北部分边境地区投下细菌弹，弹壳中装满细菌粉剂或带菌昆虫。在志愿军开展反细菌战的同时，中国人民在"预防为主"方针指引下举国上下搞卫生，前所未有地将健康与政治、卫生与爱国连为一体，将卫生工作与群众运动相结合，取得了反击细菌战的伟大胜利。从此，"爱国卫生运动"成了深入人心的大众口号（详见第四节）。因此，在 1950 年和 1952 年召开的第一次和第二次全国卫生会议中，均充分肯定了"预防为主"方针的正确性。

（二）抗击血吸虫病

据历史记载，在中国血吸虫病已经流行了 2000 多年。20 世纪 50 年代，在毛主席的领导下，新中国开启了"消灭血吸虫病"运动。

血吸虫病

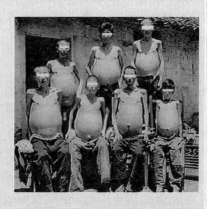

血吸虫病是由裂体吸虫属血吸虫引起的一种慢性寄生虫病,以钉螺为传播媒介,主要流行于亚、非、拉美的73个国家,患病人数约2亿。血吸虫病主要分两种类型,一种是肠血吸虫病,主要由曼氏血吸虫和日本血吸虫引起;另一种是尿路血吸虫病,由埃及血吸虫引起。我国主要流行的是日本血吸虫病。疾病晚期,病人极度消瘦,出现腹水、巨脾,腹壁静脉怒张等严重症状。在我国南方特别是长江中下游地区,血吸虫病长期肆虐,给人民留下刻骨铭心的惨痛记忆。在江西省余江县曾流传着这样的民谣:"身无三尺长,脸上干又黄。人在门槛里,肚子出了房。""妇女遭病害,只见怀胎不生息。难听婴儿哭,十有九户绝后代。"余江县的蓝田坂地区,在1956年开始大规模防治血吸虫病前的近50年间,有3000多人因患病死亡,20多个村庄完全毁灭,1.4万多亩田地变成荒野,真是到了"千村薜荔人遗矢,万户萧疏鬼唱歌"的境地。

2020年4月,《光明日报》刊发《20世纪50年代党领导消灭血吸虫病的历史经验》:1951年3月,毛泽东同志派人到余江县调查,首次将余江县确认为血吸虫病流行县。1953年4月,他又派医务人员到余江县马岗乡开展防治血吸虫病的重点实验研究工作。同年9月,沈钧儒发现上海周围一些农村血吸虫病十分猖獗,便写信建议毛泽东加强并改进血吸虫病防治工作。这封信为毛泽东敲响警钟,使他意识到血吸虫病的普遍性及严重性,很快便复信指出:"血吸虫病危害甚大,必须着重防治。"(图6.3)经卫生部门和有关地方大规模的摸底调查后发现,该病的危害相较于其他慢性传染病要严重得多。

毛泽东对这一问题高度重视,一场自上而下的轰轰烈烈的抗击血吸虫病战役在全国拉开了帷幕,这也是新中国成立后,基于中国卫生工作方针指导,在党的领导下开展的第一次抗击瘟疫的群众运动,也是我国抗击瘟疫时间最长的群众运动,持续八年之久。在血吸虫病防治持久战中,毛泽东亲自推动防治工作,深入疫区调查,掌握了第一手材料,还号召在全国开展了深入持久的

"爱国卫生运动"。同时更着力建立起了改变亿万农民健康状况的"赤脚医生"制度,在中国历史上第一次在农村实行了初级免费医疗制度,建立起了世界上最先进社会主义医疗体制(详见第三节)。

从1950年到1958年,全国重灾区血吸虫病疫情基本得到控制,发挥了共产党从战争时期经过革命实践淬炼的制度优势,包括水利、农业、卫生等部门的中央血防领导小组,一声令下就能集中全社会力量,组织实施庞大又复杂的社会卫生工程,建立起了新中国公共卫生事业最成功的模式。1958年,江西省余江县率先消灭了血吸虫病,6月30日的《人民日报》报道了这一喜讯。消息传来,举国欢腾,毛泽东更是激动不已,连夜写下了脍炙人口的《送瘟神》诗二首。

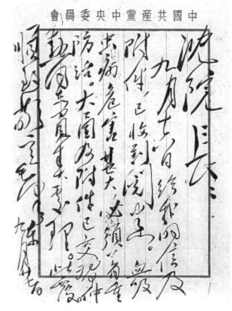

图 6.3　毛泽东就防治血吸虫病致信沈钧儒
(1953 年 9 月 27 日)

七律二首·送瘟神

　　读六月三十日《人民日报》,余江县消灭了血吸虫。浮想联翩,夜不能寐。微风拂晓,旭日临窗,遥望南天,欣然命笔。

绿水青山枉自多,华佗无奈小虫何!

千村薜荔人遗矢,万户萧疏鬼唱歌。

坐地日行八万里,巡天遥看一千河。

牛郎欲问瘟神事,一样悲欢逐逝波。

春风杨柳万千条,六亿神州尽舜尧。

红雨随心翻作浪,青山着意化为桥。

天连五岭银锄落,地动三河铁臂摇。

借问瘟君欲何往,纸船明烛照天烧。

三、"预防为主"卫生工作方针与时俱进

新中国成立之初,以急性传染病、寄生虫病和地方病为主要防治对象的第一次卫生革命取得了举世瞩目的成就,这在很大程度上得益于"预防为主"卫生工作方针的贯彻与执行。国家卫生工作方针是指导国家卫生事业发展的重要原则和基本思想,"预防为主"卫生工作方针是在总结我国卫生实践经验、吸收国际先进科技成就的基础上形成的,并随着政治、经济、文化和医学科学的发展不断充实,逐步提高和完善。

改革开放后,新的经济体制带来的人口和物资大量流动,使得原来一些局部性的传染病演变发展成为区域性和全国性的流行疾病。与此同时,某些已被消灭的传染病有死灰复燃的苗头,可谓旧的未去、新的又来,传染病、寄生虫病和地方病的防治形势依然十分严峻,第一次卫生革命的任务尚未完成。

影响疾病流行的社会环境因素依然存在,以慢性病和退行性疾病为主要防治对象的第二次卫生革命任务也非常艰巨。1975 年,世界卫生组织提出战略目标:"到 2000 年人人享有卫生保健",将"预防为主"提高到社区预防阶段,旨在"提高生活质量,促进人类健康长寿,实现人人享有卫生保健"的第三次卫生革命开始。由于两次卫生革命任务的艰巨性,要求疾病预防控制工作必须一事一项目、一病一防控,伴随着第三次卫生革命的到来,这一专病防控的工作方式转变为"减少疾病,维护健康,稳定社会,延长寿命"的综合防控模式。

世界卫生组织

世界卫生组织(World Health Organization,WHO)是联合国下属的一个专门机构,总部设置在瑞士日内瓦,只有主权国家才能参加,是国际上最大的政府间卫生组织。世界卫生组织的宗旨是使全世界人民获得尽可能高水平的健康。世界卫生组织的主要职能包括:促进流行病和地方病的防治;提供和改进公共卫生、疾病医疗和有关事项的教学与训练;推动确定生物制品的国际标准。1907 年成立于巴黎的国际公共卫生局和1920 年成立于日内瓦的国际联盟卫生组织是世界卫生组织的前身。战后,经联合国经社理事会决定,64 个国家的代表于 1946 年 7 月在纽约举行了一次国际卫生会议,签署了《世界卫生组织组织法》。1948 年 4 月 7 日,

该法得到 26 个联合国会员国批准后生效,世界卫生组织宣告成立。每年的 4 月 7 日也就成为全球性的"世界卫生日"。同年 6 月 24 日,世界卫生组织在日内瓦召开的第一届世界卫生大会上正式成立,总部设在瑞士日内瓦。世界卫生组织大会是世卫组织的最高权力机构,每年 5 月在日内瓦召开一次。主要任务是审议总干事的工作报告、规划预算、接纳新会员国和讨论其他重要议题。

社会发展和卫生技术的革新,推动了健康的概念由过去单一的生理健康发展到生理、心理、社会的三维健康。至 1990 年,世界卫生组织提出生理、心理、社会适应、道德完善的四维健康新概念。健康不仅是没有疾病和不虚弱,而且是身体、心理、社会适应和道德四个维度的完善状态。1976—1991 年间,多次全国卫生厅局长会议的召开,推动了我国卫生工作战略重点的确定,卫生改革问题被提上日程。戴志诚在《我国实施"预防为主"方针的历史经验》一文中载明:1991 年 4 月 9 日,第七届人大四次会议批准通过《国民经济和社会发展十年规划和第八个五年计划纲要》,明确提出了卫生事业贯彻"预防为主,依靠科技进步,动员全社会参与,中西医并重,为人民健康服务"的方针。卫生部在贯彻这一方针时,提出了以农村卫生、预防保健和中西医结合为我国卫生工作发展的战略重点。1997 年 1 月 5 日,中共中央国务院在关于卫生改革与发展的决定中,再次确立了"以农村为重点,预防为主,中西医并重,依靠科技与教育,动员全社会参与,为人民健康服务,为社会主义现代化建设服务"的新时期卫生工作方针。20 世纪末的卫生工作方针突出了农村卫生、公共卫生服务的重要性,新型农村合作医疗制度的全覆盖为农村群众医疗卫生提供了新的保障。这一卫生工作方针,将在一个相当长的时期内,指导、推动中国卫生工作的持续发展。

四、"预防为主"卫生工作方针的历史意义

"预防为主"的卫生工作方针是对我国多年卫生工作经验的高度概括和科学总结,是建设有中国特色卫生事业的重要组成部分,更是投入少、收效显著的公益事业,深得人民群众欢迎。传染病暴发与流行时,党和人民政府迅速组织公共卫生队伍、建立公共卫生机构、改造城乡基本卫生设施、实施大规模免疫接种策略,使得天花于 1963 年被成功消灭,消灭脊髓灰质炎的目标于 2000

年实现。多次防病救灾工作中,党和人民政府坚决贯彻"预防为主"方针,根据应急预案及时开展疾病监测、疫情报告、突发事件处理、食品卫生监督及环境监测等工作,这些措施有效确保了大灾之后无大疫。以"预防为主"为指导原则,以"以人民健康为中心"为宗旨,以"除害灭病"为核心的伟大创举——爱国卫生运动,自中华人民共和国成立初期至21世纪初在我国的疾病预防控制中发挥了不可磨灭的作用。

我国政府始终把贯彻"预防为主,防治结合"卫生工作方针、增进公众健康、改善民生作为政府全面负责的重要内容,动员社会各界团结协作、发动全体民众、共同参与是新中国成立以来我国公共卫生事业蓬勃发展的一个重要策略,也是坚持"预防为主"卫生工作方针的基本保障。几十年风云变迁,随着现代健康理念的逐步完善,随着中国经济和社会发展以及公众对健康需求的增长,"预防为主"卫生工作方针也将被不断赋予新的内涵。

第二节　卫生防疫与卫生监督体系

一、卫生防疫体系的建立与发展

狭义的卫生防疫是指为预防、控制疾病的传播而采取的一系列措施,旨在防止传染病的传播流行。广义的卫生防疫是指卫生防疫站的卫生防疫工作,包括疾病控制和卫生监督两大部分内容。具体工作内容包含疾病预防控制、卫生监督检测、预防技术咨询与服务、基层防疫人员培训和卫生健康教育的业务技术指导,以及流行病防治、计划免疫、消杀灭、地慢病防治、结核病防治、性病防治、寄生虫病防治、食品卫生、环境卫生、劳动卫生、放射卫生、学校卫生、健康教育、卫生检验、预防医学等。各级防疫站则是卫生防疫工作的主体。

卫生防疫事业的发展与人民群众的生命和健康紧密相关,从解放战争时期到新中国成立后,长期以来,毛泽东同志一直高度重视卫生防疫问题。自新中国成立以来,卫生部连续召开三届全国卫生会议,针对卫生防疫工作提出了一系列强有力的方针、政策,在保障和促进广大人民生命健康的实践中,形成了宝贵的卫生防疫思想:一方面,在党和人民政府的领导下,卫生事业发展得到显著提升,在建立了较为完善的卫生机构的同时,开展了大规模的防疫工作,掀起了爱国卫生运动的热潮,推进防治结合,多措并举,迅速扑灭了鼠疫、血吸虫病等长期危害我国人民健康最严重的烈性传染病;另一方面,将卫生防疫工作与社会主义建设的实际需要紧密结合,使广大人民群众深刻意识到,搞好卫生防疫工作不仅要同自然界的敌人作斗争,更要同人们长期以来的不卫生的生活行为方式作斗争。得益于我国一直坚持加强卫生防疫事业的建设,不仅建立了针对各种传染病的有效控制和监测体系,还逐渐消灭了许多传染病的发展和流行。这些宝贵的历史经验在健康需求日益多样化的今天仍然具有伟大的现实意义。

(一)卫生防疫体系初见端倪

中华人民共和国成立前夕,烈性传染病在我国流行猖獗,由于早期日本侵略者的破坏,东北解放区卫生条件极其简陋,群众普遍缺乏卫生知识,加之对瘟疫尚存封建迷信思想或盲目做法,导致各种疫病大范围流行,尤其是日益严重的鼠疫蔓延更是让人民生活苦不堪言。为解决此类问题,东北解放区于新中国成立前的 1946 年在有关部门设立了专管防疫工作的处室,组建了形式多样的专业防疫队,在具体措施上采用预防注射与隔离治疗双管齐下的办法,同时大力宣传和普及防疫知识(图 6.4),动员群众开展捕鼠灭鼠、消灭鼠疫疫源等卫生清扫运动,有效控制了疫病的暴发与流行,在一定程度上提高了群众的认识水平,并在群众中逐步建立起科学卫生观,为新中国的卫生防疫事业及社会管理奠定了坚实的基础。

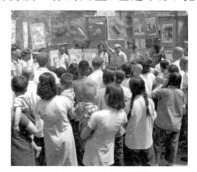

图 6.4　向群众宣传和普及防疫知识

卫生部及历任部长

中华人民共和国卫生部,曾是主管卫生工作的国务院原有组成部门之一,其前身为 1949 年 11 月成立的中央人民政府卫生部。1954 年 11 月 10 日,中央人民政府卫生部更名为中华人民共和国卫生部。2013 年 3 月,根据第十二届全国人民代表大会第一次会议审议的《国务院关于提请审议国务院机构改革和职能转变方案》的议案,整合卫生部的职责、国家人口和计划生育委员会的计划生育管理和服务职责,组建国家卫生和计划生育委员会(简称卫计委),不再保留卫生部。2018 年 3 月,根据全国人民代表大会提出的改革方案,将国家的卫生和计划生育委员会的职责进行了整合,组建中华人民共和国国家卫生健康委员会(简称卫健委)。

历任部长:李德全(1949 年 10 月—1965 年 1 月);钱信忠(1965 年 1 月—1973 年 7 月;1979 年 4 月—1982 年 5 月);刘湘屏(1973 年 7 月—1976 年 10 月);江一真(1977 年 11 月—1979 年 4 月);崔月犁(1982 年 5 月—1987 年 3 月);陈敏章(1987 年 3 月—1998 年 3 月);张文康(1998 年 3 月—2003 年 4 月);吴仪(2003 年 4 月—2005 年 4 月);高强(2005 年 4 月—2007 年 6 月);陈竺(2007 年 6 月—2013 年 3 月);李斌(2013 年 3 月—2018 年 3 月);马晓伟(2018 年 3 月—现在)。

1949 年 11 月 1 日,中央人民政府卫生部成立,内设办公厅、公共卫生局、医政局、卫生计划检查局、妇幼卫生局、全国卫生科学研究委员会等。其中,公共卫生局下设防疫处和保健处,共 9 个科。1951 年,公共卫生局更名为保健防疫局,内设部门仍然维持防疫处和保健处的 9 个科。1953 年,保健防疫局改称卫生防疫司,下设 7 个科室(图 6.5),包括流行病、疫情、学校卫生、环境卫生、寄生虫病、生物制品、交通检疫;卫生部医政局改为医疗预防司,内设慢性病、地方病防治 2 个科,分别负责结核病等慢性传染病、地方病防治工作。同年,中央防疫委员会更名为爱国卫生运动委员会并成立办公室。次年,接中央通知,爱国卫生运动委员会与卫生部卫生防疫司合署办公;卫生部医疗预防司增设结核疗养管理科,专门负责结核病治疗等相关工作。至此,新中国的卫生防疫体系初见端倪。

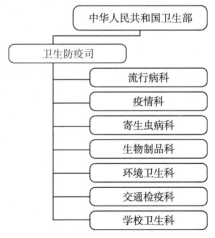

图 6.5　1953 年卫生防疫司机构图(邓铁涛《中国防疫史》)

卫生防疫站

卫生防疫站最初是为食品卫生和疾病预防机构而设立的一个名称，是卫生防疫工作的主体。中华人民共和国成立之初，中央政府针对当时的形势，制定了"预防为主"的卫生工作方针，借鉴苏联疾病控制的经验和模式，国内组建起中央卫生防疫大队，分赴全国各地疫区，以作战的思路和方式，开展控制和消灭传染病的工作。1953 年 1 月 26 日，政务院第 167 次政务会议批准在全国范围内建立卫生防疫站。1954 年卫生部下发了《卫生防疫站暂行办法》，之后，国内各地陆续成立了卫生防疫站，从此全国形成了中央卫生部防疫司领导下的省、市、县（区）三级卫生防疫机构，城市的地段医院、农村的乡镇卫生院的防保人员队伍共同构成防疫网络。防疫机构与医疗机构密切合作，共同担负起辖区内传染病、地方病、职业病、寄生虫病等各种病的预防、控制工作，使这些疾病的发病率、死亡率、致残率大大降低，有效地保护了人民群众的健康，促进了我国社会全面发展。

为了与国际接轨，同时中国实行疾病控制与卫生监督体制改革，由于职能的变化，各级卫生防疫站在 2002 年开始，陆续分离出卫生监督所（局）后，改称为疾病预防控制中心（Center for Disease Control and Prevention，CDC）。至 2004 年，基本更名完成。

我国卫生防疫站的设置模式来自苏联的卫生防疫站，其前身为俄罗斯苏维埃联邦社会主义共和国和乌克兰苏维埃联邦社会主义共和国于 1923 年建立的卫生机构——卫生站。参照该经验和做法，1949 年中国在东北中长铁路管理局首先建立了卫生防疫站，此后东北地区的部分省市也陆续建立卫生防疫站。到 1952 年底，全国已建立各级各类卫生防疫站 147 个，各类专科防治所（站）188 个，共有卫生防疫人员 20504 人（含卫技人员 19750 人）。1954 年，我国卫生防疫体系建设中的第一个重要文件《卫生防疫站暂行办法》颁布。该办法附有编制表及组织系统表（图 6.6），依据各省市规模、人口等将防疫站和组织系统分为不同等级。

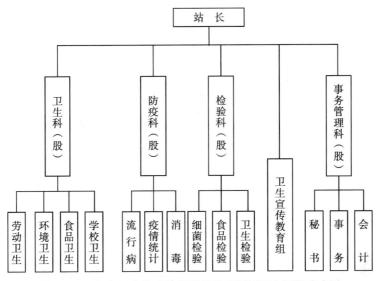

图 6.6 1954 年卫生防疫站组织系统(邓铁涛《中国防疫史》)

(二)卫生防疫体系日臻完善

1953—1957 年,我国实施第一个五年计划,将卫生事业的发展纳入国家计划。在"人民保健事业的发展"中,将医疗卫生机构的发展指标明确为:全国卫生行政系统和中央产业系统所属的区卫生所、卫生防疫站、保健所和保健站增长 65.1%,到 1957 年达到 1.7 万个。作为农业大国,我国约 80% 的人口居住在农村,农民的健康状况在关乎农业发展的同时,直接影响着社会主义事业的发展,因此切实改善农村医疗卫生状况是当时的急迫任务。在高度关注农村医疗卫生条件、农民生命健康的思想引导下,农村预防保健的宣传和实施工作在农村迅速开展起来。而后,在历经"文革"停滞、改革改制等数十年变迁之后,中国卫生防疫体系逐步演变成为现在的中国疾病预防控制体系。

1. 全面建立时期(1953—1965)

1953 年 1 月,经政务院第 167 次会议批准,全国各省、自治区、直辖市以及地(市)、县(旗、区)建立卫生防疫站,疾病控制、卫生监测、卫生监督、卫生宣教和科研培训等工作广泛开展。同年,第一届卫生防疫站工作会议召开,讨论深入贯彻执行政务院的决定。此后,全国内省、地(市)、县各级卫生防疫站和专业防治所(站)自上而下地逐步建起。1953 年 12 月,第三届全国卫生会议召开,会上对新中国成立以来卫生工作上所取得的成绩表示肯定,并总结经验和教训,同时提出要更加努力全面地培养卫生防疫工作人员,持续开展爱国卫生运动和预防流行性疾病工作的奋斗目标。

1954年2月，中央人民政府政务院第三届全国卫生行政会议明确，逐步建立国家的监督制度以加强工业卫生监督。同年10月，卫生部在《卫生防疫站暂行办法和各级卫生防疫站组织编制规定》中明确了各级卫生防疫站的任务是预防性和经常性卫生监督与传染病管理，工作内容也相应拓展至环境卫生、食品卫生、放射卫生、学校卫生以及传染病控制等领域。

1956年1月，《全国农业发展纲要（草案）》提出消灭血吸虫病、钩虫病、血丝虫病等严重危害人民健康疾病和积极防治麻疹、赤痢、伤寒等疾病的任务目标。在周恩来总理"扩大预防，以医院为中心指导地方和工矿的卫生预防工作"的精神指引下，为大规模加强卫生防疫力量，卫生部要求县以上医院建立预防保健科，乡卫生院建立卫生防疫组。爱国卫生和卫生防疫工作在第一届全国卫生防疫工作会议后继续加强，并逐步开展国家卫生监督工作。

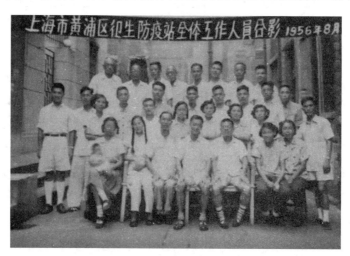

图6.7　20世纪50年代，上海黄浦区卫生防疫站工作人员合影

（1）卫生防疫站与卫生系合署办公

新中国成立初期，我国医学院校的卫生系主要照搬苏联的教学模式，与我国的实际国情脱节。因此，如何使卫生系的理论教育更好地结合我国的实际国情，建立具有我国特色的卫生专业机构，是办好我国卫生系的关键。

卫生部主办的全国医学院校卫生系的教学经验交流与教材编写会议于1959年9月在哈尔滨召开。会议确定了我国自主编写的预防医学7门课程的系统教材，虽不够完善，但为后来预防医学教材建设奠定了基础。会议重点讨论了卫生系教学如何更好地适应形势发展的需要，实现理论联系实际的问题。

会议一致认为,在使学生系统全面地掌握科学知识的同时,也要结合实际培养学生的独立工作能力。在授课与实践阶段,应以教学为中心,尽可能联系实际。会上还讨论了卫生系教师缺乏实践锻炼,防疫站是卫生系的教学、生产实习基地,以及如何搞好卫生系与防疫站的协作关系等问题,制定了《卫生系和卫生防疫站协作办法(草案)》。草案确定了卫生系与防疫站必须建立固定的、长期的、有计划的密切协作关系,卫生系教师应下到防疫站,深入基层卫生工作。为保证系、站协作的顺利开展,双方从组织领导,工作制度,以及人力物力等各方面积极采取措施。系、站领导和相应的防疫科室、教学组建立联席会、碰头会等定期联系制度。各部门对作为教学基地的防疫站,在人员、物资等的配备方面予以优先照顾,以提高卫生防疫工作水平,保证教学质量的提升。

以上海第一医学院卫生系为例,其将上海市卫生防疫站作为理论联系实际的核心单位,再通过市站辐射至区站及其他有关的工厂、企业,在开展师生实习任务的同时,不仅密切了系、站之间的关系,更可收获大量实践资料与经验,无形中丰富了卫生系的教学和科研内容。上海第一医学院与上海市卫生防疫机构的协作关系,成为在卫生系建立生产实习基地这一模式的良好示范。再如,哈尔滨医科大学与哈尔滨市卫生防疫站于1958年9月8日签订协议,确定合署办公的方式,教学组与防疫站科室共同拟定工作计划、讨论协作内容。例如,劳卫组与相应科室同心协力,把全市60多个工厂的矽尘排放降至每立方米2毫克以下,达到了排放标准;又如,流行病教研组和防疫科在人力上相互支援,迅速控制了胶合板厂的流感。除实践工作外,还以资料共享、互邀报告、定期工作汇报等方式广泛合作。

卫生防疫站与卫生系的合署办公促进了教学、科学研究和卫生防疫工作,对于贯彻党的教育方针,提高卫生教学和卫生防疫工作质量,开展科学研究以及提高教师和卫生医师的理论水平和实际工作能力都大有裨益。卫生防疫站的业务人员在教学活动中将卫生防疫实践经验传授给学生,不仅丰富了教学内容,更提升了教学的实用性。教师深入防疫一线工作,不仅自身得到了锻炼,获取了大量第一手资料,不仅提高了教学质量,还可针对卫生防疫工作中的实际问题开展科学研究,大大推动了卫生系教学科研与防疫站实际工作的有机结合。教师、卫生医师在教学和实际工作中互帮互学,既提高了教师的实际工作能力,又解决了医师的实际防疫问题。当然,由于片面强调实践锻炼,系统的理论研究进展缓慢,这在一定程度上影响了师资队伍理论水平的提高。但是,在卫生系创办的实践过程中的合署办公,加强了教学单位与卫生防疫机构的合作,促进了理论与实践的结合,其所取得的成就和有益经验为今后办好具有我国特色的卫生专业打下了良好的基础。

(2)卫生防疫站应对传染病与自然灾害

1957年,《1956年到1967年全国农业发展纲要(修正草案)》提出"除四害"和努力消灭对人民危害最严重的疾病。为此,卫生部增设了血吸虫病防治局、卫生监督局、地方病防治局、工业卫生局,各自分管卫生防疫工作,各司各局多年来几经分合。在"一五"和"二五"期间,卫生防疫领导机构迅速发展,卫生防疫工作得到了显著成效。1959年,在云南扑灭了我国最后一起天花病例。1962年经世界卫生组织证实,中国自此消灭了天花。

天花

天花(small pox)是由天花病毒感染人引起的一种烈性传染病,痊愈后可获终生免疫。天花病毒主要经呼吸道黏膜侵入人体,通过飞沫吸入或直接接触而传染。天花病毒有毒力不同的两型病毒株,毒力强的引起正型天花,即典型天花;弱者引起轻型天花,即类天花。

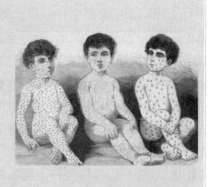

天花是最古老也是死亡率最高的传染病之一,传染性强,病情重,没有患过天花或没有接种过天花疫苗的人,均能被感染,主要表现为严重的病毒血症,染病后死亡率高。最基本有效而又最简便的预防方法是接种牛痘。天花临床表现主要为严重毒血症状(寒战、高热、乏力、头痛、四肢及腰背部酸痛,体温急剧升高时可出现惊厥、昏迷)、皮肤成批依次出现斑疹、丘疹、疱疹、脓疱,最后结痂、脱痂。分为重型和轻型,重型天花病人常伴并发症,如败血症、骨髓炎、脑炎、脑膜炎、肺炎、支气管炎、中耳炎、喉炎、失明、流产等,是天花致人死亡的主要原因,病死率约为25.5%,45%的病例出现融合性皮疹,79%有出血现象;轻型天花病死率为0.1%~1.0%。天花病毒是痘病毒的一种,患者在痊愈后脸上会留有痘疤,"天花"由此得名。到目前为止,对天花还没有确定有效的治疗方法。此病以预防为主,提倡接种天花疫苗,俗称种痘。

1960—1962年,三年自然灾害给初建的卫生防疫体系带来了第一次冲击,备受影响的经济政策环境,以及各地各级防疫机构合并、工作停滞、人员流失等变故造成某些传染病出现反弹,严重影响了工农业生产和人民健康水平。直到 1962 年"调整、巩固、充实、提高"方针的提出,以及 1964 年《卫生防疫站工作试行条例》的颁布,卫生防疫站成为国家卫生组织的有机组成部分,被明确规定为卫生事业单位,其功能才逐步恢复。一年后,全国各级各类卫生防疫站达 2499 个,专业防治机构 822 个,人员共计 49074 人(含卫生技术人员 40527 人)。

2."文革"停滞时期(1966—1976)

到 1966 年底,除一些少数民族地区和较偏远地区外,全国各地都最大程度上恢复了卫生防疫站,甚至在铁路系统和大型厂矿企业也建立了卫生防疫站。但"文革"期间,积极向好的卫生防疫体系再次遭受重创,疫情报告系统全面瘫痪,卫生防疫工作几乎处于停滞状态。据不完全统计,1966 年底至 1967 年底,仅流行性脑脊髓炎发病人数累计超过 300 万;苏、鲁、豫、皖、鄂五省的疟疾发病达 2000 万人左右;其他如流感、痢疾、伤寒、虫媒传染病、血吸虫病等传染性疾病再次出现大幅回升。

停滞的卫生防疫体系和疾病的肆虐催生了中国的"赤脚医生"。1965 年《中央批转卫生部党委关于把卫生工作重点放到农村的报告》指出:"大力为农村培养医药卫生人员。争取在五到十年内,为生产队和生产大队培养质量较好的不脱产的卫生人员。"次年,赤脚医生培训在全国范围内大规模展开。1967 年,赤脚医生、农村合作医疗问世。历经数年的培训,赤脚医生队伍在 20 世纪 70 年代发展到鼎盛时期,最多时达 150 多万人。赤脚医生队伍不仅是农村开展医疗卫生工作的重要力量,也为早期合作医疗制度的运行提供了良好基础。

与此同时,中医也得到了一定程度的发展。1966 年,针刺麻醉用于手术;1970 年,全国中草药和新医疗法成就展览会展示小夹板治疗骨折发明;1971 年,屠呦呦成功研制出青蒿素;1972 年,针刺麻醉手术接受外国友人参观;1974 年,临床手术引入中药麻醉。1975 年,取消中医司,成立中西医结合领导小组办公室,并应世界卫生组织要求,在北京、南京、上海成立国际针灸培训中心。

"文革"时期停滞的卫生防疫机构,直至 1972 年国务院发布《健全卫生防疫工作的通知》后,才逐渐恢复。到 1975 年,卫生防疫站达 2912 个。防疫体系的及时恢复成为 1976 年唐山大地震后无重大灾后疫情的坚实基础,为灾区卫生防疫工作的开展也提供了有力保障。

3.恢复扩大时期(1977—1986)

党的十一届三中全会后,卫生防疫站步入恢复扩大时期。1977 年 9 月,《中华人民共和国急性传染病管理条例》颁布,明确了各级卫生防疫站对急性传染病(甲类 3 种、乙类 2 种)的预防、报告、处理等具有程序指导的责任和监督的权力。1979 年颁布的《全国卫生防疫站工作条例》明确了卫生防疫站是应用预防医学理论、技术进行卫生防疫工作监测、监督、科研、培训相结合的专业机构,是当地卫生防疫程序技术的指导中心。

1980—1981 年,《各地卫生防疫站组织编制规定》和《关于加强县卫生防疫站工作的几点意见》的颁布,以及国家提出"20 世纪末在全国范围内基本消灭麻风病"等一系列文件的贯彻落实,对卫生防疫站的恢复和发展有着积极的促进作用。据 1986 年黄树则等在《当代中国的卫生事业》(上)的记载:1983 年,卫生部建立中国预防医学中心,明确五项基本任务:①进行预防医学的技术理论和实践研究;②对省、直辖市、自治区卫生防疫机构的卫生监督及预防疾病的实际工作提供技术指导和培训专业人员;③指导卫生防疫和疫病监督监测工作;④组织有关卫生法规、标准的制定及开展技术政策的研究工作;⑤开展预防医学情报资料的收集和交流。此后,从中国预防医学中心到省、地(市)、县及各部门卫生防疫站,基本形成了较为完善的卫生防疫组织体系。1986 年,中国预防医学中心更名为中国预防医学科学院。截至 1986 年末,全国各级卫生防疫站共 3516 个,人员总计 155266 人(含卫生技术人员 121113 人)。各级卫生防疫站的组织框架、科室设置如图 6.8。

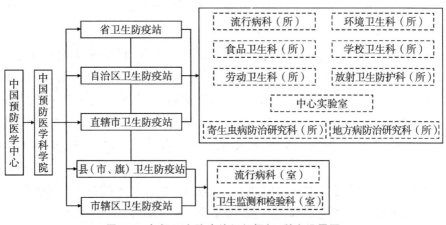

图 6.8　各级卫生防疫站组织框架、科室设置图

4. 健全规范时期(1987—1996)

1989 年 1 月 15 日,国务院颁发《批转国家教委等部门关于深化改革鼓励教育科研卫生单位增加社会服务意见的通知》(国发〔1989〕10 号)。为弥补政府投入的不足,卫生防疫站走上为社会提供卫生防疫技术服务的有偿服务之路。同年 2 月 21 日,第七届全国人民代表大会常务委员会第六次会议通过了《中华人民共和国传染病防治法》。随着公共卫生相关法律、法规的出台,中国传染病管理和公共卫生监督工作进入了新的发展阶段。在这一历史时期,传染病的控制取得了新的进展,继天花灭绝以后,性病、黑热病、回归热基本消灭,鼠疫得到基本控制,与计划免疫相关的传染病的发病率也都有了显著下降。

1992—1995 年,《全国卫生防疫工作规范(试行)》《全国卫生防疫站等级评审管理办法(试点方案)》和《全国卫生防疫站评审标准》陆续颁布,在加快卫生防疫工作科学化与规范化建设方面提出了新的要求,并于 1996 年开始实施对全国卫生防疫站的评审。1996 年 2 月 12 日,上海市卫生防疫站作为第一家省级站,通过了卫生部卫生防疫司组织的省级一等站的现场评审。卫生防疫站等级评审的开展,调动了卫生防疫人员的积极性,促进了卫生防疫站的内涵建设,极大地提高了卫生防疫能力。截至 1996 年末,全国卫生防疫站共 4000 个,人员总计 215229 人(含卫生技术人员 168071 人)。

这段时期,随着社会主义市场经济体制的逐步形成,法制建设的不断深入,人民生活质量得以稳步提高,并由此带来了疾病谱和死亡谱从急性传染病向慢性非传染性疾病的转变,现有的防疫防病机构的功能相形见绌。为适应社会发展,必须尽快将以应对急性传染病防控为主要任务的中国卫生防疫体系向防治慢性非传染性疾病领域拓展,体系发展面临调整转型。

5. 改革改制时期(1997—2002)

1997 年,中共中央国务院作出关于卫生改革与发展的决定,并颁发了关于城镇医药体制改革的指导意见,自此中国卫生体制改革开始全面启动。1998 年 11 月,上海市疾病预防控制中心、上海市卫生监督所挂牌,打响了卫生防病体制改革第一枪。

在 2000 年 2 月发布的《关于城镇医药卫生体制改革的指导意见》中,提出了"合理划分卫生监督和卫生技术服务的职责"要求。2001 年,卫生部办公厅下发了《关于疾病预防控制体制改革的指导意见》,对各级疾病预防控制机构的职能与任务加以明确,卫生防疫站更名为疾病预防控制中心,取消原省、地

（市）、县卫生防疫站的卫生监督执法职能，集中疾病预防控制、公共卫生技术管理和服务职能，增加预防控制慢性病等功能。同年，经国务院批准，中国预防医学科学院、卫生部工业卫生实验所、中国健康教育研究所和中国农村改水技术中心更名重组，中国疾病预防控制中心正式成立，标志着疾病预防控制体系改革的启航。以国家、省、地（市）、县四级疾病预防控制中心为主体的疾病预防控制体系雏形初现。截至 2002 年末，全国已建立疾病预防控制中心共3463 个，人员总计 204444 人（含卫生技术人员 156838 人）。

（三）卫生防疫体系法制起步

我国疾病防控工作的实践告诉我们，消灭疾病关系到广大群众的切身利益，也涉及社会上的每一个部门和单位，它是群众性、社会性的福利事业。因此，需要加强宣传教育，并在此基础上建立必要的卫生法规和管理制度，做到普及卫生知识与建立卫生法规相结合。卫生知识的宣传教育不能代替必要的卫生法规和管理制度。在疾病防治工作上，还需要建立一套切实可行的卫生法规和卫生条例，实行科学的管理方法和管理制度，做到思想教育与法治管理相结合，二者互为影响，不可偏废。

中华人民共和国成立以来，随着公共卫生事业的迅速发展，一个从中央到地方完整的卫生防疫体系已逐步形成，各级卫生防疫站、公共卫生监督所、食品卫生监督所、地方病防治所、结核病防治所、健康教育所等专业防治机构日渐健全，这些机构继续向下延伸，直到各级医院、乡镇卫生院，甚至厂矿、村、居委会、车间班组都配备了专职或兼职的卫生保健机构或人员，他们是卫生防疫的主力军，较完整的预防保健网络由此形成。此外，国家在各卫生机构资源、设备、建设等方面的投入拨款，也为卫生防疫事业的法制化奠定了坚实的物质基础。事实上，在中央制定卫生防疫法规之前，各地就曾根据当地实际情况制定过一些地方性传染病法规。率先制定防疫站有关工作规定的是上海市卫生防疫站，如《上海市传染病家庭访视处理工作细则（草案）》规定，各区卫生防疫站一旦接到天花、白喉、霍乱、流行性乙型脑炎、鼠疫、伤寒及副伤寒、斑疹伤寒、回归热、猩红热、痢疾等病例报告，应立即前往病患家调查处理、溯源，实施隔离消毒等。北京市于 1950 年 11 月 17 日颁布《北京市传染病预防及处理暂行办法》，将麻疹在内的 14 种病列为法定传染病，详细规定了报告方式、实验室检查、流行病学调查、消毒、隔离及尸体处理等操作流程。在总结过去几年防治传染病经验的基础上，卫生部着手拟定《传染病管理办法》，并于 1955 年 7月 5 日正式发布，这是我国第一部有关防疫的综合性法规。1956 年 6 月 9 日卫生部发出补充通知,增列乙类传染病 7 种,共 25 种。1957 年 12 月,又将钩端螺旋体病和传染性肝炎列入乙类传染病。同时各省自治区直辖市根据本地区的特点,进一步制定了传染病管理实施细则。

《传染病管理办法》暂定的传染病病种

第二条　依照本办法管理的传染病暂定为下列二类 18 种:

甲类:鼠疫、霍乱、天花;

乙类:流行性乙型脑炎、白喉、斑疹伤寒、回归热、痢疾、伤寒及副伤寒、猩红热、流行性脑脊髓膜炎、麻疹、脊髓前角灰白质炎、百日咳、炭疽病、波状热、森林脑炎、狂犬病。

个别省自治区直辖市,在本办法所规定的 18 种传染病以外,另有其他传染病发病率高,危害性大,需要列入本地区传染病的管理范围时,可报请卫生部核批。

为避免介水传染病的传播,国家建设委员会和卫生部在 1956 年还曾颁布《饮用水水质标准》和《集中式生活饮用水水源选择和水质评价暂行规则》,1959 年修改为《生活饮用水卫生规程》,同年 11 月 1 日起实施。《生活饮用水卫生规程》规定自来水的细菌总数"在 37 摄氏度培养 24 小时,1 毫升水中不超过 100 个";大肠菌指数"每升水中不得超过 3 个",并要求对水源地设立卫生防护带。一系列标准和规程的出台,从法制层面上保障了饮水卫生。

中华人民共和国成立以来,我国陆续制定和颁布的卫生法律法规很大程度上促进了卫生事业的发展,特别是改革开放后,我国政府把搞好防病治病工作作为精神文明建设的重要内容,确定了"政府组织、地方负责、部门协调、群众动手、科学治理、社会监督"的基本工作方针,让卫生防病工作逐渐走上了经常化、制度化、规范化和法制化的轨道上。自 1982 年开始,公共卫生法律、法规、配套性规章和标准制定工作不断加强,以构筑公共卫生法规、标准体系为中心的公共卫生法制建设已成为卫生事业发展重点。据 2005 年发表、斯科特·伯里斯等编著的《中国卫生法前沿问题研究》一文记载:21 世纪初,由全国人大常委会审议通过的专门法律已有 10 部,国务院制定发布的卫生专门法规有 27 项,其中包括《传染病防治法》《国境卫生检疫法》《食品卫生法》《母婴保健法》《献血法》《执业医师法》《职业病防治法》《公共卫生场所管理条例》《尘肺病防治条例》《艾滋病监督管理的若干规定》《放射性同位素与射线装置放射防护条例》《化妆品卫生监督条例》《学校卫生工作条例》等，几乎覆盖了公共卫生的大部分领域。卫生部根据上述法律、法规也制定颁布了400多个规章。地方人大和地方政府结合当地实际情况，也制定发布了大量与地方配套的法规和规章。至此，我国已初步建立起一套既符合我国国情又与国际相接轨、具有中国特色的公共卫生法规标准体系。这些法律法规对推动卫生防疫工作，保障群众身体健康尤为重要，更为我国公共卫生法制建设奠定了可靠的基础。但是，从卫生发展的战略高度和我国经济发展的总体水平来看，我国卫生防疫立法的步伐仍显滞后，公共卫生法律体系尚不健全，大多定位于某一领域，缺乏相互关联，为了更好地适应实际工作需求，层次分明、和谐统一的卫生法律体系亟待完善。

（四）卫生防疫体系建设成就斐然

我国农村医疗卫生工作的独特方法和显著成就得到了世界卫生组织的关注和认可。姚力在《当代中国医疗保障制度史论》中记载：1976年，被誉为"合作医疗之父"的覃祥官作为中国代表团的副团长，出席了世界卫生组织太平洋委员会第27届会议和世界卫生组织太平洋基层卫生保健工作会议，并作了题为"中国农村基层卫生工作"的报告，回答了与会各国卫生部部长和记者们的提问。他所分享的中国农村合作医疗的情况令各国代表赞叹不已，他们不敢相信"中国农村人口这么多，居然能够做到看病吃药不花钱，真是人间奇迹"。联合国教科文组织、世界卫生组织和一些国家的代表团不断地到中国进行实地考察学习，拍摄"赤脚医生"工作的专题纪录片，还将《赤脚医生手册》翻译成多种文字出版。1978年，合作医疗和"赤脚医生"的经验被写进《阿拉木图宣言》，被作为解决初级卫生保健问题的成功范例在发展中国家推广，并据此提出了"2000年人人享有卫生保健"的战略目标。中国卫生工作经验从此走向世界，对发展中国家改进卫生工作方法、提升人民健康水平产生了积极而深远的影响。

在防疫上，新中国没有打过败仗

据史书记载，一次大疫，死者少则数万，多则上千万甚至上亿。"温气疫疠，千户灭门。"（王充《论衡·命义》）"疠气流行，家家有僵尸之痛，室室有号泣之哀。或阖门而殪，或覆族而丧。"（曹植《说疫气》）。直到新中国成立之初，传染病仍然肆行无忌，危害甚烈。在1950年9月政务院第四十九次政务会议上，时任卫生部部长李德全报告说："全国人口的发病数累计每年约 1.4 亿人,死亡率 30‰ 以上,其中半数以上是死于可以预防的传染病上,如鼠疫、霍乱、麻疹、天花、伤寒、痢疾、斑疹、伤寒、回归热等危害最大的疾病,而黑热病、日本血吸虫病、疟疾、麻风、性病等也大大侵害着人民的健康。"这么多传染病,难以一一细说,只说全国流行最普遍的"年年发生,月月出现"的天花,每年就夺走数万甚至数十万人的生命。据1950 年湖南省岳阳市的调查,患天花的人占总人数的 13.6%。而我国少数民族的情形更加严重,据云南西盟佤族自治县的调查,新中国成立前出生的族民中竟有近半数是"麻子"(天花患者痊愈后,面部布满凹陷小坑)。全国"麻子"知多少? 没有统计,超过千万是毫无疑问的。

然而,人们发现,不知从哪一年开始,中国就再没有人变"麻子"了,几乎见不到因患小儿麻痹症而变成的瘸子了,还有许多让人闻之丧胆的烈性传染病也难得听说了。慢性传染病乙肝曾经悄悄地让我国 6.9 亿人感染,每年因之死亡约 27 万人,我国因而被人称为"乙肝大国"。但是自1992 年接种乙肝疫苗以来,已使全国约 9000 万人免受乙肝病毒的感染,5岁以下儿童乙肝病毒携带率从 9.7% 降至 2014 年的 0.3%,儿童乙肝表面抗原携带者减少了 3000 万人。2012 年 5 月,世卫组织证实我国实现了将5 岁以下儿童慢性乙肝病毒感染率降至 2% 以下的目标。自此,中国摘掉了"乙肝大国"的帽子。据国家卫健委权威发布:1978 年至 2014 年,全国麻疹、百日咳、白喉、脊髓灰质炎、结核、破伤风等主要传染病的发病率和死亡率降幅达 99% 以上。

　　计划免疫始于我国古代。中华人民共和国成立后,得益于免疫手段的广泛使用,天花、脊髓灰质炎、鼠疫、霍乱等严重影响人民健康的传染病被消灭、消除或基本消灭,其他传染病的发病率也得到有效控制。特别需要说明的是,我国 1961 年消灭天花,而世界卫生组织宣布全球消灭天花是在 1979 年,比我国整整推后了 18 年。1994 起,我国再无本土脊髓灰质炎病例,比世界卫生组织提出的"2000 年消除脊灰"的目标提前了 6 年。历经数十年的不懈努力,以疫苗为主的疾病预防"长城"在我国已然形成。疫苗在应对已知传染病中发挥着举足轻重的作用,既能抵御急性传染病的进攻,又可防止慢性传染病的侵蚀。新中国防疫史表明,尽管遇到过各种挫折,但是在所有的传统传染病面前,新中国还没有打过败仗。我国已经控制或消灭了传统传染病,也有能力战胜新的传染病,2003 年我们战胜了 SARS 即为明证。

二、卫生监督体系的建立与发展

中华人民共和国成立以来半个多世纪,我国的公共卫生监督体系走上建立和不断完善的道路。依据现行的各项法律、法规及规章,我国公共卫生监管体系主要由中央、省(直辖市、自治区)、市和县,以及县以下四个级别的卫生监督机构承担。卫生部卫生监督机构负责统筹全国卫生监督工作,省级卫生监督机构负责辖区内卫生监督工作的组织协调和监督指导,设区的市、县级卫生监督机构负责辖区内日常卫生监督工作。具体职责范围包括:依法监督管理食品、化妆品、消毒产品、生活饮用水及涉及饮用水卫生安全的产品;依法监督传染病防治工作;依法监督管理公共场所卫生、放射卫生、学校卫生等工作;依法监督医疗机构和采供血机构及其执业人员的执业活动,整顿和规范医疗服务市场,打击非法行医和非法采供血行为;承担法律法规规定的其他职责等。

(一)公共卫生监督的萌芽与起步

现代意义上的公共卫生监督始于新中国成立之初。中华人民共和国成立初到 1956 年,是新中国公共卫生监督制度创立的初始阶段,陆续出台的方针政策成为卫生监督工作开展的政治保证。1951 年 9 月,毛泽东主席亲自起草了"中央关于加强卫生防疫和医疗工作的指示";1954 年 2 月,政务院会议批准的《第三届全国卫生行政会议决议》明确提出"为了加强对工业的卫生监督,应逐步建立国家卫生监督制度";同年 8 月,政务院批准了《第一届全国工业卫生会议决议》提出的加强工业卫生、逐步开展卫生监督工作的具体要求。逐步建立的组织系统为卫生法规的实施提供了组织保证。1949 年 11 月,中央人民政府卫生部正式成立,内设公共卫生局(1951 年改为保健防疫局,1953 年更名防疫司);1952 年 3 月政务院第 128 次政务会议通过成立中央防疫委员会,下设中央防疫办公室;1953 年 1 月,政务院第 167 次政务会议批准在全国范围内成立卫生防疫站。

1956 年党的"八大"后,卫生立法工作备受重视。1957 年,新中国历史上第一部由立法机关正式通过的卫生法律《中华人民共和国国境卫生检疫条例》经由第一届全国人大常委会第 88 次会议通过。本应成为我国卫生法制建设新的起点的条例,由于当时"左"的思想干扰,并未对卫生立法与监督工作产生应有效果。20 世纪 60 年代初,在"调整、巩固、充实、提高"方针指引下,卫生法制建设在一定程度上有所恢复,30 余件卫生法规相继问世。1960 年,工业卫生局成立,负责全国工业卫生和放射卫生的监督管理工作。全国卫生防疫机构也稳步发展到 1964 年的近 2500 个。

（二）公共卫生监督的初创与完善

中华人民共和国成立后的近 30 年间，我国的卫生监督工作一直参照苏联模式，由卫生防疫机构分专业实施卫生监督执法，如食品卫生监督（图 6.9）、公共场所卫生监督、学校卫生监督等。如在食品卫生监督方面，1964 年国务院转发并正式颁布了《食品卫生管理试行条例》，卫生部还组织制定多类食品、食品添加剂卫生标准和管理办法，在全国试行。党的十一届三中全会以后，卫生法制建设有了突破性进展，1979 年 8 月国务院正式颁布《中华人民共和国食品卫生管理条例》，通过制定这些食品卫生标准，进一步加强了对食品卫生法制化的管理。与此同时，食品卫生研究所等科研机构也相继成立，有力地推动了食品卫生事业的发展。1982 年 11 月 9 日第五届全国人大常委会第 25 次会议通过，并于 1983 年 7 月 1 日起实施的《中华人民共和国食品卫生法（试行）》，是我国公共卫生监督发展史上的重要转折，是我国公共卫生监督工作进入崭新时期的里程碑。前 30 年，我国的卫生监督工作主要以规劝和行政命令为主，而该试行法的实施则使我国的卫生监督进入了教育和惩戒相结合的新阶段。改革开放 40 多年的努力使我国的卫生监督工作取得了前所未有的成就。

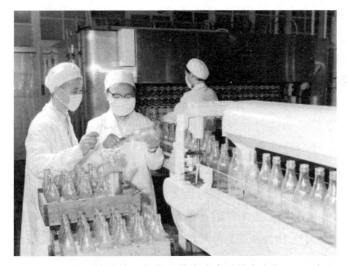

图 6.9 卫生防疫站的工作人员检查消毒后的汽水瓶（1963 年）

如今的国家卫生监督已不是纸上谈兵，而是通过监督执法制度和具体活动体现其内涵。这些制度主要包括：对生产经营企业开展卫生审查并颁发合格卫生许可证；对新建、改建、扩建项目开展预防性卫生监督；经常性卫生监督检查和监测;对某些特殊产品实行强制性审批或注册;对已经或可能危害健康的行为、场所或物品实施临时强制性控制措施;法定传染病及中毒事故的报告与处理;预防性体检;健康监护及其他预防措施;定期、不定期公布卫生状况;对违反卫生法规的管理人员依法进行教育和行政处罚;对监督机关和监督人员的监督等。例如,1998 年全国开展了 1510 多万户次的食品生产经营企业监督检查,培训经营人员约 1191 万,1240 多万人进行了体检,预防性卫生监督 12 万多项新、改、扩建工程,抽样监测各类食品、食品添加剂及食品用产品158 万多件,行政处罚 57 万多户次违反食品卫生法的行为,罚款 4880 多万元,吊销卫生许可证 54000 多户,取缔非法经营活动 21000 多次。20 世纪末,随着法规和标准的相继完善,一般的预防保健专业技术人员逐步成长为专门的监督执法人员,我国卫生监督队伍日渐壮大,各类卫生监督员初步保证了日常公共卫生监督工作的开展(包括传染病管理、食品、劳动、公共场所、学校、放射防护、消毒、化妆 8 类),并带来了可观的社会效益。

据阚学贵的《新中国公共卫生监督体系的建立和完善》一文,全国各类食品卫生监测平均合格率从 1982 年的 61.5% 提升到 1998 年的 88.3%,县及县以上国营和集体企业生产环境有害因素监测合格率由 1986 年的 50% 提高到1998 年的 72.8%,各类公共场所卫生监测平均合格率由条例实施前的 50% 左右上升到 1998 年的 91.6%,化妆品卫生监测合格率由条例实施时的 70% 左右上升到 1998 年的 91.4%,传染病报告发病率逐年下降。这些数据成为我国卫生监督工作促进公共卫生状况改善的有力证明。随着公众卫生知识水平和卫生法律意识的提高,自我保健能力和自我保护意识逐渐增强,卫生监督工作不但规范和促进了市场机制、经济建设,还可通过保障公众的健康权益、显著提升人民生活质量而促进生产力发展,间接为经济建设贡献力量。

中华人民共和国成立后的 50 年,我国卫生监督工作发展取得了举世瞩目的成就。但是,进入 21 世纪的中国正处于经济与社会大变革大发展时期,由于我国卫生领域现代法制管理的历史较短,我国的公共卫生监督工作相对滞后,还面临一些问题和挑战,改革开放及经济建设的加快发展带来了一些新的公共卫生问题,如交通便捷带来的人口大量流动及城市化、工业化带来的公共卫生问题;乡镇企业、外资和私有企业的发展及国有企业转轨带来的职业卫生新问题;合成类化学物的大量生产及广泛使用带来的健康问题;卫生监督技术不适应日常监督的需要和快速发展的经济全球化形势;现有卫生监督体制尚有诸多待完善的地方,卫生监督队伍的素质尚需进一步加强;卫生监督的阻力仍较大,全社会的卫生法律意识有待提高。

2001年,依据《关于疾病预防控制体制改革的指导意见》,各级卫生防疫站不再具有卫生执法监督职能,成立卫生监督所(局);卫生防疫站更名为疾病预防控制中心。

(三)卫生监督执法面临的挑战

卫生监督执法是国家管理卫生事务的重要形式,也是社会主义法制建设的重要组成部分,其重点是保障各种社会活动中正常的卫生秩序,预防和控制疾病的发生和流行,保护公民的健康权益。在坚持中国特色社会主义道路的思想引领下,卫生监督在长期的实践中总结出适应我国国情的基本经验:其一,应加强并完善公共卫生立法,确保卫生监督工作有法可依;其二,要坚持依法行政,卫生监督工作人员在开展卫生监督工作的过程中要努力排除各种干扰,做到有法必依、执法必严、违法必究;其三,明确卫生监督工作的方向,始终坚持为人民健康和国民经济建设服务;其四,加强公共卫生及法律知识宣传,提高全民卫生知识和法律意识,加强群众监督和管理相对人自身管理,从而使卫生监督取得更好的效果;其五,明确卫生监督事业发展的基本保证是国家对卫生监督工作的重视和资源投入;其六,重视卫生监督人才培养、队伍建设和廉政建设,完善制约机制,提高科学管理水平。

随着社会主义市场经济体制逐步健全和完善,民主与法制建设的步伐也逐步加快。特别是在"非典"疫情之后,政府频繁出台或修改卫生法律法规,如在总结原《传染病防治法》实施经验基础上出台的新《传染病防治法》《食品卫生法》《职业病防治法》,各种条例、办法也相继出台或修改,这一新形势对于我们本来就相对薄弱的卫生监督执法队伍而言,既面临着机遇,同时也面临着更多的挑战。

1.提高卫生监督员整体素质

加强卫生监督执法队伍建设,提高执法人员整体素质是实现严格执法的基本保证。一是要进一步完善人才培养、选拔、聘用、继续教育等体制机制。做好岗前培训、考试、资格审查、聘用及经常性考核、培训工作,同时,要结合教育体制改革,尽快论证并确定卫生监督人员的主要补充渠道和培训要求。二是要加强廉政教育和职业道德、职业纪律、职业责任教育。具体说,就是一方面要组织广大卫生监督员执法人员认真学习贯彻落实《卫生监督员守则》等有关规章制度,教育他们坚守职业道德,提高自我约束和拒腐防变能力。另一方面,要严肃和规范纪律执行,以正视听。三是要教育广大卫生监督员,自觉学习,不断更新法律法规、卫生标准和科学文化知识，潜心实践，不断提高自身工作能力。四是要提高广大执法人员的依法行政意识，做到有法必依、执法必严、违法必究。

2.处理好社会效益和经济利益的关系

在社会主义市场经济体制下，要正确处理社会效益和经济利益的关系。政府部门首先应加大对卫生监督执法机构和执法活动的财政投入，只有及时足额的执法办案及监测经费到位，才能加大执法力度，提高办案速度和监测准确率。卫生监督执法机构也要正确处理好监督执法与服务的关系，既要坚持严格执法，不断提升有效执法能力，确保经济利益，还要发挥专业优势，尽专业所能，保障社会效益。

3.实行监督稽查制度

强有力的监督制约机制是法律法规正确有效实施的重要保证。在新形势下，造成执法不严的主要原因之一就是对法律的实施缺乏强有力的监督。监督稽查离不开制度和队伍。首先，执法者本身要有制可依、有法可依，在严格执法的基础上，建立并落实执法违法的追究制度、赔偿制度和错案追究制度，对不严格执法以至发生错案的，必须承担相应的责任。只有当执法者产生责任感和危机感，责任心也会相应增强。可以说建立和完善有法必依，执法必严的监督制约机制是建章立制的前提。此外，成立一支与执法队伍相适应的监督稽查队伍同样重要。通过选调部分责任心强、法律水平高，有一定工作能力的执法人员作为稽查员，开展经常性的监督稽查，以保证各项监督制约制度的落实。

4.建立有利于法律法规实施的执法体制

现行的公共卫生法律法规确定了卫生行政部门的执法主体地位，而鉴于历史性原因，监督队伍主要集中在有独立法人地位的事业机构中，监督体制运行不尽人意。改变这种局面，需要从国家到地方切实明确改革方向，加快改革步伐。比如，国家可以将重点放在政府卫生行政机关职能转变上，强化依法行政，有步骤地将现行监督人员转变到公务系统，卫生监督经费由政府财政予以保证。例如，可以通过减少管理层次，划清不同层级及机构的职责，提高卫生监督总体工作效率，以及确保政策的稳定性和长期性等方面，使我国的卫生监督执法工作尽快步入正轨。再比如，各级卫生行政部门应该定位明确，他们除了是卫生法律法规的执法主体，还是一级归地方领导的政府部门，要非常注意排除地方政府或有关地方政府领导者个人对执法的干扰和制约。

5.采用先进的卫生监督管理技术

不论卫生监督发展到什么程度，重视领域内的科学研究永不过时。现有的卫生监督理论体系尚待完善,很多课题急需在卫生监督实践中解决,先进的卫生监督管理技术在其中显得非常重要。通过自身的学习实践,摸索和提高卫生监督管理技术,是一种可行的办法。此外,结合国情适当参考引进国际上成熟的先进卫生监督及管理技术同样可行。例如,国外在卫生立法、制标及监督执法中广泛采用的危险性分析技术;再比如,澳大利亚食品卫生监督充分整合利用全社会的技术力量,形成集"多方面"和"强有力"为一体的技术支撑等。

三、国境卫生检疫体系的建立与发展

国境卫生检疫,即国际上所说的检疫,是指国家为了防止传染病从国外传入或者由国内传出,在本国边境采取的卫生防护措施。国境卫生检疫主要由检验检疫机关按照相关法律法规的规定对入出境人员、交通工具、货物、集装箱、行李、物品、邮包、快件、尸体(骸骨)、特殊物品等实施检疫查验、传染病监测、卫生监督和卫生处理,开展口岸突发公共卫生事件应对和口岸反恐相关工作,是国家公共卫生体系的重要组成部分。1949 年新中国成立后,国境卫生检疫工作的管理体制,从最初隶属卫生部门、海关,到当前作为质检部门的组成部分。

> **历史上的国境卫生检疫**
>
> 　　1873 年,为防止东南亚霍乱传入,清政府在上海、厦门港开始正式实施海港卫生检疫,中国的卫生检疫由此诞生。1873 到 1930 年间的海港卫生检疫是在外国人操纵下办理的,其间发生的 40 余次霍乱流行,几乎都是从上海口岸开始。20 世纪 20 年代后期,伍连德以其东北防疫总管处处长和卫生部技监的身份,上书当时的北京政府,阐述了收回检疫主权的迫切性。而后,历经数年努力,中国政府终于从海关收回了卫生检疫权。1930 年,国民政府设立海港检疫管理处,负责管理全国卫生检疫工作,伍连德任首任处长;颁布了中国第一部统一的卫生检疫法规——《海港检疫章程》,并定期发布《海港检疫管理处报告》。

(一)国境卫生检疫的历史进程

作为国家设在国境口岸的职能部门,卫生检疫机关是执行国家卫生法规,行使卫生监督和管理权的国家行政部门。1949 年后,在海港卫生检疫的基础上,陆地边境和航空卫生检疫陆续开展。新中国成立之初,中央人民政府卫生部防疫处即设立防疫科,接管了原有的 17 个海陆空检疫所并更名为"交通检疫

所"，其中大部分归由东北、华北和中南大行政区军政委员会卫生部领导，而天津、秦皇岛检疫所则由卫生部直接领导。卫生部接管口岸检疫后，相继在烟台、丹东、集安、图们、山海关、葫芦岛等地建立了卫生检疫所。1950年2月，中华人民共和国成立后的第一次全国卫生检疫会议召开。1953年1月，除北京、天津、秦皇岛检疫所仍由卫生部直接领导外，各地交通检疫所移交有关省、市、自治区卫生厅领导。5月，卫生部规定交通检疫所仅限于国境交通要道、国际通航海港及空港检疫工作。7月，各地机构名称规定为中华人民共和国卫生检疫。在抗美援朝期间，中朝边境实行军事指挥部检疫体制。1957年12月23日，第一届全国人民代表大会常务委员会第88次会议通过了《中华人民共和国国境卫生检疫条例》。

《中华人民共和国国境卫生检疫条例》还规定了违反条例时相应的处罚机制。1958年3月25日，卫生部部长李德全经国务院批准下令发布了《中华人民共和国卫生检疫条例实施规则》，规则全面规定了海、陆、空港的卫生检疫，共10章125条。1958年4月8日，卫生部发布《关于国境卫生检疫机关名称和印章的规定》，将检疫所名称统一为"中华人民共和国××卫生检疫所"。继《国境卫生检疫条例》正式实施及各地卫生检疫机构更名之后，1960年，全国检疫机构对检疫查验、预防接种、卫生监督、卫生处理隔离留验等各种证书的样式也进行了统一，并建立疫区宣布和撤销机制。

《中华人民共和国国境卫生检疫条例》(1957年)部分规定

第一条　为了防止鼠疫、霍乱、黄热病、天花、斑疹、伤寒和回归热等传染病由国外传入和由国内传出，在中华人民共和国国境实施卫生检疫。

第二条　在中华人民共和国的国际通航的海港和机场所在地，以及陆地边境和国界江河的进出口岸，设立国境卫生检疫机关。

第三条　国境卫生检疫机关负责对进出国境的人员和交通工具、行李、货物实施医学检查、卫生检查和必要的卫生处理。

第四条　中华人民共和国和外国之间有关检疫传染病的疫情通报，由中华人民共和国卫生部会同有关部门办理。

第五条　在国内或者国外检疫传染病大流行的时候，中华人民共和国国务院可以下令封锁国境的有关区域。

"文化大革命"期间,卫生检疫工作遭到严重破坏,卫生检疫组织基本处于瘫痪状态,有的被合并,有的被撤销,大批业务人员被下放农村劳动,机构归属更换频繁,检疫队伍被严重削弱。在岗的卫生检疫人员以国家利益为重,坚持开展检疫工作。

"文化大革命"结束后,国境卫生检疫工作迎来新的历史时期。进口检验仍采取联检形式,例如对来自霍乱疫区的船舶,要求派 2 名检疫人员首先登轮检疫,对来自霍乱疫区的食品进行采样化验,对来自疫区的压舱水进行加封,排放时予以消毒。1979 年,卫生部再次明确了检疫所领导关系及组织编制。1979 年 11 月起,卫生部指示,进行检疫时无须查阅霍乱预防接种证书,同年底停止出口检疫。1980 年卫生部发布《国境卫生传染病检测试行办法》,流行性感冒、疟疾、登革热、脊髓灰质炎等被列为检测传染病。6 月 1 日,卫生部决定在大连、天津、秦皇岛、青岛、上海和广州黄埔等港,对国际航行船舶试行电讯检疫,但由于种种原因,直到 1995 年才正式开展起来。1982 年,卫生部防疫司增设国境卫生检疫处,主管全国卫生检疫工作。从 1985 年起,按照联检从简的原则,对于来自非疫区的船舶一律由检疫所 1 人登轮检疫并简化手续,由船方填报健康申明书,检查船舶卫生后,即签发入港许可证,不再对船员和旅客逐个视诊。当然,对于来自疫区的船舶仍由检疫所 2 人登轮检疫。

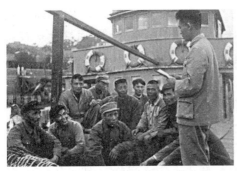 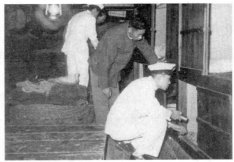

图 6.10　新中国成立初期,卫生检疫人员 对船员开展健康教育

图 6.11　20 世纪 60 年代,卫生检疫人员对 入境船舶进行卫生检疫

1986 年,卫生部发布《中华人民共和国国境口岸卫生监督办法》。12 月 2 日,经第六届全国人大常委会第 18 次会议审议通过,颁布了《中华人民共和国国境卫生检疫法》,1989 年发布了《中华人民共和国国境卫生检疫法实施细则》。《中华人民共和国国境卫生检疫法》及其实施细则,不仅将新形势下卫生检疫机构的职责检疫对象、主要工作内容、疫情通报、发生疫情时的应急措施

以及处理程序付诸法律文本,还对出入境人员与运输工具检验检疫、物品检疫查验、临时检疫、国际间传染病监测、卫生监督和法律责任也作了相应的规定,这些法律法规的出台标志着中国国境卫生检疫工作进入法制化管理的轨道。为适应国境卫生检疫工作的开展和发展需要,1988 年,经国务院批准,国境口岸卫生检疫机构划归卫生部领导;进口食品卫生监督检验工作,划归国境口岸卫生检疫机构负责。5 月 4 日,中华人民共和国卫生检疫总所成立。6 月 26 日,卫生部发文确定了第一批划归卫生部直接领导的 15 个省、市、自治区卫生检疫机构。1990 年,中华人民共和国卫生检疫总所加挂进口食品卫生监督检验所牌子。1992 年,各地卫生检疫所更名为"中华人民共和国××卫生检疫局"。

王晓中在《中国国境卫生检疫的历史研究(连载二)》一文中提到:新中国成立初到 1995 年,中国一直采用苏联的联检模式,即口岸几个有关部门派员同时登轮,进行船舶入境查验。1993 年以后改革了入境船舶的检疫查验程序。在坚持正常联检和部分电讯检疫、靠泊检疫的同时,有计划地进行锚地单独检疫尝试。1993 年,大连 70 余艘船舶采用该检验方式,取得了较好的效果。自 1995 年 4 月 20 日起,大连等口岸便取消了持续 40 多年的联检制度,卫生检疫实施单独登轮检疫查验。1995 年中华人民共和国卫生检疫总所更名为中华人民共和国卫生检疫局。截至 1998 年,卫生检疫机构由原来的 17 个检疫所发展到直属国家卫生检疫局的 114 个国境卫生检疫所,全国从事国境卫生检疫工作的人数达 5000 多人。1998 年 3 月全国人大九届一次会议批准了国务院机构改革方案。其中,国家进出口商品检疫局、国家动植物检疫局和国家卫生检疫局合并,组建成国家出入境检验检疫局,即"三检合一",隶属海关总署,并于 1998 年 4 月成立。当年,直属国家卫生检疫局的海、陆、空港卫生检疫所(局)有 114 个。新的国家出入境检验检疫局是主管全国出入境卫生检疫、动植物检疫和商品检验的行政执法机构。国家出入境检验检疫局设立,在各地的直属局于 1999 年 8 月 10 日挂牌成立。2001 年 4 月,国家质量技术监督局和国家出入境检验检疫局合并,组建国家质量监督检验检疫总局(以下简称国家质检总局),垂直管理全国 35 个直属检验检疫局。

(二)国境卫生检疫的业务机构

国境卫生检疫体系的业务机构包括国际旅行卫生保健中心和中国检验检疫科学研究院。

国际旅行卫生保健中心是国家质检总局直属事业单位,既承担着国家质检总局对各地出入境人员健康管理的法定工作,还是一个集旅行卫生保健、健康体检评估、免疫预防接种、旅行健康咨询、国际医疗救助、传染病监测为一体，并拥有医疗诊查手段、检测设备和技术力量的综合性的医疗保健机构。1979年，中国政府向世界卫生组织承诺，按照《国际卫生条例》要求，为国际旅行者提供出境前的健康检查和健康服务。1983年，卫生部与世界卫生组织西太平洋地区合办国际旅行卫生讲习班。1985年，为管理和应对国际旅行者的健康卫生问题，中国制定健康检查项目和证书。1993年，新成立的国际旅行卫生保健服务机构接手各地检疫机构的卫生技术服务。1997年年底，各地共组建了35个旅行卫生保健服务中心。

中国检验检疫科学研究院（以下简称中国检科院）是国家设立的公益性检验检疫科技研究院，其前身是成立于1954年的农业部植物检疫实验所和成立于1979年的中国进出口商品检验技术研究所，"三检"（卫生检疫、动植物检疫、商品检验）合一后，纳入卫生检疫相关业务。主要任务是在承担国家质检总局交办的相关执法的技术辅助工作的同时，以检验检疫应用研究为主，开展相关基础、高新技术和软科学研究，着重解决检验检疫工作的科学技术问题，为国家检验检疫决策提供技术支持。中国检科院内设卫生检疫研究所、食品风险管理与应用研究所、检验检疫业务数据分析中心等，设有11个国家级重点实验室，拥有院士、博士、硕士和各学科的科研人员、科研辅助人员及专门从事科研成果的转化和市场推广人员，近900余人。

国家出入境检验检疫局职能配置

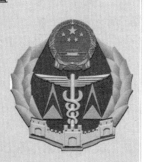

国务院在关于国家出入境检验检疫局职能配置、内设机构和人员编制规定中明确规定：①将原由卫生部承担的国境卫生检疫、进口食品卫生监督检验的职能，交给国家出入境检验检疫局；②将原由农业部承担的进出境动植物检疫的职能，交给国家出入境检验检疫局；③将原国家进出口商品检验局承担的进出口商品检验、鉴定和监管的职能，交给国家出入境检验检疫局。新组建的国家出入境检验检疫局是主管出入境卫生检疫、动植物检疫和商品检验的行政执法机构。其主要职责任务是：①研究拟定有关出入境卫生检疫、动植物检疫及进出口商品检验法律、法规和政策规定的实施细则、办法及工作规程，督促检查出入境检验检疫机构贯彻执行。②组织实施出入境检验检疫、鉴定和监督管理；负责国家实行进口许可制度的民用商品入境验证管理；组织进出口商品检验检疫的前期监督和后续管理。③组织实施出入境卫生检疫、传染病监测和卫生监督;组织实施出入境动植物检疫和监督管理;负责进出口食品卫生、质量的检验、监督和管理工作。④组织实施进出口商品法定检验;组织管理进出口商品鉴定和外商投资财产鉴定;审查批准法定检验商品的免验和组织办理复验。⑤组织对进出口食品及其生产单位的卫生注册登记及对外注册管理;管理出入境检验检疫标志、进口安全质量许可、出口质量许可并负责监督检查;管理和组织实施与进出口有关的质量认证认可工作。⑥负责涉外检验检疫和鉴定机构(含中外合资、合作的检验、鉴定机构)的审核认可并依法进行监督。⑦负责商品普惠制原产地证和一般原产地证的签证管理。⑧负责管理出入境检验检疫业务的统计工作和国外疫情的收集、分析、整理,提供信息指导和咨询服务。⑨拟定出入境检验检疫科技发展规划;组织有关科研和技术引进工作;收集和提供检验检疫技术情报。⑩垂直管理出入境检验检疫机构。⑪开展有关的国际合作与技术交流,按规定承担技术性贸易壁垒和检疫协议的实施工作,执行有关协议。

(三)国境卫生检疫的队伍建设

新中国成立初期国境口岸卫生检疫机构的业务比较单一,仅限于检疫查验、卫生监督等。随着国际卫生形象的提升和国际贸易的发展,20世纪60年代逐渐开展了卫生处理、传染病监测、特殊物品监管,核、生、化应急处置等业务。1949年国庆口岸卫生检疫人员缺乏,全国仅有几十名专业人员,"文化大革命"期间卫生检疫人员匮乏现象更加突出。改革开放以来,国际国内疫情形势逐渐严峻。例如,1985年的国境口岸检出,并经北京协和医院确诊首例艾滋病患者;1994年面临印度鼠疫暴发传人的威胁;2000年后出现SARS、甲型H1N1流感、埃博拉出血热、H7N9等新发传染病,给国境口岸卫生安全提出了新的挑战,国家逐渐加强国境口岸疾病预防控制体系的队伍建设。1998年全国有卫生检疫人员3000余人。

为提高在职卫生检疫人员业务技术水平,早期在秦皇岛、上海、大连等卫生检疫局建立培训基地,开设卫生检疫业务英语、日语等学习班17期,大连等卫生检疫系统也曾举办日语和病媒昆虫等培训班20期。通过多次开展应急演练、培训和专业技能竞赛提高了人员专业水平。多次举办国境口岸突发公共卫生事件应对、医学媒介生物快速鉴定、国境口岸突发公共卫生事件微小气候快速监控、口岸卫生处理、口岸食品卫生监督等技能竞赛。2012年12月,举办了全国口岸卫生检疫知识竞赛。2013年1月,国家质检总局印发了《关于加强口岸核心能力建设所需专业人员配备的通知》,要求:一要制定倾斜政策,有计划、有步骤地引进卫生检疫专业人员;二要采取培训、交流、挂职锻炼、外出学习、远程教育等多种方式,鼓励支持优秀中青年专业人才多出成果;三要合理配置专业人员,科学定岗、定责、定员,建立结构合理、层次清晰的专业人才梯队;四要积极争取地方政府支持,在人员等方面争取倾斜,将口岸核心能力建设纳入地方政府绩效考核指标。

(四)国境卫生检疫的能力建设

口岸卫生检疫是我国公共卫生体系的重要组成部分,口岸核心能力建设更是一项长期的、系统的工程。全球公共卫生环境并不安全,呈现原有传染病死灰复燃、新发传染病层出不穷和部分地区烈性传染病不断的现象。更为堪忧的是我国人口众多,居住密度大,而且随着国民收入的增加,国内外交往日趋频繁,加之公众对健康需求的提升,对全球传染病疫情和公共卫生事件的关注度也逐步增强,这些都对提升口岸核心能力,从而提升有效应对各种输入性公共卫生风险能力提出了更为迫切的需求。

口岸核心能力是《国际卫生条例(2005)》提出的对各缔约国,尤其是指定机场、港口和陆路口岸的能力建设要求,包括随时应具备的能力及应对可能构成国际关注的突发公共卫生事件应具备的能力。随时应具备的能力包括:能利用当地适宜的医疗服务(包括诊断设施),以使患病的旅行者得到迅速的诊治,并调动足够的医务人员、设备和场所;能调动设备和人员,以便将患病的旅行者运送至适当的医疗设施;配备受过培训的人员检查交通工具;通过酌情开展检查项目,确保使用入境口岸设施的旅行者拥有安全的环境,包括饮水供应、餐饮点、班机服务设施、公共洗手间、适宜的固体和液体废物处理服务和其他潜在的危险领域;制定尽可能切实可行的计划并提供受过培训的人员,以控制入境口岸及其附近的媒介和宿主。应对可能构成国际关注的突发公共卫生事件应具备的能力包括:对突发公共卫生事件采取适当的应对措施,为此,制定和坚持突发公共卫生事件应急预案,包括在相应的入境口岸、公共卫生和其他机构和服务部门任命协调员和指定联系点;评估和诊治受染的旅行者或动物,为此与当地医疗和兽医机构就其隔离、治疗和可能需要的其他支持性服务做出安排,提供与其他旅行者分开的适当场地,以便对嫌疑受染或受染的人员进行访视;对嫌疑旅行者进行评估,必要时进行检疫,检疫设施最好远离入境口岸;采取建议的措施,对行李、货物、集装箱、交通工具、物品或邮包进行灭虫、灭鼠、消毒、除污,或进行其他处理,包括适当时在为此目的特别指定和装备等场所采取这些措施;对达到和离港的旅行者采取出入境控制措施;调动专用设备和穿戴合适个人防护服的受过培训的人员，以便运送可能携带感染或污染的旅行者。

《国际卫生条例(2005)》

《国际卫生条例(2005)》的前身是《国际卫生条例(1969)》。后者虽未提出口岸核心能力建设，但对于口岸的能力提出了相应的要求，包括提出卫生机场的概念等。1969年7月25日，第22届世界卫生大会将《国际卫生公共条例》修订为《国际卫生条例》，中国自1979年6月1日开始对该条例承担义务。1997年11月，国家卫生检疫总所在深圳机场开展创建国际卫生机场试点。1999年，国家出入境检验检疫局根据《国际卫生条例》的原则规定确立了国际卫生机场的创建标准体系。2000年5月25日，深圳机场通过了世界卫生组织专家组的验收，成为亚洲首个国际卫生机场。此后，北京首都国际机场、上海浦东国际机场、海口美兰国际机场、南京禄口国际机场、广州白云国际机场、成都双流国际机场、济南遥墙国际机场等先后通过了世界卫生组织的考核验收。

2003年以来SARS和人禽流感疫情的暴发流行使世界各国政府意识到，有必要针对新发生的公共卫生风险采取集体和协调一致的防御措施，国际社会也因此呼吁扩大《国际卫生条例》的使用范围，这成为修订《国际卫生条例(1969)》的动力。2003年召开的第56届世界卫生大会作为紧急事项讨论了《国际卫生条例》的修订问题，并要求WHO秘书处加快修订工作的进程。2004年1月和9月，WHO先后两次提出修订草稿，广泛征求各成员国意见。2005年5月，第58届世界卫生大会通过了对《国际卫生条例(1969)》的修订。新的《国际卫生条例(2005)》于2007年6月15日生效。

2007年，在指导创建国际卫生机场的基础上，国家质检总局提出创建国际卫生海港，并率先在江苏张家港、深圳盐田港和广州南沙港启动创建活动。2007年5月14日，中国政府将发展、加强和维持快速和有效应对公共卫生危害和国际关注的突发公共卫生事件的核心能力建设，纳入国民经济和社会发展第十一个五年规划期间国家卫生应急体系建设规划。2007年6月15日，口岸核心能力建设正式开始。2008年4月24日，张家港通过世界卫生组织专家的考核验收，成为全球首个国际卫生港口。2008年年底，国家质检总局根据《国际卫生条例(2005)》的要求，组织完成了全国270个一类口岸(中国香港、澳门、台湾地区除外)核心能力建设情况的普查和评估,初步掌握了国境口岸卫生控制机制建设、专业人员队伍、基础设施、实验室检测能力和技术能力等现状和存在的差距。2009年10月,世界卫生组织编制出版了《〈国际卫生条例(2005)〉指定口岸核心能力需求评估工具》。

第三节　基本卫生保健制度

一、劳保医疗与公费医疗制度

我国的劳保医疗制度、公费医疗制度是适应新中国成立后实行的计划经济体制需要而建立的城镇职工医疗保障制度。在计划经济体制下,这种制度对保障职工身体健康、促进经济发展、维护社会稳定,曾经发挥了重要作用。

(一)劳保医疗与公费医疗制度的建立

1. 劳保医疗制度

新中国成立之初,我国经济发展和各项事业基础差、底子薄,但政府仍坚持大力发展劳动者的健康保障事业。1951年2月26日,《中华人民共和国劳动保险条例》正式颁布实施,初步确立了劳动保险制度的享受对象为国有企业和集体企业职工及职工家属,其中,企业职工可以享受医疗免费的良好待遇,职工家属半费。这是新中国首次尝试制定关于劳动保险的制度,也为后来全面的医保制度的建立奠定了基础。

2. 公费医疗制度

1952年6月27日,国家政务院颁布《关于全国各级人民政府、党派、团体及所属事业单位的国家工作人员实行公费医疗预防的指示》,标志着国家公费医疗制度在中国这个社会主义国家正式确立。同年8月,公费医疗服务对象由单一的事业单位工作人员扩展至包括大专院校学生和乡镇干部在内的公费群体。公费医疗制度保障享受对象在门诊费、住院费及药费上享有专门款项拨付的待遇,就医本人只需承担住院伙食费和就医路费。鉴于公费医疗的经费来源于中央和地方财政,因此,公费医疗制度本质上具有显著的政府保险性质。

1949年至1977年间的计划经济体制下,劳保医疗和公费医疗制度在一定程度上解决了城镇职工"病有所医"的问题,但存在着参保对象相对单一、医保覆盖范围较窄、医保基金不足、农村居民医保诉求满足不够等问题。这些制度作为我国特定历史发展时期的过渡性举措,为下一阶段的医疗保险改革指明了改进方向。

(二)劳保医疗与公费医疗制度的发展

1. 第一阶段(1951—1978 年):建立健全规章制度,控制消费者的行为

在这一阶段,医疗经费超支的原因主要在于消费者,即享受劳保医疗与公费医疗的人群。由于这部分消费者无须支付医疗服务费用,刺激了不合理的医疗需求,使部分消费者的消费行为发生了偏差。医院只管提供医疗服务,消费者只管接受医疗服务,大家都没有承担医疗费用的责任,致使医疗经费逐渐超支。针对这种情况,政府采取的措施主要是控制消费者的消费行为,如限制准许报销的药品种类,建立健全规章制度。

2. 第二阶段(1979—1985 年):与享受者个人利益挂钩,控制消费者的行为,约束医院的预算

1979 年,卫生部门提出了加强医院的经济管理、增收节支、健全收费的制度,实现了一系列经济管理方法。国家对各级医院的补偿方式逐步从以预算补偿为主,转向以业务收入补充为主,促使医院转变经营机制和经营意识。在这一阶段,劳保医疗和公费医疗的经费开始大幅度上升。政府除了继续建立健全规章制度外,主要通过控制医疗消费来抑制医疗费用的上涨。在管理方式上,将公费医疗划为享受单位包干,并进一步与消费者挂钩,消费者按服务项目先垫付医疗费,然后再从公费、劳保医疗中报销。

3. 第三阶段(1986 年之后):与医院经济利益挂钩,控制医疗服务提供者的行为

1986 年之后,医院的自主权开始不断扩大,在国家预算拨款固定不变的情况下,医院的发展和医务人员的收入的增加,都需要通过增加收入来实现。1985 年开始实行的新项目、新价格的政策,催生了以"B 超热""CT 热"为代表的设备"投资热",医院的中心工作转变成如何增加收入为主,而药品加成收入更成为医院的主要收入来源,大处方、花处方的现象开始盛行。1986 年起,医疗费用开始迅猛增长,且居高不下。由于经济利益的内在冲动,医院对医疗费用的增长起到了推波助澜的作用。为应对这种状况,政府采取了公费医疗经费交给医院代管,或由医院包干,或设立公费医疗门诊等措施,控制医疗服务经费的无底线上涨,即政府从控制消费者转到控制医院的行为。

二、农村合作医疗制度

我国农村的预防保健体系是卫生防疫体系中不可或缺的一环,具有"三级

卫生网、合作医疗制度和赤脚医生"的鲜明特征,三者均是在 20 世纪五六十年代打下基础的。

20 世纪 50 年代后期,在加强县级医疗卫生机构建设的基础上,乡镇卫生院和村卫生室普遍建立,我国农村的县、乡、村三级医疗预防保健网粗具规模。随着集体经济的发展,在 1956 年的农业合作化运动中,保健站现身农业生产合作社中,基层的预防保健工作由"半农半医"或"赤脚医生"来承担。因为覆盖面广,原来承担看病治病、预防保健任务的三级医疗预防保健网也慢慢承担起传染病的疫情报告工作,传染病的疫情报告系统也就借此三级医疗预防保健网逐步覆盖到全国。

20 世纪 50 年代中期,农村合作医疗开始。为了解决农村医疗条件匮乏、贫困农民看病难的问题,中国农民创造的医疗合作社应运而生。1950 年前后,东北各省最早成立医疗合作社,当地群众采用了集资或入资的方式建立了 300 多个医药合作社。合作医疗是一种互助性质的医疗形式,参与合作医疗的农民称为合作社社员,合作医疗的资金来源为社员和集体共同筹集,社员看病的费用由大队统一支付或给予一定比例的报销;支付医疗人员的报酬则是记工分、参与集体收益分配和口粮分配,这一形式在 1958 年人民公社化后的农村进一步普及。这些民间的合作医疗机构在 1959 年获得了卫生部的书面认可。1959 年 11 月,在山西省稷山县召开的全国农村卫生工作现场会上,在介绍爱国卫生运动经验的同时,该县采取的合作医疗方式也得到了肯定。卫生部党组《关于全国农村卫生工作稷山现场会的报告》经中央批转,产生了很大影响。1960 年,《中共中央 70 号文件》正式肯定并提倡合作医疗这一做法。此后合作医疗在农村得到普遍推广,成为保证三级医疗保健网运转的重要环节。毛泽东本人对农村合作医疗也给予了极大的肯定和支持,他曾在 1960 年要求"全国各省、市、地、县由党委第一书记挂帅,各级党委专管书记和有关部门党组书记也要在党委第一书记领导下挂起帅来,认真贯彻中央的文件精神,要重视这个问题"。1965 年,"六二六"指示发布后,湖北省麻城、江西省句容县、北京通县和湖南省湘阴县四地被卫生部选为试点,并总结了很多切实可行的经验。到 1965 年底,山西、江西、江苏、湖北、福建、广东、新疆等 10 多个省、市、自治区的一部分县都实行了这一制度。1968 年底,毛泽东在谈及合作医疗的经验时,称赞"合作医疗好",合作医疗被《人民日报》《健康报》《红旗》等多家报刊争相报道宣传,全国上下对合作医疗的大力政治动员促成了 1969 年的合作医疗高潮,1976 年合作医疗的全国普及率达 90% 以上。合作医疗制度在全国范围内建立,并成为农村医疗卫生工作中的一项基本制度,得益于它以最低的成本取得了满足农民基本医疗需求的最高效益,正因为此,合作医疗制度也被世界卫生组织誉为"是发展中国家群体解决卫生经费的唯一范例",并作为"中国模式"在发展中国家推广。

虽然建立起了农村三级医疗保健网,但是农村医务人员严重匮乏。仅仅公社(乡)一级的医务人员根本无法满足各个生产队的医疗保健需要。"半农半医"应运而生,适时弥补了这一医疗保健网最底层的缺陷。"半农半医"可溯源至 20 世纪五六十年代的"半工半读",那时,在多重因素制约教育发展的条件下,新中国培养的人才数量远远无法满足工农业生产各条战线的需要。

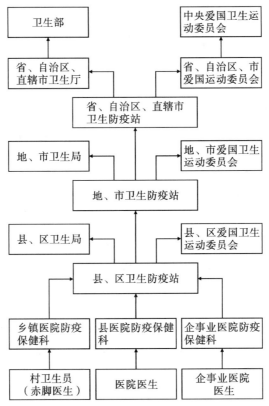

图 6.12 从农村到中央的法定传染病报告系统
(邓铁涛《中国防疫史》)

1958 年 5 月 30 日,在中共中央政治局扩大会议上,刘少奇提出全日制学校和半工半读业余教育"两种教育制度"的意见。1964 年起,半工(农)半读的学校在全国各地陆续成立,培养不脱产的工农业人才。

同时,各地逐渐扩大对农村卫生员的培训。人民公社从大队、生产队挑选政治思想积极向上的社员进行培养,采取"农闲时集中学习,农忙时回队边干边学"的模式。经过 1~2 年的训练,经过培养的社员已经能够诊治农村一般的常见病、多发病。1965 年,为改变农村缺医少药状况而发起的巡回医疗队下乡活动,在为农村输送了一大批临时医务人员的同时,还承担起卫生部要求的"认真为农村培养医药卫生人员"的任务。通过"边学边做""又教又带","培养不脱离生产的、半农半医的医药卫生人员"等途径,自 1964 年开始仅用了两年多时间,全国培养"半农半医"人员就达 16 万多。

三、毛泽东的"六二六"指示

尽管农村合作医疗制度为广大农民提供了基本的医药卫生保障,在一定程度上改善了农村的医疗卫生环境,但是由于我国农村医疗卫生底子差,资金短缺,技术、人员、设备等匮乏,所以并未从根本上改变广大农村缺医少药的状况。据统计,1964 年的卫生技术人员分布仍以城市为主,中高级卫生技术人员中有 60%~70% 在城市,30%~40% 在县及以下的农村,其中县以下的仅占 10%~20%;在经费使用上,用于农村的全年卫生事业费用仅占 27%,其中县以下仅占 16%。可见,无论是技术层面,还是资金投入,都需要国家予以大力支持。1965 年初,卫生部启动巡回医疗队赴农村工作的活动。截至 1965 年 4 月上旬,各地下农村的巡回医疗队共有 1520 多个,参加的医务人员有 18600 多人。

1965 年 6 月 26 日,毛泽东在和部分医务人员的谈话过程中,发出了"把医疗卫生工作的重点放到农村去"的号召,这就是著名的"六二六"指示。1965 年 9 月 1 日,《人民日报》发表社论《切实把医疗卫生工作的重点放到农村去》,传达了中央这一方针。在此精神指引下,大批医务人员继续前往农村,积极深入乡下开展巡回医疗,医疗队的足迹几乎遍布全国,"投身到农村合作医疗"浪潮中的巡回医疗队对农村合作医疗的发展起了巨大的推动作用。1965 年底,卫生部在报告中指出:"县以上卫生医疗机构先后到农村去的达到了 15 万多人,目前在农村的有 12 万多人。并且有不少人在农村安家落户,长期为农民服务。这一次巡回医疗队下乡范围之广,人数之多,技术质量之高,工作之深入,远远超过了过去。""把医疗卫生的重点放到农村去"这一方针,极大地推动了农村卫生事业的发展。此后,合作医疗继续深入开展,20 世纪 70 年代末,形式多种多样的合作医疗模式已遍布 90% 以上的生产大队。合作医疗制度的实施在改善农村基础医疗、为农民提供良好医疗保障的同时,也为之后发展其他多种形式的合作医疗,早日构建城乡多级医疗卫生体系起到了促进作用。

(一)"六二六"指示的由来

三级农村基层卫生组织网以人民公社为中心,在改善农村卫生环境、保障农村群众健康中发挥了积极作用。尽管如此,毛泽东依旧批评卫生部只给占全国15%的城市人口服务,而且主要是为干部服务,广大农民得不到医药。这似乎与中华人民共和国成立初期即确立的"面向工农兵"的卫生工作方针不符,也与此时农村卫生面貌的巨大变化相悖。姚力在《"把医疗卫生工作的重点放到农村去"——毛泽东"六二六"指示的历史考察》一文中提及,在"三反""五反"运动中,军委卫生部政治部主任白学光揭露了军委卫生部领导在工作中存在的一些问题,引发了毛泽东对政府卫生部领导的怀疑,并责成习仲勋、胡乔木严肃检查政府卫生部的工作。他指出:"无领导、无政治,也不认真管业务的部门——专门吃饭、做官当老爷的官僚,除军委卫生部外,可能还有别的部门,请你们在此次反官僚主义斗争中,撕破面皮,将这些彻底整垮,改换面目,建立真正能工作的机关。"此后,在第三次全国卫生工作会议上,卫生部总结了中华人民共和国成立四年来的工作经验,检讨了存在的官僚主义、主观主义和分散主义等错误。在"六二六"指示中,毛泽东再次批评卫生部是"城市卫生老爷部",忽视了对农村群众医疗卫生的关心,留在城市里,坐在医院中,戴起大口罩,隔断了与基层群众的联系,冷落了人民群众的感情。由此可见,"六二六"指示反映出的是毛泽东一贯的群众观点,并非突发奇想。并且,联系此前毛泽东对国际形势的分析和判断,就会发现"六二六"指示与他此时的备战思想也有着密切关联。

毛泽东发出"六二六"指示的初衷

毛泽东一生都致力于人民的解放,致力于劳苦大众的幸福安康,所以关乎人民群众健康的医疗卫生事业在他的心中始终占据着十分重要的位置。毛泽东对农村医疗卫生的落后状况非常了解,也曾经饱受因疾病失去双亲的痛苦。早在1933年,毛泽东在长冈乡调查时就指出:"疾病是苏区中一大仇敌,因为它减弱我们的革命力量。如长冈乡一样,发动广大群众的卫生运动,减少疾病以至消灭疾病,是每个乡苏维埃的责任。"当革命一步步走向胜利,毛泽东再一次把农民放在了文化教育和卫生工作的首要位置,他说:"所谓扫除文盲,所谓普及教育,所谓大众文艺,所谓国民卫生,离开了36000万农民,岂非大半成了空话?"在勾勒新中国的蓝图时,他强调"应当积极地预防和医治人民的疾病,推广人民的医药卫生事业"。正是由于对人民群众有着无限真挚的情感,所以毛泽东最痛恨当官、做老爷的官僚主义作风。医疗卫生部门服务性强,又是知识分子集中的地方,因此,毛泽东对卫生部门的官僚主义作风和医务人员的革命化问题尤为关切。

(二)"六二六"指示的功绩

防疫大队奔赴疫区抗疫、医务人员去少数民族地区慰问、城市医疗力量支援农业生产、巡回医疗下乡等形式在新中国成立后逐步形成我国医疗卫生的传统。据《"把医疗卫生工作的重点放到农村去"——毛泽东"六二六"指示的历史考察》一文记载:1965年1月,毛泽东指示城市高级医务人员下农村,为农村培养医生。卫生部党组决定将城市医务工作者到农村开展巡回医疗作为一种制度,凡主治医师以上的医药卫生技术人员,除年老体弱多病者外,都要分期分批轮流参加。5个月后,毛泽东又发出"六二六"指示,极大鼓舞了广大医务工作者投身农村建设的热情,激发了农村群众彻底改变疾病丛生的落后面貌的决心,巡回医疗在全国轰轰烈烈地开展起来。在巡回医疗中,大批医务工作者下乡与农民同吃、同住、同劳动,深入农民家中或田间地头看病治疗。很多知名的专家也纷纷下乡,在为群众看病的同时,手把手地辅导农村卫生人员,提高他们的技术水平,培训出的赤脚医生成为为农民提供初级医疗服务的主要力量。在中央和地方、城市和农村医务工作者及人民群众的共同努力下,我国农村医疗卫生工作取得了快速发展。如全国医疗卫生机构病床的分布,1965年农村只占40%,到1975年这个比重已提高到60%,全国卫生经费65%以上用于农村。"六二六"指示对农村巡回医疗和合作医疗的有力推动,奠定了改变农村医疗卫生面貌的基础。

四、我国农村的"赤脚医生"

(一)我国农村"赤脚医生"的诞生与推广

"六二六"指示发出后,上海有计划地派遣卫生技术人员,以医疗队、卫生工作队、"留种"等形式加强农村卫生建设。刘宇豪在《从上海走向世界:关于1960—1970年代"赤脚医生"经验推广的历史考察》一文中提及,1965年12月,川沙县卫生局开办"半农半医卫生学校",第一期利用冬季农闲,培训4个月,至1966年4月结束,共培训384人。川沙县江镇公社组织大队半农半医的卫生人员集中学习3个多月,第一批学员共27人,由上海市第一人民医院驻江镇医疗小分队指导保健员学习和运用初步的医疗技术。据江镇公社"赤脚医生"王桂珍回忆:"遵照毛主席的指示,上面要求每个大队都要选一名保健员,给农民看病,当时还不叫'赤脚医生',叫'保健员'。赤脚医生作为专门代指农村半农半医的基层卫生人员的称谓,产生于1960年代中期。1965年7月5日,《解放日报》首次在媒体层面使用"赤脚医生"这一称呼。1967年12月,川沙县文教卫生组在所发文件中首次称半农半医保健员为"赤脚医生"。

1968年9月3日,上海市将《从江镇公社"赤脚医生"的成长看医学教育革命的方向》送毛泽东审阅时写道："教育、文艺之外，卫生系统的革命也是一大问题。可否登下期《红旗》？"毛泽东批复"照办"。调查报告中写道：上海市川沙县江镇公社卫生院有一名从城市里来的医专毕业生，把训练"赤脚医生"作为自己的重要任务，编写了大量的简易农村医疗卫生教材，介绍了一些优秀的农村通俗医务书籍，组织"赤脚医生"进行广泛的"兵教兵"活动，着重培养他们的自学能力，使他们在实践中迅速入门。在这段文字后面，毛泽东加写了"这个从城里下到农村的医生证明，从旧学校培养的学生，多数或大多数是能够同工农兵结合的，有些人并有所发明、创造，不过要在正确路线领导之下，由工农兵给他们以再教育，彻底改变旧思想。这样的知识分子，工农兵是欢迎的。不信，请看上海川沙县江镇公社的那个医生"。后来这段话作为《从"赤脚医生"的成长看医学教育革命的方向》的主席批示，登上了《人民日报》头版。1968年9月10日，在《红旗》的送审报告中写道："送上第三期《红旗》杂志见报目录，请审批。评论员文章如不适用，请勾去。'赤脚医生'一文中有一段主席重要文字，拟用粗体，附上一并请批。"毛泽东在送审报告上批示"照发"。1968年9月14日，《人民日报》头版全文转载了该文章。闻名全国的《从"赤脚医生"的成长看医学教育革命的方向》就这样问世了。从此，"赤脚医生"这个原本是上海郊区贫下中农对半医半农卫生员的亲切称呼从江镇公社走向大江南北。

据《从赤脚医生的成长看医学教育革命的方向——上海市的调查报告》报道："赤脚医生"平时有一半左右时间参加劳动，生产大队对他们的补贴不多，贫下中农养得起。他们的收入保持农村一般同等劳动力的水平；"赤脚医生"是改变农村医疗卫生状况的尖兵，贫下中农需要他们；赤脚医生对改善环境卫生、预防疾病发挥了积极作用；赤脚医生在贯彻预防为主的方针中也起了巨大的作用。《深受贫下中农欢迎的合作医疗制度》介绍了湖北省长乐县乐园公社实行合作医疗制度以及相关的座谈情况，总结了合作医疗的四大好处：解决了贫下中农看不起病，吃不起药的困难；使"预防为主"的方针真正落实在行动上；进一步发挥了广大贫下中农的阶级友爱精神，调动了社员的积极性；防止了资产阶级思想泛滥，加速了医务人员思想革命化和工业革命化。

上述文章中所提及的医学校毕业生在培训赤脚医生过程中得到改造的故事，受到毛泽东的专门批示，认为知识分子由工农兵再教育后是可以转变思想的。1968年9月14日，《人民日报》也在头版全文转载了这篇文章，"赤脚医生"一词家喻户晓，并渐渐取代了原来"半农半医"的称呼，并且成为对包括卫生员在内的所有农村基层医疗卫生服务人员的统称。1968年12月5日，《人民日报》头版头条刊登了经毛泽东批示发表的《深受贫下中农欢迎的合作医疗制度》，又一次引发了社会讨论。1969 年后，合作医疗制度在全国绝大多数农村社队中实行，数量以 10 万计；全国农村不脱产的医疗卫生人员数量也渐渐达到顶峰，最多时全国共有"赤脚医生"180 万，卫生员 350 万，接生员 70 多万。

以"赤脚医生"为题材的影片《春苗》

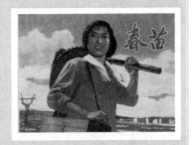

《春苗》是由谢晋、颜碧丽、梁廷铎执导，李秀明等人主演的一部剧情片。影片讲述了江南某大队妇女队长田春苗的故事。影片于 1975 年出品。

1965 年，江南水乡。朝阳公社湖滨大队阿芳嫂的女儿小妹患了急性肺炎，被送到公社卫生院抢救，医生钱济仁对小妹见死不救，妇女队长田春苗见此情景痛切地呼吁："这种状况再也不能继续下去了！"正在这时，毛主席发出"把医疗卫生工作的重点放到农村去"的指示，公社党委同意湖滨大队党支部派田春苗到公社卫生院去学医，但田春苗却遭到公社卫生院院长杜文杰和医生钱济仁的打击和刁难。田春苗不畏打压，在医务工作者方明等的帮助下，勤奋学习。她目睹了患腰痛病的老贫农水昌伯受到钱济仁的刁难，杜文杰又不准她和方明为水昌伯治病，便愤然回到大队。在党支部和贫下中农的支持下，她办起了卫生室，背着药箱，为群众服务。阿芳嫂的儿子得了急病，公社卫生院拒绝出诊，并卡住田春苗的处方权，不准水昌伯取药，田春苗连夜冒雨采来草药，及时挽救了小龙的生命。在田春苗的影响和带动下，公社许多大队纷纷成立卫生室，培养自己的赤脚医生。

当代"春苗"

在河南开封通许县大岗李乡苏刘庄村，有一间 24 小时值班的卫生室。这间卫生室的主人叫马文芳，今年 69 岁，53 年来一直坚持着守护村民们的健康，村民 24 小时随时可以来看病，因为村卫生室就是他的家。1967 年马文芳成为村里的赤脚医生，当时他只有 16 岁。那时，村卫生室条件简陋，只有听诊器、血压计和体温表"老三件"。凭着"一根针、一把草"，他为很多乡亲解除了病痛。改革开放后，马文芳成为一名乡村医生。

如今,村卫生室实现了标准化建设,马文芳也有了一个新身份——家庭医生。目前,全村共有 695 户人,其中 265 户有了自己的家庭医生。马文芳的病人主要是患有高血压、糖尿病、冠心病等疾病的 65 岁以上居民。他还坚持每年义务为全村 40 岁以上的村民进行体检,并建立健康档案;每年给全村儿童免费预防接种,一个不漏,保障了全村儿童的健康;每周为村里的贫困户上门体检,送医送药,有时还要给他们垫钱买药。

(二)"赤脚医生"对农村医疗卫生事业的历史贡献

"赤脚医生"可谓中华人民共和国成立初期我国农村医疗卫生工作的一个创举,在我国医疗卫生史上具有不可磨灭的地位,从很大程度上解决了广大农村缺医少药的问题,受到世界卫生组织好评并推广。具有中国特色并植根于广大农村地区的"赤脚医生"是我国"以农村为重点"卫生工作方针的主要承担者。在国家人力、财力、物力都极为紧张的条件下,为广大的农村地区提供了触手可及的基本医疗卫生服务,使几亿农民的医疗卫生状况大为改观。国家通过低成本的投入,收获了"赤脚医生"队伍在保护农村劳动力上高效益、广覆盖的服务。作为农村卫生工作"三大支柱"之一的"赤脚医生"是符合我国社会主义初级阶段实际情况的,"赤脚医生"对我国卫生工作做出卓越贡献,具有真正的中国特色。

"赤脚医生"是农村合作医疗制度的基石。农村合作医疗是人民公社社员在自愿互助的基础上,依靠集体力量,建立起来的一种社会主义性质的医疗制度。农村合作医疗提供者、生产者和消费者之间关系的变迁实则就是农村合作医疗制度的变迁。半农半医、亦农亦医、身兼多职的"赤脚医生"在其中有着非常独特的历史作用,在农村集体经济体制下,"赤脚医生"既是农村合作医疗公共服务提供的主要参与者,又是农村合作医疗公共服务生产的主要承担者,还是农村合作医疗公共服务消费的积极促进者。在农村合作医疗制度的实践和政策执行方面做出了突出贡献,而且由于农村合作医疗服务三方之间建立了一致的利益关系,在一定程度上还克服了农村合作医疗制度的局限性,大大促进了农民医疗保健水平的提升。

"赤脚医生"作为我国乡村医生和卫生员的前身,成为保障农村居民健康的重要力量,也为全科医生(家庭医生)的产生和全科医疗模式的建立奠定了基础。20 世纪 80 年代后期,世界家庭医师学会领导人将全科医学介绍到中国。1989 年,北京、广州相继成立了全科医学会,首都医科大学成立了全科医师培训中心,中国全科医生教育及医疗实践探索启程。1993 年开始招收五年制全科医学本科人才。1993 年 11 月,中华医学会召开了第一届北京国际全科医学学术会议,中华医学会全科医学分会成立。我国的全科医学在短时间内得到迅速发展,各种类型的全科医生培训班如雨后春笋般在北京、上海、天津等地相继举办,全国各地也陆续建立起全科医生工作站。

全科医生与分级诊疗制度

近年来,我国大力开展家庭医生签约服务,推动分级诊疗制度建设。家庭医生团队为居民提供基本医疗、公共卫生和约定的健康管理服务,优先覆盖老年人、孕产妇、儿童、残疾人等人群,以及高血压、糖尿病、结核病等慢性疾病和严重精神障碍患者等。截至2018年底,我国全科医生已达30.9万人,每万人口全科医生2.22人。到2020年,力争将签约服务扩大到全人群,形成长期稳定的契约服务关系,基本实现家庭医生签约服务制度的全覆盖。目前,我国优质医疗资源有序下沉,医疗资源利用效率和整体效益进一步提高,基层医疗卫生机构诊疗量占总诊疗量比例明显提升,就医秩序更加合理规范,分级诊疗模式逐步形成。

分级诊疗指按照疾病的轻重缓急及治疗的难易程度进行分级,不同级别的医疗机构承担不同疾病的治疗,逐步实现从全科到专业化的医疗过程。分级诊疗制度内涵即基层首诊、双向转诊、急慢分治、上下联动。总的原则是以人为本、群众自愿、统筹城乡、创新机制。分两步走的分级诊疗制度建设目标,计划在"十三五"期间基本实现。围绕建立分级诊疗制度,2015年9月8日国务院办公厅发布了《关于推进分级诊疗制度建设的指导意见》,为指导各地推进分级诊疗制度建设,围绕总体要求、以强基层为重点完善分级诊疗服务体系、建立健全分级诊疗保障机制、组织实施四方面提出了意见。建立分级诊疗制度,是合理配置医疗资源、促进基本医疗卫生服务均等化的重要举措,是深化医药卫生体制改革、建立中国特色基本医疗卫生制度的重要内容,对于促进医药卫生事业长远健康发展、提高人民健康水平、保障和改善民生具有重要意义。

（三）"赤脚医生"对国际医疗卫生事业的历史贡献

由合作医疗制度、三级卫生网和"赤脚医生"构成的大卫生体系在农村计划免疫、卫生防疫、健康教育等方面发挥了不可替代的作用。这一体系在惠及我国广大农村人口的同时,也曾在国际上被誉为"以最少投入获得最大健康收益"的"中国模式"。作为最基层的医疗卫生人员,"赤脚医生"们在落后、愚昧的农村大力宣传卫生知识,鼓励群众移风易俗,改变不良卫生习惯,开展以除害灭病为目标的爱国卫生运动。他们为了降低医疗费用,就地取材,发掘、利用中草药,学会和积累了大量运用中草药以及土方、单方、针灸、拔罐等治疗方式,积极开展中西医结合防治疾病,不仅大大降低了农村医疗费用水平,更促进了我国中医药的发展。"赤脚医生"的真正优势并不在于他们的医术,而在于他们源于群众、贴近群众、服务群众。农民们愿意在自己的家门口找"赤脚医生"看病,方便、周到、快捷,并且价格低廉的服务极大地改变了农村缺医少药的卫生面貌。

"赤脚医生"制度和合作医疗的普及推动 20 世纪六七十年代的中国农村真正建立起了广泛的初级卫生保健体系。随着中国扩大对外交流,这一富有中国特色的卫生体系,得到了世界的广泛关注和肯定,引起了各国学者的积极讨论。美国几位华裔学者专门从斯坦福来到中国农村,拍摄了一部 52 分钟的彩色电影《中国农村的赤脚医生》,在国际上引起了较大的反响。邓铁涛在《中国防疫史》一书中记载:一位访问过中国的外国医学界人士曾说,100 多万的"赤脚医生"正在试图减轻在大城市之外生活和工作的约 6 亿中国人(缺医少药)的痛苦。日本报纸写道,"赤脚医生"肩挎医药包手拿镐,保护着农民的健康。现在,他们是中国农村不可缺少的人。1974 年 5 月,作为中国赤脚医生的代表——上海郊区川沙县江镇人民公社的"赤脚医生"王桂珍,出席了第 27 届世界卫生大会,介绍了中国"赤脚医生"及其在我国农村卫生事业发展中所起的作用,引发众多发展中国家代表的思考和发达国家代表的兴趣。后来,联合国妇女儿童基金会在 1980—1981 年年报中指出,中国"赤脚医生"制度不仅在我国落后的农村地区为农民健康提供了初级医疗保障,而且为不发达国家提高医疗卫生水平提供了参考。世界银行和世界卫生组织称我国农村的合作医疗为"发展中国家解决卫生经费的唯一典范"。

初级卫生保健制度

低成本、高产出和广泛的社区参与度等优点,使初级卫生保健体系有力地提高了我国人民健康水平。新中国成立之初,国内卫生机构几乎破坏殆尽,人民健康水平低下,整个卫生系统缺医少药。我国采取自上而下的方式建立基层卫生组织机构,使卫生资源先覆盖到县,然后根据合作化进行程度,逐步覆盖到乡和村。1949 至 1951 年间建立县级基层卫生机构,取得了显著成效。此后,依托合作社和人民公社资源,逐步建立乡、村两级卫生机构。到 1958 年,基本建立了覆盖县、乡、村三级的正式卫生服务网,形成了以人民公社卫生院为中心的卫生工作网。随着卫生机构继续向乡村两级延伸,原有的卫生人力严重不足。因此,卫生部在《加强农村基层卫生组织建设》中提出"要加大对初级卫生人员的培养力度","赤脚医生"、卫生员在解决基层卫生服务问题的同时，还降低了卫生服务成本。为解决农民看病贵的问题，各地在合作社内开始兴办合作医疗保健制度。至20世纪70年代中期，合作医疗覆盖率已达到90%以上，人民健康水平显著提高，与中华人民共和国成立初期相比出现了大的飞跃，创造了经济欠发达国家卫生发展的奇迹。

第四节　爱国卫生运动

新中国成立后，新生政权面临恢复国民经济、恢复生产的重要任务，这离不开人民群众的积极参与，人口状况对经济发展的重要意义不言而喻。新中国成立之初，自然灾害、脏乱差的环境、匮乏的医疗卫生资源以及低下的医疗卫生水平导致我国传染病肆虐，严重制约了国民经济的发展。为了提高人民健康水平、增加社会生产力资源，继而提升经济发展速度，在中共中央的部署与领导下，全国各地区开展了以反细菌战、除四害为主要任务的爱国卫生运动。

解放革命战争年代的卫生运动

1931年11月，中华苏维埃共和国经讨论成立中央革命军事委员会与临时中央政府。次年1月，中央人民政府人民委员会召开第四次常委会，在会上研讨防疫问题并决定在全苏区开展防疫卫生运动。相关实施办法经军委总军医处拟定下发，《红色中华》报上刊登了时任中共苏区中央局代理书记、中华苏维埃共和国副主席项英署名的社论《大家起来做防疫的卫生运动》。于是，在全苏区开展了一场有依据且群众广泛参与的防疫卫生运动。尽管这是一场政府行为，但是群众积极地广泛参与其中，拿出实际行动来，讲卫生，防疾病，自觉投入该运动中。在长冈乡时，毛泽东同志曾实地考察了群众开展卫生运动的情况，对卫生运动的开展与所取得的成绩给予了高度评价，并明确指出："疾病是苏区中一大仇敌，它减弱我们的革命力量。如长冈乡一样，发动广大群众的卫生运动，减少疾病以至消灭疾病，是每个乡苏维埃的责任。"这一指示，对于开展人民卫生事业的指导意义深远。

一、爱国卫生运动是新中国的时代要求

20 世纪 50 年代的中国百业待兴,面对满目疮痍的国土、身体羸弱的人民,如何迅速医治民族的战争创伤、恢复社会的正常秩序,不仅关系到我党执政地位的牢固、人民生活的幸福安康,更是对执政初期年轻的中国共产党的一项重大而又严峻的考验。在各类历史遗留问题中,控制疫病的蔓延与传播、确保人民群众的身体健康、提升身体素质,无疑是当时亟须解决的问题之一。

(一)展示新中国需要健康新形象

鸦片战争失败后,中国的大门被迫向西方列强敞开,从此中国沦为西方列强瓜分、掠夺的对象。当时的中国不仅饱受列强欺凌,国内更是连年天灾,人祸不断,百姓流离失所,疫病丛生,整个国家混乱无序,积贫积弱,人民生活在水深火热之中。如何改变中国贫困落后的社会面貌,从思想上、身体上强健中国这个东方"巨人"的体魄,成为近代众多仁人志士苦苦求索的目标。他们为了"巨人"的崛起殚精竭虑,前赴后继,开出"药方"以期能够挽救已经濒临"死亡"的东方古国。但是无论是太平天国、洋务运动,还是戊戌变法,最后都以失败告终。中国始终在黑暗中徘徊找不到出路。直到一个全新政党——中国共产党的诞生,满怀为国为民的理想信念和一腔热血,推翻了旧社会、旧制度,建立一个由人民当家做主的新社会、新制度。1949 年新中国诞生之初,依然存在的旧势力、旧思想、旧文化,在一定程度上阻碍了新生政权的巩固与发展,影响了新中国的改造与重建。快速扫除这些旧社会的阴霾、污浊之气,缔造一个具有新气象、新思想、新面貌的崭新社会势在必行。这种崭新的社会制度不仅要从思想上改造民众,使人们彻底摆脱迂腐、陈旧的旧思想、旧文化,而且还要建立和谐的、健康的社会环境,提升民众的身体素质。因此,新中国成立后,党和政府一方面加大力度开展思想教育,提升人民文化水平,培育主人翁意识;另一方面积极营造一个安定、有序的社会氛围,加大医疗卫生投入,控制并消除各种传染病、地方病,以保障人民的身体健康。经过新中国初期的政府投入、政策调整和全民参与,中国人终于甩掉了"东亚病夫"的帽子,在国际社会上树立起了健康的、积极的民族形象。

(二)建设新中国需要提升全民素质

新中国成立前,在官僚主义、帝国主义和封建主义三座大山的压迫下,中国社会战事从未间断。在动荡不安的社会中,广大人民群众饱尝人间疾苦,贫苦百姓一旦染病,几乎得不到有效的医疗救治,除了面对死亡,别无他法。传染病、寄生虫病和地方病是当时威胁人民生命健康的三大类疾病。特别是天花、鼠疫、霍乱等烈性疾病和黑热病、血吸虫病的蔓延,损失了无数的劳动力人

口,疫情严重的区域甚至出现了房倒屋塌、田园荒芜、人口锐减的景象,一度繁荣的村庄因疫病横行而衰败、凋敝。中华人民共和国成立前我国人口的死亡率估计在 30‰以上,其中半数以上是死于传染病,婴儿死亡率在有些地区可达 40%以上。以山东地区为例,当时的人口总死亡率为 25‰,婴儿死亡率高达 200‰,人均寿命仅为 35 岁,疫病流行已经严重地威胁着广大人民的生命和健康。长期的内忧外患和自然灾害使中国人民的国民素质每况愈下,生产力严重不足,带来社会的总供给与总需求间的严重不平衡。新中国成立面临的最大问题便是提升人民群众的健康素质。

二、爱国卫生运动的历史源远流长

新中国成立之初,察北地区(今河北省张家口市北部)鼠疫流行,北方克山病暴发,南方血吸虫病蔓延,民众的健康水平低下,医疗的救助水平同样低下,缺医少药情况时有发生。同时,为了应对朝鲜战争中美国发起的细菌战,维护我国的国家卫生安全,爱国卫生运动的开展迫在眉睫。1949 年 10 月 24 日,周恩来总理紧急召开政务院会议,决定立即成立国家卫生防病领导机构,组建中央防疫委员会。周恩来总理担任中央防疫委员会主任(后为董必武),副主任委员为聂荣臻、李德全、贺诚,成员有陆定一、滕代远、杨奇清,负责组织动员各方面力量,全面开展防疫防病工作。1952 年 3 月 14 日,政务院重新组建中央防疫委员会。同年 12 月政务院将中央防疫委员会改名为中央爱国卫生运动委员会,周恩来总理为第一任爱国卫生运动委员会主任。此后历任主管卫生工作的国务院领导同志均同时担任爱国卫生运动委员会主任。与此同时,各级防疫委员会也相应更名为爱国卫生运动委员会,主任均由政府主管卫生的领导同志担任。1957 年 9 月,卫生部血吸虫病防治局在上海成立。1978 年 4 月,中共中央、国务院决定重新成立中央爱国卫生运动委员会。1988 年 8 月 11 日,国务院将中央爱国卫生运动委员会改名为全国爱国卫生运动委员会。在政府机构改革中,继续保留全国爱国卫生运动委员会为国务院议事协调机构,由国务院有关部委直属机构、社会团体以及中央直属机构组成。

爱国卫生运动委员会

全国爱国卫生运动委员会是国务院议事协调机构,全国爱国卫生运动委员会办公室是全国爱国卫生运动委员会的办事机构,全国爱国卫生运动委员会办公室设在国家卫生和计划委员会疾病预防控制局。2013 年调整后,爱国卫生运动委员会由国家卫生计生委、发展改革委、住房城乡建设部、农业部、环境保护部、中央宣传部等32个成员单位组成,中央政治局委员、国务院副总理刘延东任主任,卫生计生委主任、发展改革委副主任、住房城乡建设部部长、农业部部长、环境保护部部长、中宣部副部长、国务院副秘书长、总后勤部副部长任副主任,27个有关部门分管领导任委员,卫生计生委副主任兼任爱卫会办公室主任。

【成立时间】

1952年3月,成立中央防疫委员会。

1957年9月,全国兴起"除四害,讲卫生,消灭疾病,振奋精神,移风易俗,改造国家"的爱国卫生运动。不久,中央防疫委员会改称爱国卫生运动委员会。"文革"期间,爱国卫生运动遭遇了挫折。

1978年4月,重新成立中央爱国卫生运动委员会。

1998年3月,成立国家卫生部疾病预防控制局(全国爱国卫生运动委员会办公室)。

【历任领导】

1952年3月18日,政务院总理周恩来为中央防疫委员会(中央爱国卫生运动委员会)主任;

1954年2月11日,国务院秘书长习仲勋为中央爱国卫生运动委员会主任;

1954年12月31日,国务院文教办公室主任林枫为中央爱国卫生运动委员会主任;

1960年8月15日,国务院文教办公室主任张际春为中央爱国卫生运动委员会主任;

"文化大革命"期间中央爱国卫生运动委员会被撤销。

1978年4月3日,中共中央、国务院决定重新成立中央爱国卫生运动委员会,任命中共中央政治局常委、副主席、中央军委主席李先念为中央爱国卫生运动委员会主任,卫生部副部长黄树则任办公室主任;

1981年7月13日,国务院副总理陈慕华为中央爱国卫生运动委员会主任,卫生部副部长杨寿山兼任办公室主任;

1982年8月6日,中共中央书记处书记兼中央宣传部部长王任重为中央爱国卫生运动委员会主任;

1983年5月6日,全国人大常委会副委员长廖汉生为中央爱国卫生运动委员会主任,李九如为办公室主任;

1988 年 8 月 11 日,国务委员李铁映为全国爱国卫生运动委员会主任,卫生部部长陈敏章兼任办公室主任;

1994 年 11 月 10 日,国务委员彭珮云为全国爱国卫生运动委员会主任,卫生部部长陈敏章兼任办公室主任;

1998 年 8 月 11 日,中央政治局常委、国务院副总理李岚清为全国爱国卫生运动委员会主任,卫生部部长张文康兼任办公室主任;

2003 年 4 月 23 日,中共中央政治局委员、国务院副总理吴仪为全国爱国卫生运动委员会主任,卫生部党组副书记、部长王陇德兼任办公室主任。

（一）反细菌战拉开了爱国卫生运动的序幕

1950 年 6 月,朝鲜战争爆发。10 月 25 日,为了援助朝鲜人民解放战争,反对美帝国主义,保卫朝鲜人民、中国人民及东方各国人民的利益,中国人民志愿军正式开赴朝鲜。在中国人民志愿军和朝鲜人民军的反击下,以美国为首的联合国军被迫退回北纬 38 度线以南。在战事胶着的情况下,1952 年出现了美军实施细菌战的事件。美军战机自 1 月 28 日起,连续在朝鲜前线散发毒虫细菌,经化验证明其中含有鼠疫、霍乱及其他病菌。2 月 22 日,朝鲜外务相朴宪永代表朝鲜民主主义人民共和国政府发表声明,揭露和抗议美国侵略者在朝鲜进行细菌战的罪行,呼吁全世界人民制止这种暴行,追究使用细菌武器组织者的国际责任。24 日,周恩来以政务院总理兼外交部长的身份发表声明,支持朝鲜民主主义人民共和国外务相朴宪永严重抗议美国进行细菌战的声明。随后,中国、苏联、朝鲜以及有关友好国家,均在不同场合掀起了谴责美国细菌战的运动。美方于 3 月 4 日由国务卿艾奇逊出面否认,联合国军的情报人员声称,1951 年朝鲜流行瘟疫。1952 年 3 月至 8 月,朝中两国政府先后接受了两个国际调查委员会进入中国和朝鲜调查。一个是"国际民主法律工作者协会调查团",由奥地利、意大利、英国、法国、中国、比利时、巴西和波兰 8 个国家的著名法学家组成。另一个是"调查在朝鲜和中国的细菌战事实国际科学委员会",由瑞典、法国、英国、意大利、巴西、苏联、中国等国的著名科学家组成。根据多方调查的结果,两个委员会的结论都证实了中朝两国遭受细菌战侵害的事实,并形成了著名的《调查在朝鲜和中国的细菌战事实国际科学委员会报告书》。该报告书长达 669 页,并附有大量文件、照片等,报告将美国细菌战与其包庇日本细菌战犯的行为相联系,其内容详尽,影响巨大。尽管西方世界否认细菌战,但调查委员会委员在承受巨大压力的同时,依旧坚持自己的观点。

据邓铁涛的《中国防疫史》一书记载，继 1952 年 1 月 28 日，中朝军民发现美军在朝鲜实施细菌战后，美国又将细菌战延伸到我国境内。1952 年 2 月 29 日到 3 月 5 日，美国飞机先后在我国抚顺、新宁、安东、宽甸、临江等地散布大量带有细菌的昆虫和毒物。虽经中朝军民防范严密，但在美军投撒毒虫病菌的地区，仍发生了散在性的传染病例。志愿军入朝前，朝鲜北部已很久未发生过这些烈性传染病，而且时间也不是这些疾病的发病季节，故怀疑是美国发动细菌战所引起的。美国发动细菌战以后，在朝鲜和我国东北等地，先后用飞机投撒、炮射和特务释放毒虫与带病菌毒物 700 余次。投撒的昆虫有苍蝇、蜘蛛、跳蚤、蚊虫等，动物有死鼠、鱼、蛤蜊等，加上其他杂物，共约 40 种，种类繁多。经化验，有鼠疫杆菌、沙门氏菌、霍乱弧菌、炭疽杆菌等被检出。但自发现美军发动细菌战，志愿军便立即在中央领导下采取各种措施进行防疫。

1952 年 2 月 22 日，志愿军司令部要求各部队医管处成立检疫预防组，督促部队加强卫生管理，为部队官兵和朝鲜人民接种疫苗，保持环境卫生，捕杀疫病传染媒介物，开展防疫教育。3 月 1 日，志愿军成立了总防疫委员会。3 月 19 日中央防疫委员会发出关于《反细菌战的指示》，明确划定疫区、紧急防疫区，对各类区域的重点任务进行部署，号召将防疫宣传与反对美帝细菌战结合进行。

到 3 月底，全国共组织了 129 个防疫大队，成员共计 2 万余人，在国内交通线及国境海港设立了 66 个检疫站，并在山海关设立了防疫总指挥部。截至 4 月份，除西南地区外的全国各地、各大行政区及沿海省市先后成立了防疫委员会。国内不仅加紧研制、生产和发放了大量的疫苗和消毒杀虫剂，还进行了预防注射。在总防疫委员会领导下，国内派来的专家和医务人员与志愿军卫生部的医务人员成立了各种防疫和传染病收治机构，共组成了 4 个防疫检验队、1 个机动防治队和 7 所传染病医院。部队建立了各级疫情报告制度，以便及时发现疫情。在反细菌战期间，曾有少数病例发生，但由于采取了以上应对措施，得到了良好的控制，未引起暴发。抗美援朝开始不久，即从国内运来了鼠疫菌苗和五联疫苗，普遍进行预防接种。各单位还清理驻地的垃圾、污物，修建了符合卫生要求的水井、厨房和厕所，保持驻地普遍环境卫生，并大力开展捕鼠灭虫运动，因此美军细菌战并没有引起大范围的疫病流行。在朝鲜战争爆发之后，志愿军积极开展反细菌战，与此同时，中央在全国开展了一场群众性的卫生运动——爱国卫生运动，这场运动是为了抵抗美军细菌战带来的严重危害，在全国范围内、城乡之间兴起的卫生防疫运动。

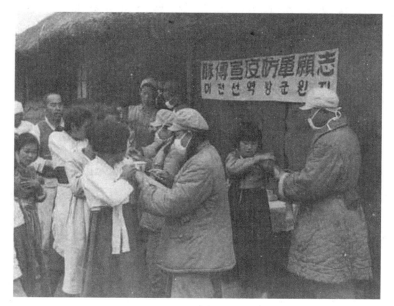

图 6.13　志愿军防疫工作者为朝鲜儿童进行卫生防疫

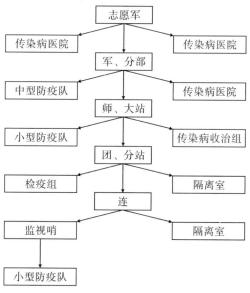

图 6.14　志愿军防疫机构和传染病收治机构

（邓铁涛《中国防疫史》）

1952 年 3 月,中央爱国卫生运动委员会成立,周恩来任主任,标志着全国性的爱国卫生运动正式拉开了序幕。同年底,毛泽东在为第二届全国卫生会议的题词中写道:"动员起来,讲究卫生,减少疾病,提高健康水平,粉碎敌人的细菌战争。"在毛泽东的领导和号召下,爱国卫生运动迅速在全国范围内兴起,遍及城乡并相继掀起高潮,极大地改善了城乡的卫生条件。刘冠军等在《马克思主义学刊》(2016 第 1 辑)中写道:1955 年底,毛泽东强调爱国卫生运动必须要和"除四害"联系起来,于是安排胡乔木起草了一个"讲卫生、除四害"的文件,号召全国人民动员起来彻底消除四害。由于当时田间地头经常有麻雀糟蹋粮食,但因其可以消灭作物害虫,毛泽东做出专门指示:"今后麻雀不要打了,代之以臭虫,口号是除掉'老鼠、臭虫、苍蝇、蚊子'。"以"除四害"为中心的爱国卫生运动便在全国范围内开展起来。毛泽东在爱国卫生运动中除四害的思想,并不仅仅是除掉影响卫生状况的四种害虫,而是具有更深远的意义。他认为:"除四害的根本精神,是清洁卫生,人人振奋,移风易俗,改造国家。""除四害"表面上是除掉危害人民健康的害虫,以改善人民生活和卫生条件。深层意义上,则是为了改掉人们陈旧的不好的思想和习惯,提高医疗卫生意识,改善生活习惯和作风,培养团结一致的民族精神。从这个角度理解,"除四害"就不仅是一场轰轰烈烈的爱国卫生运动,更是一次民族思想和习惯的革新。由毛泽东亲自领导的爱国卫生运动,对中国医疗卫生事业的发展产生了深远的影响。毛泽东所倡导的思想和理念,例如,以健康为本、共创美好卫生环境和团结一心消除疾病危害等,不仅为中国生产力的发展创造了良好的条件,对中国医疗卫生事业的高速发展起到了良好的推动作用,还构成了社会主义精神文明建设的重要组成部分。

除"四害"

1958 年 2 月 12 日,中共中央、国务院发出《关于除四害讲卫生的指示》,提出要在 10 年或更短一些的时间内,完成消灭苍蝇、蚊子、老鼠、麻雀的任务。渐渐地,麻雀被"平反",由臭虫代替。之后,由于社会生活的变化,臭虫又被蟑螂取代。因此"四害"最终被定为苍蝇、蚊子、老鼠、蟑螂。全世界发现病菌、病毒、螺旋体、立克次氏体等病源 252 种,"四害"可以携带达到 114 种。

苍蝇的活动受温度影响很大。它在 4～7 ℃时仅能爬行,10～15 ℃时可以飞翔,20 ℃以上才能摄食、交配、产卵,30～35 ℃时尤其活跃,35～40 ℃因过热而停止活动,45～47 ℃时致死。在江南和部分华北地区,冬季平均温度在 0 ℃以下,苍蝇能够巧妙地以蛹态越冬,少数地区也能发现蛰伏雌蝇的被畜禽粪覆盖的蝇蛆。在华南亚热带地区,平均气温在 5 ℃以上,苍蝇不存在休眠状态,可以继续滋生繁殖。苍蝇可传播的疾病多达几十种,其中常见的有痢疾、甲型肝炎、急性胃肠炎、食物中毒、沙眼、小儿麻痹、蛔虫、霍乱、伤寒、炭疽、破伤风、脊髓灰质炎、病毒性肝炎、囊虫病、蛔虫病等。

蚊子的平均寿命不长,雌性为 3～10 天,雄性为 10～20 天。蚊子有雌雄之分,雄蚊触角呈丝状,触角毛一般比雌蚊浓密。它们的食物都是花蜜和植物汁液。雌蚊需要叮咬动物以吸食血液来促进内卵的成熟。蚊子的唾液中有一种具有舒张血管和抗凝血作用的物质,它使血液更容易汇流到被叮咬处。蚊子唾液中的物质,让被叮咬者的皮肤出现起包和发痒症状。蚊子传播疟疾、乙型脑炎、丝虫病、登革热、黄热病等疾病。

老鼠是一种啮齿动物,数量繁多并且繁殖速度很快,生命力很强,糟蹋粮食,传播疾病,极易适应人类的生活环境,对人类危害极大。老鼠常出没于下水道、厕所、厨房等处,在带菌处所与干净处所来回行动,经由鼠脚、体毛及胃携带物来传播病原菌。老鼠传播各种人畜共患疾病,能携带200 余种病原体,其中能使人致病的有 57 种,对人类危害大的有鼠疫、流行性出血热、钩端螺旋体病等。

蟑螂是这个星球上最古老的昆虫之一,曾与恐龙生活在同一时代。亿万年来它的外貌并没什么大的变化,但生命力和适应力却越来越顽强,广泛分布在世界各个角落。蟑螂传播痢疾、伤寒、小儿麻痹、腺病毒、病毒性肝炎、沙门氏菌、蛔虫病等疾病,此外还能使食物霉变产生致癌的霉菌毒素。

（二）掀起了以"除四害"为中心的爱国卫生运动热潮

1952 年 3 月 16 日,毛泽东在新华社志愿军分社送来的有关抗美援朝志愿军已采取防御措施的报告上批示:"应通知东北军区、华北军区、华东军区及华南军区仿志愿军办法,成立防疫机构,进行清洁卫生工作。"旨在将卫生防疫拓展到全国各大军区。5 月 14 日,中央防疫委员会向毛泽东中共中央提交《关于四月份反细菌战防疫工作情况简要报告》。报告强调:"不管敌人是否继续散布毒虫毒物,今年我们的防疫工作一定要坚持到秋后,争取不仅将敌人的细菌战粉碎,而且要把我们的卫生工作借此提高一步。"夏、秋两季是传染病流行的高峰季节,为防止疫病流行,中央决定 5 月为全国卫生防疫突击月。在中央的领导下,结合反对美国细菌战掀起的群众热潮,各地陆续开展了有声有色的卫生运动。中央将这个运动定名为爱国卫生运动,其内容包括环境清洁,消灭五害(蚊、蝇、虱、蚤、鼠)和饮食卫生等各个方面。

全国的统计数据表明,1952 年 3 月至 12 月,共清除旧社会及留在城市的垃圾 7465 万多吨;修建下水道 3.3 万多千米;改善和新建水井 130 多万个;饮用池水地区推行了按饮食用水、洗涤用水、牲畜用水的分塘用水制度;改善和新修厕所 492 万多座;灭蝇 1386 亿多只;灭蚊 295 亿多只;捕鼠 12780 万只。爱国卫生运动使得农村面貌大有改善,起到了移风易俗的作用。

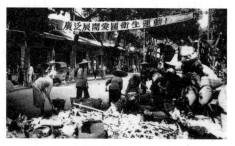

图 6.15 "爱国卫生运动"的街头宣传标语

1952 年 9 月,人民日报刊发《调查在朝鲜和中国的细菌战事实国际科学委员会报告书》,调查细菌战的国际科学委员会在报告书中专门对中国的爱国卫生运动进行了描述:"委员会对于中国人民现在的卫生情况,以及为提高卫生水准和抵抗疫病流行而采取的各种措施有深刻的印象。这些措施既有效而又彻底。西方流行着一种想法,以为中国人民生活的卫生情况很差。但是,只要亲自见到现在的情形,以及中国人民执行政府卫生法规的热忱,就足以打破过去的想法了。""卫生运动并不限于北京或少数的模范城市。可靠的人士告诉我们,这运动深入这个大陆的最遥远的角落里。这一点委员会全体在东北的旅行时已经亲自看见。委员会在这次旅行中,到过了黑龙江省靠近内蒙古边界的遥远的地方,委员会对各村庄的洁净具有深刻印象。""解放以来,中国所进行的卫生教育运动,其范围之广泛也许是举世无双的。全体人民不论男女老幼,都全心全意地合作,这是获得这样结果的必要条件。"委员会对其给予了高度评价:"今天在中国正在进行着一个伟大的运动,在促进个人和社会卫生。这个运动是受五万万人民全心全意的支持的,这样规模的卫生运动是人类有史以来从未有过的。"

1952 年 12 月,在北京召开的第二届全国卫生会议上,对爱国卫生运动的成绩进行了总结。邓铁涛在《中国防疫史》一书中写道,贺诚在《为继续开展爱国卫生运动而斗争》的报告中,将爱国卫生运动的经验总结为:①必须认识推行卫生工作不是单靠卫生人员所能完成的,卫生工作必须与群众运动相结合;

②必须各有关部门共同配合；③必须是爱国卫生运动与生产任务及其他当前任务相结合；④必须重视工作的检查；⑤消灭病媒昆虫首先从改善环境卫生和个人卫生做起；⑥必须善于掌握运动中的突击性活动与经常性活动这两种形式。

中央领导高度重视此次会议，除毛泽东外，朱德也题词："团结全国卫生工作者，依靠广大群众，贯彻预防为主的方针，为保证国防、经济、文化建设而努力。"会议最终根据周恩来总理的建议，把"卫生工作与群众运动相结合"列为卫生工作的正式方针，这成为我国卫生事业的一个特色。

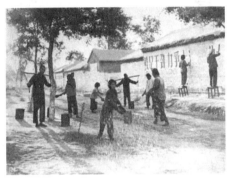
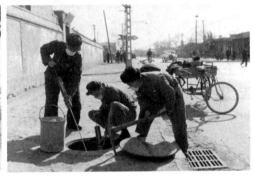

图 6.16　20 世纪 60 年代爱国卫生运动　　图 6.17　北京东四区卫生防疫消灭沟鼠(1958 年)

1952 年 12 月 31 日，政务院在《关于 1953 年继续开展爱国卫生运动》的指示中，要求各地设立爱国卫生运动的领导机构，同时布置了 1953 年运动的具体内容仍以环境卫生、卫生宣教等为主，并提出"在 1953 年春季全国应当进行一次短期的卫生突击运动"。1953 年 2 月 6 日，中央防疫委员会正式改名为"中央爱国卫生运动委员会"。1954 年 2 月，政务院规定"今后各级爱国卫生运动委员会的工作统归各级人民政府领导"，各级委员会的领导关系进一步明确。1955 年 3 月，第二届全国卫生防疫工作会议重点总结了 1951 年以来的工作成绩和经验，确定了继续大力开展爱国卫生运动会的任务。1956 年 1 月 23 日，中共中央政治局颁发《全国农业发展纲要(草案)》，其中提到"从 1956 年开始，分别在 5 年、7 年或者 12 年内，在一切可能的地方，基本消灭老鼠、麻雀、苍蝇、蚊子"。捕杀害虫这一爱国卫生运动内容被提高到主要位置，爱国卫生运动也随即进入以除"四害"为中心的阶段。"四害"之中，除麻雀外，其他或者是疫病的疫源，或者是疫病传染的媒介，将麻雀列入其中，则是因它吃谷物影响粮食产量，总体上说灭除"四害"既有益于防疫工作，也有利于提高生活水平。特别是，就防疫角度而言，减少主要疾病的传染媒介也就是减少传染病的发生和播散,例如灭蚊有利于防治疟疾。随着 1959 年国家经济陷入困难,1958 年热火朝天的"除四害"运动难以为继。1961 年 7 月,国务院发出《关于调整现有十八个临时性工作机构的通知》,其中规定:"中央爱国卫生运动委员会合并到卫生部,今后工作由卫生部管理。"这意味着爱国卫生运动不再有单独的机构,而是纳入卫生部的常规工作。

"文化大革命"开始后,爱国卫生运动受到一定影响。进入 20 世纪 70 年代,随着各种传染病增多,爱国卫生运动再度受到重视。

（三）以"两管五改"为重点的爱国卫生运动

1979 年,在"文化大革命"中瘫痪的爱卫组织重新站了起来。为配合当时的疟疾防治工作,爱国卫生运动在城市开展了在特定期间如国庆节等进行的突击性卫生运动和在农村开展的"两管五改"。1980 年,县及各公社（镇、场）都建立了爱卫会。爱国卫生运动重新开展起来,主要内容为改善环境、食品与饮水卫生。城镇街道主要治理"脏、乱、差";农村狠抓"两管"（管粪、管水）、"五改"（改水源、改炉灶、改厕所、改环境、改畜圈）。同时,加强对广大居民的卫生宣传与法制教育。当时,不少农村地区居民仍饮用着得不到有效防护的水源,且保持着喝生水的习惯,改善饮水卫生可预防居民患上由饮水污染导致的感染性腹泻病及其他肠道病。改水后由具备可靠水源供水处集中统一供水,供水管道密闭不易受到外环境的污染,因此水质比较安全卫生,从而腹泻发病率显著下降。改厕初期所使用的双瓮漏斗式厕所对改善环境卫生和预防肠道性疾病同样取得了卓越的成效。粪便经处理后,蝇虫密度,各种肠道传染病的传播与发病大大降低。自 20 世纪 90 年代开始,采用民办公助、政府扶持的方式,农村改水主要为新建自来水工程,进而引导农村使用清洁自来水。1995 年农村开展的改厕主要推广家庭三格无害化厕所,具有投资小、占地少的优点,效果良好,特别是在春夏季节,几乎没有蝇虫,臭味明显减少。在改水改厕的基础上,通过深入推进"两管五改"政策的实施,不仅改善了环境卫生,而且使肥料得到了有效利用,得到了群众的高度赞扬,痢疾等肠道传染病和血吸虫病等地方病的发病率下降明显,农村居民的文明卫生素质得到了有效提高。

"两管五改"(1979 年)

"两管"(管水、管粪)、"五改"(改造水井、厕所、畜圈、炉灶、环境)是农村卫生革命的主要内容,是爱国卫生运动的新发展,也是落实《全国农业发展纲要》的一项具体措施。搞好"两管五改",既有利于除害灭病,又有利于农业生产。通过"两管五改"做好农村卫生工作,可以控制蚊蝇滋生,不仅减少疾病,增强体质,保护劳动力,提高劳动出勤率,而且广开肥源,增加耕地施肥量,促进农业生产的发展,对于破旧立新,移风易俗,振奋民族精神,铲除旧社会痕迹,改变农村面貌,建设社会主义新农村有着重大意义。

(四)在"五讲四美三热爱"中升华爱国卫生运动

在全国开展的各式各样的爱国卫生运动,其主旨是解决人民群众在不同时期的生产与生活中的突出卫生问题。1981 年 2 月 25 日,全国学联、中央爱卫会等 9 个单位联合发出《关于开展文明礼貌活动的倡议》,在全国人民,特别是在青少年中大力开展"文明礼貌月"活动,大兴"五讲四美"之风("五讲",即讲文明、讲礼貌、讲卫生、讲秩序、讲道德;"四美",即语言美、心灵美、行为美、环境美)。随着活动的开展,全国各地城乡环境卫生面貌取得了显著改观,人民文明卫生素质也得到显著提高,做"有理想、有道德、有文化、守纪律"的社会主义新人日益成为广大群众的自觉行动。随后,各地又开展了"热爱祖国、热爱社会主义、热爱党"的"三热爱"活动,并与"五讲四美"活动结合,彼此促进建设。1983 年 1 月 31 日,中宣部、中央爱卫会等 24 个单位就"五讲四美三热爱"活动联合印发意见,将"五讲四美"活动在提升素质、改善环境的基础上,提升为移风易俗、改造社会的群众性活动,这对于普遍提高人们的思想、道德水平,转变社会风气,振奋民族精神,有着十分重大的意义。同时,也是对爱国卫生运动的升华。

三、爱国卫生运动的时代意义

通过对中华人民共和国成立初期爱国卫生运动的全面回顾,不难看到这场规模浩大的运动身上明显的时代发展印记。运动本身具有典型的中国特点,其所应用的卫生运动方法非常明确地回应了当时的社会变革。鉴于此,新时期的卫生管理活动也必然可以借鉴爱国卫生运动的成功经验。从当前的爱国卫生运动情况来看,随着社会主义体制不断深化改革,社会面临巨大的变革,要想持续推进改革步伐,在制度的转换以及观念的转变方面必然要得到人民群众的认同,需要着力解决新形势下存在的种种问题,以确保社会的和谐与稳定。

中华人民共和国成立初期的爱国卫生运动是新中国成立后开展的第一项社会公共治理工作,同时也是一次伟大的变革与尝试,因其始终以民众的健康为出发点,也可以视为一项重要的民生工程。纵观古今我们可以发现,人类发展的历史进程不仅是社会政治发展的逐步演变,同时也是人类对抗各种疾病的历史,其历史之悠久甚至要追溯到人类的起源。随着国家的诞生和人类社会的建立与完善,统治阶层便越来越重视卫生防疫工作。通过人类社会经历的几次重大传染病传播事件,人们认识到个人在疾病面前的脆弱。随着医疗环境的发展以及医疗水平的提升,近现代社会卫生防疫工作逐渐由个人的卫生向公共治理方面进行转换,更注重公众的健康问题,同时将生命权作为公民的基本权利,而这也是当代政治开展的基础。通过对各国发展历史的分析和治理经验总结,我们可以得出结论,虽然不同国家、不同时期的处理公共卫生问题的方式和内容等存在一定的差异,但是都十分关注公共卫生问题。据此我们可以认为,公共卫生问题不仅是卫生方面的管理问题,同时也是重要的社会公共性问题。对于任何国家而言,公共卫生问题都是国家管理中的重要责任,所以需要将公共卫生问题作为党和政府公共决策中的重要议题。

第五节　重大自然灾害中的卫生防疫

自然灾害深刻影响经济社会发展,同自然灾害斗争是人类生存发展的永恒主题。一部中华文明与民族精神的发源史,也是一部与重大灾害敢于抗争、百折不挠的民族史。在与重大自然灾害抗争的过程中,如何有效应对突发公共卫生事件和重大自然灾害的发生、确保大灾之后无大疫,是疾病预防控制机构的核心能力之一。

一、自然灾害及其对疾病发生的影响

中国是世界上遭受自然灾害最严重的国家之一,因其特有的地质构造条件和自然地理环境,洪涝、干旱、地震、台风、山体滑坡和泥石流 6 种灾害经常发生,仅 20 世纪全球发生的破坏性地震中,中国就占到 1/3,死亡人数占到 1/2,所造成的损失占灾害总损失的 80%～90%。1949 年以来,中国受灾面积

年均超过 4000 万公顷,受灾人口年均超过 2 亿,因自然灾害造成的直接经济损失千亿元以上。1954 年大洪水,1966 年河北邢台地震,1975 年辽宁海城地震和河南驻马店洪水,1976 年的唐山地震,1998 年特大洪涝灾害,以及近年来的南方低温雨雪冰冻灾害、汶川地震、玉树地震等重特大自然灾害,不仅严重影响灾区群众的生产生活,同时也造成大量人员伤亡,医疗卫生设施损毁,饮水、食品和环境卫生条件恶化,破坏人与生活环境间的生态平衡,为传染病的流行创造了条件。

纵观新中国七十余年来由自然灾害带来的疾病威胁,首先是灾害造成饮用水供应系统破坏和饮用水污染,导致食品污染的途径和来源非常广泛;灾民喝生水,进食生冷食物,食物短缺,使得人们的身体素质普遍下降,增加了因饮水和食品安全导致肠道传染病暴发的风险,导致大规模的肠道传染病暴发流行。

自然灾害与疾病

1975 年 8 月,河南驻马店发生大水灾后,8—12 月传染病发病率高达 57%,痢疾发病率上升 9.7 倍。1976 年唐山大地震后,7 月 28 日至 8 月 23 日,调查了 11 个居委会和生产队的居民,痢疾发病率高达 4.3%~18.6%。1976 年,湖北白芒营公社暴雨成灾,引起山洪爆发,河水猛涨,粪便污物污染河流,造成痢疾的流行,有两个大队的发病率高达 34.9% 和 35.4%。

1986 年 9 月至 1988 年 4 月,新疆维吾尔自治区南部地区暴发国内外罕见的戊型肝炎大流行,流行时间持续 20 个月之久,波及和田、喀什地区及克孜勒苏柯尔克孜自治州的 23 个县市,累计发病人数为 12.2 万例,死亡 717 例,总罹患率为 5.2%~11.8%。1991 年在江苏、安徽两省遭受特大洪涝灾害时,灾区饮用水检测细菌总数和大肠菌数超过《生活饮用水卫生标准》中二级要求的 18~1000 倍。1990 年 8 月 31 日,第 15 号台风袭击了浙江省虞县松厦地区后,大雨成灾,水源严重污染。灾后 34 天,松厦出现首例霍乱患者,随后病例数逐渐增多,到 11 月 20 日时共有患者 16 例,带菌者 11 例,改变了该地区连续几年无霍乱疫情的状况。

灾害破坏了人类、宿主动物、生物媒介以及疾病病原体之间的生态平衡,易引起自然疫源性疾病的流行。1963 年 8 月上旬,河北省中南部邯郸、邢台等地遭受特大洪水灾害,发生洪水型钩端螺旋体病(以下简称钩体病)暴发流行,发病多达 14 万多例,平均发病率高达 3188.69/10 万。20 世纪 70—90 年代洞庭湖曾三次发生大洪水,引起钩体病暴发流行。1979 年和 1980 年 6 月间湖水上涨,大批东方回鼠泅渡到相邻的岳阳县和沅江县的堤岸往境内迁徙,7 月中旬—8 月下旬,钩体病陆续增至 3600 多病例。1971 年 6 月安徽省江淮之间雨季持续 25 天之久,总降雨量在 300 毫米左右,导致以猪为主要传染源的雨水型钩体病的特大流行,疫情持续达 2～3 个月。1958—1960 年,引发黄淮平原的疟疾暴发流行,据苏、鲁、豫、皖 4 省统计,1960 年发生疟疾病例 1345 万,发病率高的地方达 60％以上。水灾不但造成堤坝破坏、房屋损毁、农田淹没,同时也造成钉螺扩散,使钉螺面积和钩端螺旋体阳性螺数增加。1988 年洞庭湖区遭受了百年罕见的洪涝灾害,华容县小渡口村有螺面积增加了 80.7％(62160 平方米)。1989 年 8 月下旬至 9 月中旬,武汉市杨园街道暴发大规模急性血吸虫病,原因是夏季酷热,洪水淹浸有螺江滩,成为天然游泳场,导致 2 万余人下水消暑,数千人发生血吸虫病急性感染。另外,由于灾区人群集中转移安置,人口密度增大和接触机会的增多,非常容易在儿童等重点人群中引起包括甲肝、手足口病、流行性感冒、流行性脑脊髓膜炎、麻疹、水痘、腮腺炎、猩红热等在内的呼吸道传染病暴发。

二、重大自然灾害中的疫病防治工作

(一)"三年自然灾害"

"三年自然灾害",或称"三年困难时期",指中国从 1959 年至 1961 年期间全国性的粮食和副食品短缺危机。1959 年,全国干旱范围广,旱情严重;1960 年干旱范围广,持续时间长,旱情重,春季又出现倒春寒;1961 年旱情较重,冬小麦遭受"卡脖旱",北方冬麦区还遭受较重的干热风危害。农业生产大幅度下降,连续两年没有完成国民经济计划,市场供应十分紧张,人民生活相当困难,加上长期高强度劳动和疾病流行,人口非正常死亡增加。仅 1960 年统计,全国总人口净减少 1000 万人。经济困难是多方面因素造成的,自然灾害是其中一个重要因素。

《中国共产党历史》第二卷提到"三年困难时期"群众生活状况和人口变动情况时说:"粮、油和蔬菜、副食品等的极度缺乏,严重危害了人民群众的健康和生命。许多地方城乡居民出现了浮肿病,患肝炎和妇女病的人数也在增加。

出生率大幅度降低,死亡率显著增高。据正式统计,1960 年全国总人口比上年减少 1000 万。突出的如河南信阳地区,1960 年有 9 个县死亡率超过 100‰,为正常年份的好几倍。"这是'大跃进'、人民公社化运动和'反右倾'斗争的严重后果,其沉痛的教训应该认真总结和吸取。"

1959—1961 三年自然灾害

据《中国灾情报告》记载:"1959年的 1—4 月,冀、黑严重春旱。因去冬以来降水稀少,春旱影响河北省 150 万公顷小麦生长,成灾 62 万公顷,另有 20 万公顷耕地需挑水点种;黑龙江省 150 万公顷耕地受旱 2 寸多深,少数 4~5 寸深,为历史少见。7— 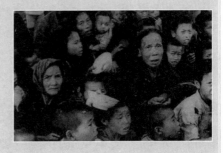 9 月,渭河、黄河中下游以南、南岭、武夷山以北广大区域普遍少雨,闽、粤60 天无雨,遂波及豫、鲁、川、皖、鄂、湘、黑、陕、晋等 20 个省区,受灾范围之大在 50 年代是前所未有的。"1960—1961 年,旱情持续扩大,人们习惯上将这几年的灾害称为"三年自然灾害",实际上从干旱灾害的延伸和转移看,影响我国农业生产的严重干旱灾害,大致延续了四年。

(二)1976 年唐山大地震

地震过后,环境条件恶劣,缺食少水,苍蝇、蚊子大量滋生,不仅成为传染病流行的有利条件,也带来了极大的健康风险。邓铁涛在《中国防疫史》中载明:据对灾区 72 个饮用水源的检验,其化学污染指标中氨氮含量最高的超过国家饮用水标准 35 倍,亚硝酸盐氮超过国家标准 80 倍;其卫生细菌学污染指标,细菌总数最高超过国家饮用水标准 1.4 万倍,大肠杆菌超过国家标准 200倍。震后初期已经有疫病出现,震后三四天出现大量肠炎、痢疾患者,一周后形成第 1 次发病高峰,唐山市区患病率达 10%~20%。8 月中旬出现肠炎、痢疾,出现第 2 次发病高峰,市内各区发病率达 10%~30%,发病户数占总户数的 66.6%。

1976 年唐山地震

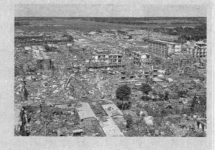

1976 年 7 月 28 日 3 时 42 分 53.8 秒,中国河北省唐山市丰南一带(东经 118.2°,北纬 39.6°)发生了强度里氏 7.8 级(矩震级 7.5 级)地震,震中烈度 11 度,震源深度 12 千米,地震持续约 23 秒,波及范围超过唐山地区 2 市 16 县。大地震转眼间使一个拥有百万人口的重要工业城市变为废墟,其中死亡 24.2 万人,重伤 16.7 万余人,需救治伤员(不包括小伤、擦破伤)70.8 万人,直接经济损失超过 200 亿元。

地震发生后,党中央、国务院立即成立了中央抗震救灾指挥部。据 1991 年《新中国预防医学历史经验第 1 卷》记载,人民解放军和各有关部委及有关省、自治区、直辖市成立了抗震救灾机构,20 余万军队和地方救灾人员和来自 16 省、自治区、直辖市和卫生部、解放军、铁路系统 2.3 万余名医务人员,组成 464 个医疗队、防疫队进入灾区,边抢救转运伤员,边进行防疫工作。震后一个多月内,救治伤员 302.5 万余人次,收容入院 10.7 万人次,手术 3.9 万余例;预防注射和服药 243.7 万余人次。震后预防接种、环境消杀、食品卫生检疫、灭蚊灭蝇、清尸等工作的开展有力地推动了大灾之后防大疫。

1. 预防接种

地震初期指挥部从全国调来 80 万人份的伤寒三、四、五联菌苗和 20 万人份的乙脑疫苗在唐山市和丰南等重灾区广泛进行了预防接种。入冬后,又对唐山地区的成人接种了 400 万人份的流感疫苗,儿童接种了 200 万人份的流脑菌苗。1976 年冬到 1977 年春,这两种传染病的发病率比常年分别下降了 65％和 71％。1977 年,继续加强预防接种,少年儿童接种了 150 万人份乙脑疫苗,成人接种了 220 万人份伤寒菌苗和霍乱菌苗。此外,还接种了麻疹、小儿麻痹、百日破、痘苗等疫苗。总之,震后一年多时间内,在 700 万人口的唐山地区先后共接种各种疫苗、菌苗 1500 万份。1976 年还免费下放痢速宁、痢特灵等菌痢防治药品,同时广泛发动群众,采集大量中草药。通过努力,1977 年唐山的菌痢发病人数较震前正常年份还少 9.64％。

2. 环境消杀和食品卫生检疫

保障饮水卫生是各项地质灾害发生后的重中之重。为了解决灾区中饮水消毒这一当务之急,医疗队和防疫队一到灾区立即进行保护水源和饮水消毒工作,共发放 500 万片饮水消毒片。首先采用明矾硫酸铝、聚合氯化铝等澄清,再用漂白粉消毒。鉴于灾区存在大量分散供水的水井,自 1977 年 5 月便开始对全灾区 6.6 万口饮水井开展漂白粉消毒。同时,在各地、县举办多期饮水消毒培训班,挨个村庄开展饮水消毒员培训。针对震后厕所坍塌,人们随处大小便的状况,救灾队伍有计划地新建厕所,指定地点堆放垃圾,并组织清洁队按时清掏运到指定地点进行处理。每天定时对厕所、垃圾站喷洒灭蚊蝇药物。另外,防疫人员开展饮食卫生和救灾食品检验工作。安排专人对救灾食品的储存、运输和分发进行卫生监督,规定救灾食品不得与汽油、杀虫剂、灭鼠剂等毒物同库储存、同车运输。对废墟中挖掘出的食品进行鉴定,腐败变质的食物予以深埋。

3. 灭蚊灭蝇

为了迅速杀灭蚊蝇,1976 年 8 月 5 日,中央抗震救灾指挥部下令调来灭虫飞机四架,分别于 8 月 9 日、16 日、23 日和 9 月 5 日先后 4 次(每次历时 2~3 天),对唐山市区郊区等地进行药物喷洒。飞机喷药具有速效、面广、费用低的优点,但也会受到气象、地面建筑、植被的限制。因此地面防疫人员还进行汽车喷药,室内及个别角落的喷雾器喷药。除了杀灭蚊蝇外,改善环境,消除滋生地也十分重要。据北京军区防疫组报告,在应急期间共制作防蚊罩 1300 多个,新建储水池 1100 多个,临时厕所 1300 多个,清除垃圾 1 万余吨,除杂草 100 多万平方米。

4. 清尸工作

唐山大地震死亡人数较多,清尸是十分重要的防疫工作。因解放军承担了清理尸体的任务,共在废墟中扒出尸体 10 万多具。考虑到民间风俗,对这些尸体一律进行深埋土葬。埋葬地点要求在离市区边界 5000 米以外,离居民点和水源地较远的地点,深度至少 1 米。清尸现场要进行严格的消毒,消毒队紧跟清尸队进行现场消毒、沿路消毒、目的消毒,主要是喷洒高浓度的漂白粉或三合二乳剂、除臭剂。除了灾期的清尸外,为了彻底消除隐患,1976 年 11 月 20 日到 12 月 30 日,进行了一次大型清尸防疫运动。唐山市组织 2000 名民兵,从市区迁出 5.5 万具尸体,在郊区建了 8 个深葬公墓,对已埋在城外的约 12 万具尸体进行了填土加固。防疫人员组成了 13 个小分队,配合清尸进行防疫消毒工作。为了弄清大量尸体集中掩埋后是否会影响环境及作物,

1976年12月组成了清尸防疫研究组,分别从细菌、病毒、生化、病理、土壤、蔬菜等方面对尸体与疾病的关系进行研究。结果认为尸体不会传染疾病,主要是会滋生苍蝇而传播疾病,这就消除了群众的顾虑。

上述措施使震后几天内大量发生的疾病、肠炎等肠道传染病得到及时有效的控制。震后,还对城市进行了清理废墟,恢复卫生设施,整顿市容等重建工作;农村则以管水、管粪,改造水井、厕所、牲畜圈等为中心,连续开展除"四害"、讲卫生的大会战,逐渐使灾区的卫生面貌恢复到震前水平。总体上,唐山大地震之后没有大疫流行,1977年痢疾发病率较震前正常年份下降9.9%,伤寒、副伤寒下降37.2%。据疫情统计,1977年和以后几年唐山地区传染病发病率、死亡率较震前正常年份(1971—1975年)平均总发病率下降48.6%,总死亡率下降80.3%。由此可见,及时、全面、有力的灾区防疫工作取得了显著的成效,这也为中国震区卫生防疫工作提供了有益的经验。

(三)1998年特大洪涝灾害

我国是一个饱受水患之苦的国家,历来有"治国先治水""治水即治国"之说,从大禹治水十三年,到《国语·周语下》的"疏川导滞,钟水丰物",再到管仲提出"国有五害,五害水为先",都是明确的例证。据统计,从公元前206年起到1949年,有记载的我国发生较大洪涝灾害共1092次,平均每两年发生一次。新中国成立以后,平均每四年发生一次。可见历史上洪涝灾害给国家和人民带来的损失是非常巨大的。

1998年特大洪涝灾害

1998年特大洪水,是一场涵盖了长江、嫩江、松花江等江河流域地区的大洪水,是继1931年和1954年两次洪水后,20世纪发生的又一次全流域型的特大洪水之一。

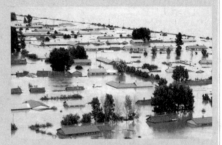

据初步统计,包括受灾最严重的江西、湖南、湖北、黑龙江四省,全国共有29个省(区、市)遭受了不同程度的洪涝灾害,受灾面积高达3.18亿亩,成灾面积1.96亿亩,其中受灾人口2.23亿人,死亡4150人,倒塌房屋685万间,直接经济损失达2484亿元。

1998 年,冯学惠在《试论洪涝灾害中卫生防疫工作》一文中指出,洪涝灾害发生后,容易引起传染病发生与流行的原因主要有以下六个方面。

(1)平稳的生态环境、生存条件和生活秩序突然遭到破坏。洪水袭击后,大量的房屋及畜禽棚舍倒塌,导致粪便垃圾四溢,造成环境污染,害虫滋生肆虐,鼠类与人共处等,这些都给传染病发生创造了条件,严重威胁相关人民的身体健康。

(2)饮水水源受到污染,易导致肠道传染病流行。洪水将大量人畜粪便、垃圾、动物尸体等冲入水中,造成严重的生物性污染。由于洪水来得突然,工业地区的废水、废渣、化肥及有害化学品得不到处理和转移,从而造成化学性污染。这些因素都会直接影响到饮水水源的水质,有机污染及微生物指数严重超标。再加之灾民缺乏消毒煮沸条件,不得不饮用不洁水甚至疫水,结果导致肠道传染病及其他水媒传染病流行。如 1931 年,长江大水,该流域九省霍乱流行,患者高达 10 万人以上,死亡 3 万人;1963 年华北暴雨酿成洪涝灾害,患钩端螺旋体病者,亦多达 10 万人。

(3)食品短缺、变质,迫使灾民食用腐败变质食品。灾后生活用品供应渠道杂乱且难以管理,在救援中,食品常因运输过程中保管不善而中途变质,这些都易引发食源性传染病流行,如细菌性痢疾、甲型肝炎、食物中毒等。

(4)卫生设施遭到破坏,增加了传染病发生与传播的危险。人们流离失所,被迫随地便溺,人畜混居,这些均易造成肠道传染病和动物源性传染病的流行。

(5)医疗保健系统受阻。洪水横流,导致交通不畅,信息中断,不易进行疫情监测,疫情状况不明。纵使明确疫情发生,一时得不到消毒、杀虫、灭鼠的药械,也难以控制疫情。另一方面,经常性的计划免疫措施也无法执行,本来可以控制的传染病同样发生流行。

(6)个体免疫力下降,增加了对传染病的易感性。洪涝期间,食物供应困难,营养不足,昼夜抗洪抢险,体力消耗巨大,加之洪灾的突然打击,倾家荡产,灾民的心理上难以承受,这些都将导致免疫力下降,从而容易导致传染病的流行。

《大灾之后无大疫:1998 抗洪救灾防病史实》一书中记载:在救灾防病工作中,卫生部和各省以及灾区派遣医疗防疫队 6.4 万支,共有 33.9 万名卫生人员在灾区现场工作。经国务院同意,卫生系统对口支援省派出医疗防疫队 116 支,医疗防疫人员 700 多人。1998 年特大洪涝灾害发生后,中央加大了对救灾防病工作的投入,共计安排救灾防病经费 1 亿元,向灾区及时调拨价值

5800 余万的中央国家储备药品,统一购置下拨了价值 5100 余万元的消毒、杀虫、灭鼠药物和器械,价值 322 万元的疫苗。北京、上海、天津、河北、山西、浙江、广东、山东等省(市)对口支援受灾省市杀虫、灭鼠药械,有力保障了灾区医疗救援和卫生防疫防病工作的需要。为了解决灾区饮用水卫生问题,由中央财政拨专款 4500 万元用于灾区供水和饮水项目,并在 7 个省(市)的 138 个重灾县实施完成。由联合国儿童基金会援助的 242 万美元用于湘、鄂、赣三省解决灾区饮用水项目。卫生部门还依据传染病流行病学特点,在保证受灾地区常规免疫接种的基础上,加强对流动儿童的查漏补种,保护易感人群,有效地防制了传染病的暴发或流行。2000 年卫生部组织各有关方面专家,对 1998 年中国发生特大洪涝灾害之后的传染病疫情进行了分析论证,认为中国各受灾地区传染病疫情得到了有效控制,灾中和灾后未发生重大传染病的暴发或流行,灾区疫情态势平稳,与往年相比传染病发病率无明显上升,未因传染病发生与流行对人体健康、社会和居民心理产生重大影响,实现了大灾之后无大疫。

虽然在新中国成立之初,中国发生的灾害曾引起了多起大的传染病暴发和流行,但随着新中国成立后政府对传染病预防控制的重视,对灾后救援和防病工作的加强,以及认真做好各种灾害的防病工作预案,积极准备、认真应对,特别是在历次救灾防病工作中,坚决贯彻"预防为主"的国家卫生工作方针,能够根据防病预案开展快速、有效的疾病监测、疫情报告、突发事件处理、食品卫生监督及环境监测等,使得多次大的自然灾害后都未发生大的疫情,打破了"大灾之后必有大疫"的规律。这说明了中国在灾后卫生防疫工作方面取得了长足的进步,完全有能力免除灾后大疫的发生。

(赵苒)

参考文献

[1]斯科特·伯里斯.中国卫生法前沿问题研究[M].北京:北京大学出版社,2005.

[2]《新中国预防医学历史经验》编委会.新中国预防医学历史经验(第二卷)[M].北京:人民卫生出版社,1990.

[3]《新中国预防医学历史经验》编委会.新中国预防医学历史经验(第三卷)[M].北京:人民卫生出版社,1988.

[4]《新中国预防医学历史经验》编委会.新中国预防医学历史经验(第四卷)[M].北京:人民卫生出版社,1990.

[5]《新中国预防医学历史经验》编委会.新中国预防医学历史经验(第一卷)[M].北京:人民卫生出版社,1991.

[6]曹晨,尹德挺.新中国七十年我国医疗保险制度变迁[J].人口与健康,2019(7):28-32.

[7]曹晶晶.1910年东北鼠疫的发生及蔓延[J].东北史地,2007(1):64-68.

[8]曹丽娟.试论清末卫生行政机构[J].中华医史杂志,2001(2):86-88.

[9]常存库,张成博.中国医学史[M].9版.北京:中国中医药出版社,2012.

[10]陈潮祖.中医治法与方剂[M].3版.北京:人民卫生出版社,1995.

[11]陈飞,彭秀良.兰安生与城市社区工作的尝试[J].中国社会工作,2018(7):57-58.

[12]陈亮,赵慧芬.传染病肆虐的历史经验教训与抗击SARS流行的启示[J].中华医学科研管理杂志,2004(2):67-69,92.

[13]陈雁.20世纪初中国对疾疫的应对——略论1910—1911年的东北鼠疫[J].档案与史学,2003(4):48-50.

[14]陈佑邦,王永炎.中医急诊医学[M].福州:福建科学技术出版社,1995.

[15]陈跃.清季东北肺鼠疫事件及其历史启示[J].山东社会科学,2020(5):74-79.

[16]陈喆.季理斐与广学会文字布道事业的发展[J].宗教学研究,2013(1):

188-193.

[17]陈致远.近代东北鼠疫与日军的鼠疫细菌战活动[J].武陵学刊,2019(3):59-72.

[18]崔军锋.中国博医会与近代东亚西医学的一体化发展(1886—1932)——基于《博医会报》相关报道的分析[J].华中师范大学学报(人文社会科学版),2017(3):129-138.

[19]崔军锋.中国博医会与中国地方疾病研究(1886—1911)——以《中国疾病》一书为中心的考察[J].自然辩证法通讯,2010(5):35-41,118-119,127.

[20]戴丽艳,赵晶莹.东北鼠疫中的黑龙江疫情[J].黑龙江档案,2017(5):111-112.

[21]戴志澄.我国实施"预防为主"方针的历史经验[J].中国预防医学杂志,2003(4):8-9.

[22]邓铁涛.中国防疫史[M].南宁:广西科学技术出版社,2006.

[23]邓铁涛.中医学新编[M].2版.上海:上海科学技术出版社,1971.

[24]东梅,张艳荣,李志平.洛克菲勒基金会与医学教育[J].医学与哲学(人文社会医学版),2009,30(8):62-64.

[25]董虹廷.庚辛鼠疫与东北社会传统习俗改良[J].西安文理学院学报(社会科学版),2019(2):74-78.

[26]董强王,卫平.传染病与近代中国社会研究——饭岛涉的《传染病的中国史:公众卫生与东亚》评介[J].国外社会科学,2011(3):149-151.

[27]窦应泰.陶铸指挥的东北肺鼠疫控制战[J].党史博采,2003(6):7-8.

[28]杜丽红.制度扩散与在地化:兰安生(John B. Grant)在北京的公共卫生试验,1921—1925[J]."中央"研究院近代史研究所集刊,2014(86):1-47.

[29]段小红.浅议伯驾与西医在华的传播[J].中山大学研究生学刊(社会科学版),1994(4):69-76.

[30]樊波,袁国铭.中国中央卫生行政机构发展简史[J].中华医学图书情报杂志,2014(3):31-33.

[31]饭岛涉,张英波.作为历史进程指标的传染病[J].中国社会历史评论,2007,8:19-26.

[32]范行准.中国医学史略[M].北京:中医古籍出版社,1986.

[33]范行准.中国预防医学思想史[M].北京:人民卫生出版社,1953.

[34]方凡,江一平.陈耕道治疗疫痧经验探析[J].上海中医药杂志,1992(1):5-7.

[35]高焕.美国第一位来华的新教传教士——神治文[J].岭南文史,2003
(4):60-64.

[36]高嵩."混合杂交论"视野下的中西文化碰撞与融合——评马秋莎《改变
中国:洛克菲勒基金会在华百年》[J].近代史研究,2014(1):151-159.

[37]高晞.德贞传:一个英国传教士与晚清医学近代化[M].上海:复旦大学
出版社,2009.

[38]高晞.德贞:东西方医学文化的交流使者[J].自然辩证法通讯,2011,3
(4):101-110,123-125,128.

[39]高晞.德贞的西医学译著[J].中华医史杂志,1995,25(4):242-246.

[40]高晞.未竟之业:《博医会报》中文版的梦想与现实——清末民初传教士
西医知识中文传播的探索与局限[J].四川大学学报(哲学社会科学版),2018(1):
110-121.

[41]耿贯一.流行病学(第二卷)[M].北京:人民卫生出版社,1998.

[42]谷永清.1910—1911年东北肺鼠疫的政府防控与民间应对[J].东岳论
丛,2020,41(7):67-77.

[43]关英.全科医生的由来与发展[J].中华医学信息导报,1998(23):3-5.

[44]郭强,李计筹.合信与近代中国西医教育[J].医学与哲学,2015,36(9A):
85-88.

[45]郭强,李计筹.近代来华医学传教士合信对中国医学体系的冲击[J].广
州中医药大学学报,2020,37(8):1621-1626.

[46]何兰萍,刘岸冰,彭卫华.民国时期上海民间社团与传染病防治[J].中医
药文化,2014(2):17-19.

[47]何小莲,张晔.借医传教与文化适应——兼论医学传教士之文化地位[J].
西北大学学报(哲学社会科学版),2008(5):92-95.

[48]何小莲.传教士与中国近代公共卫生[J].大连大学学报,2006(5):29-33.

[49]何小莲.论中国公共卫生事业近代化之滥觞[J].学术月刊,2003(2):
61-67.

[50]和付强.元代疫病史初步研究[D].郑州:郑州大学,2006.

[51]贺建国,石宝岘,张树德,等.东北防治鼠疫50年回顾[J].中国地方病学
杂志,1999(1):3-5.

[52]胡成.东北地区肺鼠疫蔓延期间的主权之争(1910.11—1911.4)[J].中国
社会历史评论,2008,9:214-232.

[53]黄安年.怎样改变中国——评《改变中国:洛克菲勒基金会在华百年》[J].

世界知识,2013(13):69.

[54]黄加佳.东北特大鼠疫之谜[J].文史博览,2010(2):38-40.

[55]黄树则,林士笑.当代中国的卫生事业(上下册)[M].北京:中国社会科学出版社,1986.

[56]黄永秋,李剑.贺诚与新中国"预防为主"卫生工作方针的创立[J].南京中医药大学学报(社会科学版),2005(4):195-198.

[57]中华续行委办会调查特委会.中华归主:中国基督教事业统计(1901—1920)[M].北京:中国社会科学出版社,1987.

[58]姜春华.姜春华论医集[M].福州:福建科学技术出版社,1986.

[59]焦润明.1910—1911年的东北大鼠疫及朝野应对措施[J].近代史研究,2006(3):106-124.

[60]葛洪.肘后备急方[M].北京:人民卫生出版社,1995.

[61]阚学贵.新中国公共卫生监督体系的建立和完善[J].中华预防医学杂志,1999,33(6):323-325.

[62]黎昌抱,汪若然.试析合信医学翻译对近代中国西医翻译的贡献[J].上海翻译,2020(1):45-49.

[63]李传斌.北洋政府对待教会医疗事业的态度和政策[J].山东大学学报(哲学社会科学版),2009(5):123-128.

[64]李传斌.基督教在华早期医疗事业论略[J].晋阳学刊,2000(1):87-92.

[65]李传斌.教会医疗事业与基督教在近代中国的传播[J].自然辩证法通讯,2007(5):69-74,112.

[66]李传斌.教会医疗事业在近代中国产生、发展的原因探析[J].泰山学院学报,2004(2):45-49.

[67]李传斌.近代来华新教医学传教士的西医译著[J].中华文化论坛,2005(1):117-121.

[68]李传斌.医学传教士与近代中国禁烟[J].中国社会经济史研究,2010(2):60-68.

[69]李传斌.医学传教士与近代中国西医翻译名词的确定和统一[J].中国文化研究,2005(4):50-56.

[70]李传斌.中华博医会初期的教会医疗事业[J].南都学坛,2003(1):34-38.

[71]李浩.从"福音的婢女"到政治的婢女——美国早期来华传教医生伯驾评介[J].江西社会科学,2003(7):75-78.

[72]李浩.美国来华传教士第一人——裨治文[J].江西师范大学学报(哲学

社会科学版),2004,37(2):124-127.

[73]李皓.清末庚戌、辛亥年间的东北鼠疫[J].东北史地,2006(2):64-69.

[74]李洪河.1947年东北地区鼠疫流行概述[J].兰台世界,2008(17):66-67.

[75]李洪河.东北解放区的鼠疫流行及救治[J].中共党史研究,2007(3):111-118.

[76]李立明,姜庆五.中国公共卫生概述[M].北京:人民卫生出版社,2017.

[77]李伶.中国"预防为主"卫生工作方针诞生记——访博士将军涂通今[J].党史博览,2003(10):20-22.

[78]李璐,张大庆.兰安生的贡献:中国公共卫生经验在印度的转移[J].医学与哲学,2015,36(9A):81-84.

[79]李梦园.伍连德在第二次东北鼠疫(1920—1921年)中的防治工作[J].河南医学高等专科学校学报,2020(3):294-297.

[80]李倩倩.胡宣明与民国时期的中华卫生教育会[J].黑河学刊,2014(3):31-32.

[81]李天纲."中西医的调人"德贞——高晞《德贞传》读后[J].书城,2010(3):56-59.

[82]李巍.季理斐在广学会活动述评[J].世界宗教研究,2003(2):80-87,157.

[83]李卫平.公费、劳保医疗制度的发展及改革方向[J].中国卫生经济,1991,10(8):4-7,46.

[84]李玉尚.地理环境与近代江南地区的传染病[J].社会科学研究,2005(6):133-140.

[85]梁坤莲.东北鼠疫与民众反应(1920—1921)[J].绥化学院学报,2019(3):90-92.

[86]梁坤莲.鼠疫与政府应对——以1920—1921年东北鼠疫为中心的考察[J].防灾科技学院学报,2019(3):84-89.

[87]林星.近代福建传染病的流行及其防治机制探析[J].中共福建省委党校学报,2003(9):60-64.

[88]刘桂桃.民国时期三部重要的传染病防治法规[J].档案记忆,2020(3):44-46.

[89]刘磊.疾病预防控制中心政府筹资问题研究[J].中国管理信息化,2010,13(13):37-38.

[90]刘利民.南京国民政府收回海港检疫权活动探论[J].武陵学刊,2014(6):85-91.

[91]刘一,李久林.毛泽东对新中国医疗卫生事业的重要指导方针[J].马克思主义学刊,2016,4(1):93-99.

[92]刘宇豪.从上海走向世界:关于1960—1970年代"赤脚医生"经验推广的历史考察[J].上海党史与党建,2020(5):12-19.

[93]刘远明.从博医会到中华医学会:西医社团本土化探微[J].中国科技史杂志,2013(3):360-371.

[94]刘远明.伍连德与中华医学会的创立[J].医学与哲学(人文社会医学版),2011(12):73-75.

[95]刘远明.中国近代医学社团——博医会[J].中华医史杂志,2011,41(4):221-226.

[96]刘远明.中华医学会与博医会的合作及合并[J].自然辩证法研究,2012(2):93-99.

[97]刘泽生.合信的《全体新论》与广东士林[J].广东史志,1999(1):54-55.

[98]卢宜宜.洛克菲勒基金会的中国项目(1913—1941)[J].中国科技史料,1998,19(2):24-28.

[99]吕美颐.晚清不缠足运动述略[J].中州学刊,1985(6):113-116.

[100]吕勇.赤脚医生的历史作用及对新型农村合作医疗的启示[J].社区医学杂志,2006,4(10):1-3.

[101]马伯英.中外医学文化交流史——中外医学跨文化传通[M].上海:文汇出版社,1993.

[102]马跃,曹雪梅.清朝末年东北鼠疫中美国作用探析[J].兰台世界,2010(5):57-58.

[103]马长林,刘岸冰.民国时期上海传染病防治的社会环境[J].民国档案,2006(1):51-58.

[104]毛剑峰,吴琼英.伯驾与广州眼科医局[J].华东师范大学学报(哲学社会科学版),1995(2):14-20,60.

[105]牛桂晓.留美生胡宣明与民国时期的公共卫生运动[J].江苏师范大学学报(哲学社会科学版),2017(3):34-41.

[106]牛桂晓.美国传教士毕德辉在华卫生传教活动探析[J].宗教学研究,2019(2):224-231.

[107]牛敬忠,刘晓堂.民国时期绥远地区的三次鼠疫及其原因探析[J].内蒙古大学学报(哲学社会科学版),2010(5):131-135.

[108]奇云.历史上肆虐人类的传染病[J].生物学教学,2003(9):40-44.

[109]邱云飞.两宋瘟疫灾害考述[J].医学与哲学(人文社会医学版),2007,28(6):70-77.

[110]邵德兴.赤脚医生与农村合作医疗制度变迁[J].中共浙江省委党校学报,2010(4):57-62.

[111]石学敏.中医纲目(上、下)[M].北京:人民日报出报社,1993.

[112]史如松,张大庆.从医疗到研究:传教士医生的再转向——以博医会研究委员会为中心[J].自然科学史研究,2010(4):475-486.

[113]史如松,张大庆.中国卫生"启蒙运动"——卫生教育会的贡献[J].医学与哲学(人文社会医学版),2010(5):73-75,78.

[114]史如松.十九世纪西方医学在华传播的缩影——评《德贞传:一个英国传教士与晚清医学近代化》[J].中国科技史杂志,2010,31(3):343-345.

[115]宋明昌.国境卫生检疫工作发展的五十年[M].纪念卫生防疫体系建立50周年暨公共卫生建设研讨会.2003.

[116]苏全有,邹宝刚.近年来中国近代防疫史研究综述[J].辽宁医学院学报(社会科学版),2012(1):60-67.

[117]粟锋.新中国成立以来党领导人民抗击重大疫情的历史回顾与经验启示[J].思想教育研究,2020(3):3-7.

[118]孙永库,张建中,张广中,马振友.英国传教医师马雅各父子在中国[J].中华医史杂志,2014(2):125-128.

[119]索尔.本尼森,张大庆.兰安生自传[J].中国科技史杂志,2013,34(4):502-517,549.

[120]谭树林.美国传教士伯驾在华医疗事业影响述论[J].历史教学,2005(9):33-37.

[121]谭树林.晚清在华美国传教士与近代西方国际法的传入——以伯驾为中心的考察[J].南京大学法律评论(2010年秋季卷),2010,352-366.

[122]谭晓东.历史上传染病疫情特征与处理[J].人民论坛,2020(10):53-57.

[123]谭玉龙.历史语境中的"生命关爱"——简评《民国时期的传染病与社会》[J].黑龙江史志,2014(21):112.

[124]唐传星.北京协和医学院——"洛克菲勒基金会王冠上闪亮的宝石"[J].文史天地,2017(9):35-39.

[125]陶飞亚,王皓.近代医学共同体的嬗变:从博医会到中华医学会[J].历史研究,2014(5):79-95.

[126]涂通今,高恩显.关于预防为主卫生工作方针确立和实施的历史回顾[J].解

放军预防医学杂志,2004(1):1-4.

[127]王国强.中国疾病预防控制60年[M].北京:中国人口出版社,2016.

[128]王汉松,陈文,孙梅.我国食品等公共卫生监管体系改革和发展历程[J].卫生服务,2009,2(2):40-43.

[129]王洪军,龚玉华.从"女士放足被逼毙命案"看晚清的不缠足运动[J].郧阳师范高等专科学校学报,2005(4):58-60.

[130]王沛,李日庆,张燕生,等.中医临床大系·中医外科治疗大成[M].石家庄:河北科学技术出版社,1997.

[131]王少阳,杨祥银.中国近代公共卫生教育探究——以美国医学博士毕德辉为视角[J].郑州大学学报(哲学社会科学版),2015(5):143-149.

[132]王申,陈婷,张小龙.西医东渐侧面观:合信的西医编译策略[J].医学与哲学,2015,36(4A):88-90,封三.

[133]王思博.第一次东北肺鼠疫大流行百年祭[J].地方病通报,2010(3):109-111.

[134]王铁群.洛克菲勒与北京协和医学院[J].同舟共进,2017(7):57-61.

[135]王晓平.医药传教之先驱——伯驾[J].滨州学院学报,2006,22(1):77-80.

[136]王晓中.中国国境卫生检疫的历史研究(连载二)[J].口岸卫生控制,2009(2):59-62.

[137]王晓中.中国国境卫生检疫的历史研究(连载一)[J].口岸卫生控制,2009(1):50-53.

[138]王学良.1910年东北发生鼠疫时中美与日俄间的政治斗争[J].社会科学战线,1992(3):216-222.

[139]王瀛培."医学共荣"还是"殖民地医学":汪伪国民政府治下的医学卫生——以1943—1945年《申报》为中心的管窥[J].社会科学论坛,2015(6):185-194.

[140]王勇,王影.北京协和医学院创办时期社会历史背景分析[J].医学与哲学(人文社会医学版),2011(11):74-76.

[141]王勇.兰安生与中国近代公共卫生[J].南京医科大学学报(社会科学版),2013(1):13-17.

[142]王玉林.清末东北鼠疫中的众生百态[J].黑河学刊,2010(9):70-72.

[143]王玉芹.伪满洲国医疗统制研究[J].兰台世界,2015(10):34-35.

[144]翁晓红,李丽华,肖林榕.明清时期疫病的预防思想与方法[J].福建中

医学院学报,2006,16(4):57-59.

[145]吴义雄.医务传道方法与"中国医务传道会"的早期活动[J].中山大学学报论丛,2000(3):174-185.

[146]肖伊绯."战疫神兵"伍连德——1910—1911年东北鼠疫扑灭记[J].寻根,2020(2):13-21.

[147]徐灿.文书视阈下清末东北抗击鼠疫的应对机制及行政效率研究[J].南京师范大学文学院学报,2020(2):154-160.

[148]徐勇.洛克菲勒基金会与"中国项目"(1935—1944)[J].聊城大学学报(社会科学版),2015(4):66-70.

[149]杨德志.韩国钧与东北大鼠疫[J].赤峰学院学报(汉文哲学社会科学版),2012(10):37-39.

[150]杨念群."兰安生模式"与民国初年北京生死控制空间的转换[J].社会学研究,1999(4):3-5.

[151]杨祥银,王少阳.时代转型中的民间自觉——中华卫生教育会与近代中国的卫生教育[J].学习与探索,2015(4):148-154.

[152]杨兴梅.贵贱有别:晚清反缠足运动的内在紧张[J].社会科学战线,2013(2):94-98.

[153]杨兴梅.晚清关于缠足影响国家富强的争论[J].四川大学学报(哲学社会科学版),2010(2):19-28.

[154]杨银权.中国近代防疫体制建立探析[J].安徽预防医学杂志,2017(2):116-120.

[155]姚力.当代中国医疗保障制度史论[M].北京:中国社会科学出版社,2012.

[156]姚力."把医疗卫生工作的重点放到农村去"——毛泽东"六二六"指示的历史考察[J]."毛泽东与20世纪中国社会的伟大变革"学术研讨会,2006.

[157]叶冬青.公共卫生发展简史[M].北京:人民卫生出版社,2016.

[158]叶风.历史上的重大传染病[J].中国乡镇企业技术市场,2003(6):34-36.

[159]于洋,马东玉.东北历史科技文化最光辉的一页——震惊世界的传染病治疗[J].辽宁师范大学学报,2006(3):119-120.

[160]余新忠.晚清的卫生行政与近代身体的形成——以卫生防疫为中心[J].清史研究,2011(3):48-68.

[161]俞慎初.中国医学简史[M].福州:福建科学技术出版社,1983.

[162]袁钟,图娅,彭泽邦,艾景录,等.中医辞海(上册)[M].北京:中国医药科技出版社,1999.

[163]苑勇业,初本杰.东北肺鼠疫流行史考察及今后卫生检疫对策[J].口岸卫生控制,1999(1):3-5.

[164]张成博,程伟.中国医学史[M].10版.北京:中国中医药出版社,2016.

[165]张春风.百年前东北地区大鼠疫[J].中国档案,2020(3):86-87.

[166]张春艳.1910—1911年东北鼠疫灾害及应对措施[J].兰台世界,2014(28):77-78.

[167]张大庆.医学史[M].北京:北京大学医学出版社,2013.

[168]张大庆.国际联盟卫生组织与中国公共卫生事业[J].医学与哲学,1994(11):51-52.

[169]张大庆.历史上重大传染病的始与终[J].中国医学人文,2020(2):68-72.

[170]张大庆.浅尝辄止的第一次:洛克菲勒基金会对中国现代医学初建时期的影响[J].中国医院院长,2012(11):85-87,10.

[171]张大庆.早期医学名词统一工作:博医会的努力和影响[J].中华医史杂志,1994(1):15-19,2.

[172]张大庆.中国现代医学初建时期的布局:洛克菲勒基金会的影响[J].自然科学史研究,2009(2):137-155.

[173]张佳蕾.锡良应对东北庚戌鼠疫的做法[J].文化学刊,2018(9):230-232.

[174]张莲波.晚清不缠足会的特点:会员之间子女互通婚姻[J].天中学刊,2019(3):130-135.

[175]张蒙.洛克菲勒基金会与北京留日医界的竞争与合作[J].北京社会科学,2020(5):107-118.

[176]张瑞彬.民国时期公共卫生事业研究述评[J].新西部,2019(9):93-94.

[177]张瑞胜,R.道格拉斯·赫特.壮志未酬:美国洛克菲勒基金会在中国农村(1934—1944)[J].中国农史,2017(3):82-91.

[178]张圣芬.颜福庆与中华医学会[J].中华医史杂志,2007(4):244-247.

[179]张胜年,刘卓宝.中国疾病预防控制的世纪回顾与展望[J].中国预防医学杂志,2000,1(1):67-69.

[180]张泰山.民国时期的传染病与社会——以传染病防治与公共卫生建设为中心[M].北京:社会科学文献出版社,2008.

[181]张泰山.民国时期传染病防治的国际交流与合作[J].中华医史杂志,
2008(3):151-157.

[182]张泰山.民国时期法定传染病病种考析[J].中华医史杂志,2007(4):
215-217.

[183]张晓风.民国时期的传染病防治[J].中国档案,2003(9):52-53.

[184]张晓丽.伍连德与民国时期全国海港检疫处的防疫工作[J].中华医史
杂志,2007(3):168-171.

[185]张新悦,李苗苗.被给予的女权与被征用的身体——论晚清反缠足运动
中的《黄绣球》[J].绵阳师范学院学报,2020(4):114-117.

[186]张照青.1917—1918年鼠疫流行与民国政府的反应[J].历史教学,2004
(1):19-23.

[187]赵红霞.1917年民国肺鼠疫暴发传播的原因及影响分析[J].西部学
刊,2019(7):50-52.

[188]赵璞珊.合信《西医五种》及在华影响[J].近代史研究,1991(2):67-
83,100.

[189]赵士见.近十年东北庚子鼠疫研究之扫描[J].黑龙江史志,2015(5):
322,324.

[190]赵元,马立智.清末东北鼠疫与习俗改良初探[J].农业考古,2015(1):
136-139.

[191]赵元,田艳天.清末东北三省鼠疫与民间应对述论[J].农业考古,2014
(4):164-166.

[192]甄橙.三访美国纽约洛克菲勒档案中心[J].中国医学人文,2018(2):
62-64.

[193]甄雪燕,卢祖洵.民国时期传染病流行的社会因素分析[J].医学与社
会,2011(12):4-6.

[194]郑铁涛.中国防疫史[M].南宁:广西科学技术出版社,2006.

[195]郑维江,刘远明.嘉约翰与早期博医会[J].中华医史杂志,2016(5):
314-317.

[196]郑武良.晚清报刊媒介对不缠足运动的推动——以戊戌维新时期的《湘
报》为例[J].南华大学学报(社会科学版),2009(4):42-44,55.

[197]中国第一历史档案馆.清末东北地区暴发鼠疫史料(上)[J].历史档案,
2005(1):20-26.

[198]中国第一历史档案馆.清末东北地区暴发鼠疫史料(下)[J].历史档案,

2005(2):21-32.

[199]中华人民共和国国家卫生健康委员会.2018年我国卫生健康事业发展统计公报[J].中国实用乡村医生杂志,2019(7):2-13.

[200]周春雷.论"防疫先驱"伍连德对东北鼠疫的控制践行[J].兰台世界,2014(13):102-103.

[201]周德浩,李阳,陈晓农."东北大鼠疫"纪实[J].文史月刊,2011(5):4-9.

[202]周海沙,郭岩.我国初级卫生保健体系形成的历史和成功因素分析[J].中国初级卫生保健,2009,23(1):2-4.

[203]周秋光.晚清时期的中国红十字会述论[J].近代史研究,2000(3):134-192.

[204]朱潮,张慰丰.新中国医学教育史[M].北京:北京医科大学中国协和医科大学联合出版社,1990.

[205]朱佩禧.论东北鼠疫大暴发对清末民初防疫卫生事业建设的内外影响[J].学术界,2020(6):157-165.

[206]朱文锋.实用中医辞典[M].西安:陕西科学技术出版社,1992.

[207]朱长友.20世纪50年代新中国爱国卫生运动研究[D].长春:长春理工大学,2019.

[208]祝晓光.明清时期重大疫情概貌[J].时珍国医国药,2007(9):2301-2302.

[209]资中筠.洛克菲勒基金会与中国[J].美国研究,1996(1):58-77.